本書の使い方

本書は、各都道府県が毎年１回実施[illegible]ち、九州・中国地方と香川県で実施された一般試[illegible]

収録している地域と試験の実施時期[illegible]

実施時期 地　域	[illegible]		[illegible]	[illegible]	令和 2年
	前半	後半			
九州地方 （福岡/佐賀/長崎/熊本/大分/宮崎/鹿児島/沖縄）	○ 沖縄以外	○ 沖縄	○	○	○
中国地方 （広島/山口/岡山/島根/鳥取）	○		○	○	—
香川県	○		○	—	—

※令和５年度の九州地方の試験は台風の影響により、沖縄県のみ実施日と試験問題が異なっています。本書では、沖縄県以外の７県実施分を「前半」、沖縄県実施分を「後半」として収録しています。

合計10回分の試験問題と解答及び弊社編集部で作成した解説を収録しています。

試験問題の構成パターンは、各都道府県により主に次の２通りに分類されます。

タイプⅠ	タイプⅡ
1．毒物及び劇物に関する法規	1．毒物及び劇物に関する法規
2．基礎化学	2．基礎化学
3．毒物及び劇物の性質及び貯蔵その他の取扱い方法	3．実地 （性質・貯蔵・取扱い方法含む）
4．実地	——

※試験問題のうち、①**毒物及び劇物に関する法規**、②**基礎化学**の問題は、農業用品目試験及び特定品目試験で出題されている問題と共通になります。

本書では、試験問題を次の３つに区分して収録しています。

〔毒物及び劇物に関する法規〕〔基礎化学〕〔実地（性質・貯蔵・取扱い方法等）〕

タイプⅠの場合は、３と４をまとめて〔**実地**〕としています。また、問題の出題形式などを一部変更し、編集している箇所もあるため、実際の問題番号とは異なる場合があります。

問題の後には正解と、弊社作成の解説を掲載しています。わからなかった問題や間違ってしまった問題は解説を参考に**繰り返し**解いていくと、苦手部分を集中的に勉強することができ、より内容を覚えやすくなります。

各問題の左端に付いている ☑ は、正しく答えることができたかどうかのチェックマーク等にご活用ください。

本書では特にただし書きがない場合、解説の法令名を次のように略しています。

毒物及び劇物取締法	取締法
毒物及び劇物取締法施行令	施行令
毒物及び劇物取締法施行規則	施行規則
毒物及び劇物指定令	指定令

〔毒物及び劇物に関する法規〕の解説については、条文の穴埋め等、特筆すべき事項がない問題に関しては、該当する条項のみを記載しています。

なお、問題文の末尾に［改］と入っている問題は、**法改正**や**学習指導要領の改訂**に応じて、弊社で内容を現行に沿って改めたものとなっています。

本書の解説に加えて、更に内容を深く掘り下げて勉強したい方には、テキストタイプの**「毒物劇物取扱者 短期合格テキスト」**（定価2,090円）を一緒にご利用いただくことをお勧めします。

この書籍は本書と同様に**〔毒物及び劇物に関する法規〕**、**〔基礎化学〕**、**〔実地（性質・貯蔵・取扱方法等）〕**の３つの章で構成されています。

各章ごとに細かく項目を分け、その項目毎にテキストと練習問題を掲載しているので、短期間で集中的に学習したい方や、初めて受験される方にもわかりやすい内容となっています。

試験問題は、**各都道府県ごとに傾向や特色**があります。弊社ではホームページ上に全都道府県の**過去問題と解答のみ**のデータを各５年分ずつ掲載しています。また、スマートフォンアプリを使用した無料追加コンテンツも公開しています。詳しい内容は巻末をご覧ください。

利用される際には、下記のIDとパスワードが必要です。パスワードの有効期限は次年度版が発刊されるまでとなりますので、ご注意ください。

ID	dokugeki
パスワード	o_no!r6:2024

※公論出版ホームページのトップページにある「過去出題問題」から「毒物劇物取扱者 過去実施問題」を選択し、上記IDとパスワードを入力してください。
※ログイン時にエラーが発生した場合は、ブラウザを変えるなどして再度ログインしてください。ログインエラーによる個別対応は行っておりません。

※ホームページ掲載分の問題と解答は試験当時の法令・用語に基づいており、最新のものと異なる場合があります。

令和６年１月　毒物劇物取扱者試験　編集部

● よくあるご質問 ●

Q　受験する都道府県以外の問題を解きたい

A　購入特典の過去問題（詳細は前ページ）をご利用いただくか、本書の姉妹本である**「毒物劇物取扱者試験 問題集」シリーズ**をご活用ください。

書籍名	収録都道府県
北海道＆東日本編	北海道、東北地方（青森／岩手／宮城／秋田／山形／福島）、新潟県、長野県、富山県
関東編	東京都、神奈川県、埼玉県、千葉県、群馬県、栃木県、茨城県
関西＆中部編	関西広域連合（大阪／兵庫／京都／滋賀／和歌山／徳島）、愛知県、静岡県、三重県、岐阜県、奈良県
九州＆中国編	九州地方（福岡／佐賀／長崎／熊本／大分／宮崎／鹿児島／沖縄）、中国地方（広島／山口／岡山／島根／鳥取）、香川県
農業用品目編	北海道、東北地方、新潟県、富山県、愛知県、関西広域連合、中国地方、九州地方、項目別全国出題問題 ※「実地問題」のみ収録。一般試験と共通である「毒物及び劇物に関する法規」、「基礎化学」は収録しておりません。ご注意ください。

※発刊時期や価格、収録年度などの詳細は、弊社ホームページでご確認ください。

Q　受験する都道府県の問題が掲載されていない

A　受験地の試験問題の傾向や特色、出題形式の対策については、**購入特典の過去問題をご参照**ください。よく出る問題の対策については、本書に掲載されている受験地域の問題を**練習問題としてご利用**いただくことを推奨しています。全国的にどこの地域でも出題される問題が多数あるため、受験する都道府県以外の問題を解くことでも十分に試験対策が可能です。

Q　書籍の内容について間違いではないか？というところや、解説を読んでもわからないところがある

A　本書の内容に訂正がある場合は弊社ホームページに掲載いたします。訂正の詳細及びお問い合わせについては、本書最終ページの奥付をご覧ください。

● 効率的な勉強方法 ●

弊社編集部では、担当者が本書の過去版をもとに勉強し、実際に毒物劇物取扱者試験を受験しました。合格した都道府県は次のとおりです。

都道府県	合格証発行	合格証番号
岩手県	H27/12/18	第17号
秋田県	H27/10/30	第000029号
茨城県	H27/9/8	第11970号
群馬県	H27/11/9	第9026号
千葉県	R4/9/8	第8334号
東京都	H27/8/4	第22795号
	H28/8/2	第23527号
	R4/8/10	第25621号
神奈川県	H27/7/13	第11457号

都道府県	合格証発行	合格証番号
新潟県	H27/11/24	第4143号
石川県	H28/2/29	第9368号
山梨県	H29/3/1	第3574号
奈良県	H28/3/4	第2534号
	H29/3/3	第2570号
滋賀県	H28/3/4	第3248号
高知県	H27/9/30	第1404号
福岡県	H27/9/4	第201183号

以下は実際に勉強し、受験にのぞんだ担当者の個人的な学習ポイントです。

◎その1　簡単な法規で点数をかせぐ

出題範囲はかなり絞られているため、点をとりやすい項目になります。

◎その2　基礎化学の計算問題はパターン化されている

主に高校の教科書程度の内容で出題されています。本書の編集にあたり、東京書籍、啓林館、実教出版等の高校化学の教科書を参考にしました。計算問題はパターン化されているため、新しいタイプの問題はあまりないようです。

◎その3　実地は狭い範囲で徹底的に覚える

出題頻度の高い毒物劇物から覚えることを推奨します。本書で出題数が多い物質ということは、全国でも多く出題されている傾向になるようです。

◎その4　受験地の過去問以外も勉強する

受験地の過去問だけで合格するのは、少し難しいでしょう。理由は、出題者側が過去に出題した問題を外して試験問題を作成するためです。過去問を繰り返し解くことも重要ですが、受験地の出題傾向を確認した上で他県の問題も勉強してみましょう。

目次　九州＆中国編

《日本化学会の提案や学習指導要領の改訂による用語・定義の一部変更について》

①「固体から気体への変化」と「気体から固体への変化」は、どちらも「昇華」とされていたが、気体から固体への変化を『凝華（ぎょうか）』とするように変更されている。本書では新旧表記いずれも併記する。

②かつて希ガスとされていた表記を、本書ではすべて「貴ガス」で統一している。

③２族元素についてはすべてアルカリ土類金属に含まれるものとし、遷移元素の範囲は３～12族としている。

1　令和5年度（2023年）九州地方（前半）

一般受験者数・合格率《参考》

都道府県名	受験者数（人）	合格者数（人）	合格率（%）
福岡県	391	184	47.1
佐賀県	判明次第、購入特典ページ内に掲載します		
長崎県	98	30	30.6
熊本県	133	51	38.3
大分県	115	44	38.3
宮崎県	167	38	22.8
鹿児島県	227	98	43.2

〔毒物及び劇物に関する法規〕

※　法規に関する以下の設問中、毒物及び劇物取締法を「法律」、毒物及び劇物取締法施行令を「政令」、毒物及び劇物取締法施行規則を「省令」とそれぞれ略称する。また、「都道府県知事」とあるのは、その店舗又は事業場の所在地が地域保健法第５条第１項の政令で定める市（保健所を設置する市）又は特別区の区域にある場合においては、市長又は区長とし、その主たる研究所の所在地が、地方自治法第252条の19第１項の指定都市の区域にある場合においては、指定都市の長とする。

【1】法律第１条及び第２条の条文に関する以下の記述の正誤について、正しい組み合わせを一つ選びなさい。

ア．この法律は、毒物及び劇物について、保健衛生上の見地から必要な取締を行うことを目的とする。

イ．この法律で「毒物」とは、別表第１に掲げる物であって、毒薬以外のものをいう。

ウ．この法律で「劇物」とは、別表第２に掲げる物であって、毒物以外のものをいう。

エ．この法律で「特定毒物」とは、毒物であって、別表第３に掲げるものをいう。

	ア	イ	ウ	エ
☐ 1．	正	正	誤	正
2．	正	誤	誤	正
3．	正	誤	誤	誤
4．	誤	誤	正	正

【2】以下の製剤のうち、劇物に該当するものとして正しいものの組み合わせを一つ選びなさい。

ア．クロルピクリンを含有する製剤

イ．ニコチンを含有する製剤

ウ．アニリン塩類

エ．亜硝酸ブチル及びこれを含有する製剤

□ 1．ア、イ　　2．ア、ウ　　3．イ、エ　　4．ウ、エ

【3】以下の製剤のうち、特定毒物に該当しないものを一つ選びなさい。

□ 1．四アルキル鉛を含有する製剤

2．モノフルオール酢酸塩類及びこれを含有する製剤

3．エチレンクロルヒドリンを含有する製剤

4．ジエチルパラニトロフェニルチオホスフェイトを含有する製剤

【4】以下の記述は、法律第３条第３項の条文の一部である。（　）の中に入れるべき字句の正しい組み合わせを一つ選びなさい。なお、同じ記号の（　）内には同じ字句が入ります。

毒物又は劇物の販売業の登録を受けた者でなければ、毒物又は劇物を販売し、（ア）し、又は販売若しくは（ア）の目的で（イ）し、運搬し、若しくは（ウ）してはならない。

	ア	イ	ウ
□ 1．	授与	所持	提供
2．	授与	貯蔵	陳列
3．	使用	貯蔵	提供
4．	使用	所持	陳列

【5】以下のうち、毒物又は劇物の製造業者が製造した塩化水素又は硫酸を含有する製剤たる劇物（住宅用の洗浄剤で液体状のものに限る。）を販売し、又は授与するとき、その容器及び被包に必要な表示事項として、法律及び省令で定められていないものを一つ選びなさい。

□ 1．使用の際、手足や皮膚、特に眼にかからないように注意しなければならない旨

2．皮膚に触れた場合は、直ちに石けんを使用しよく洗う旨

3．眼に入った場合は、直ちに流水でよく洗い、医師の診断を受けるべき旨

4．小児の手の届かないところに保管しなければならない旨

【6】毒物劇物営業者の毒物又は劇物の取扱いに関する以下の記述のうち、誤っているものを一つ選びなさい。

☐ 1．毒物又は劇物が盗難にあい、又は紛失することを防ぐのに必要な措置を講じなければならない。

2．劇物の容器として、飲食物の容器として通常使用される物を使用する際は、その営業所又は店舗の所在地の都道府県知事に申請書を出さなければならない。

3．毒物又は劇物が、製造所、営業所又は店舗の外に飛散し、漏れ、流れ出、若しくはしみ出、又はこれらの施設の地下にしみ込むことを防ぐのに必要な措置を講じなければならない。

4．製造所、営業所又は店舗の外において毒物又は劇物を運搬する場合には、これらの物が飛散し、漏れ、流れ出、又はしみ出ることを防ぐのに必要な措置を講じなければならない。

【7】登録又は許可に関する以下の記述の正誤について、正しい組み合わせを一つ選びなさい。

ア．毒物又は劇物の製造業の登録を受けた者が、その製造した毒物又は劇物を、他の毒物又は劇物の販売業者に販売する場合は、毒物又は劇物の販売業の登録は必要ない。

イ．毒物又は劇物の製造業の登録を受けた者でなければ、毒物又は劇物を販売又は授与の目的で製造してはならない。

ウ．毒物又は劇物の輸入業の登録を受けた者でなければ、毒物又は劇物を販売又は授与の目的で輸入してはならない。

エ．特定毒物研究者の許可を受けようとする者は、その主たる研究所の所在地の都道府県知事に申請書を出さなければならない。

	ア	イ	ウ	エ
☐ 1．	正	正	正	正
2．	正	正	誤	誤
3．	誤	正	正	正
4．	誤	誤	正	誤

【8】毒物劇物取扱責任者に関する以下の記述のうち、正しいものの組み合わせを一つ選びなさい。

ア. 18歳の者は、毒物劇物取扱責任者になることはできない。

イ. 毒物劇物営業者は、自らが毒物劇物取扱責任者となることはできない。

ウ. 毒物劇物営業者が、毒物劇物取扱責任者を変更したときは、30日以内にその毒物劇物取扱責任者の氏名を届け出なければならない。

エ. 毒物劇物製造業と毒物劇物販売業を互いに隣接する施設で営む場合、毒物劇物取扱責任者はこれらの施設を通じて１人で足りる。

☐ 1. ア、イ　　2. ア、ウ
3. イ、エ　　4. ウ、エ

【9】毒物又は劇物の製造業者が変更の届出をしなければならない事項に関する以下の記述の正誤について、正しい組み合わせを一つ選びなさい。

ア. 登録を受けた毒物以外の毒物を新たに製造しようとするとき。

イ. 登録を受けた劇物のうち、一部の品目の製造を廃止したとき。

ウ. 毒物又は劇物を製造する設備の重要な部分を変更したとき。

エ. 製造所を、登録を受けた住所とは異なる場所に移転したとき。

	ア	イ	ウ	エ
☐ 1.	正	正	正	正
2.	正	正	誤	誤
3.	誤	正	正	誤
4.	誤	誤	正	誤

【10】以下の記述は、法律第12条第１項の条文である。（　）の中に入れるべき字句の正しい組み合わせを一つ選びなさい。

毒物劇物営業者及び特定毒物研究者は、毒物又は劇物の容器及び被包に、「医薬用外」の文字及び毒物については（ア）をもって「(イ)」の文字、劇物については（ウ）をもって「(エ)」の文字を表示しなければならない。

	ア	イ	ウ	エ
☐ 1.	白地に赤色	毒物	赤地に白色	劇物
2.	白地に赤色	毒	赤地に白色	劇
3.	赤地に白色	毒物	白地に赤色	劇物
4.	赤地に白色	毒	白地に赤色	劇

【11】以下のうち、法律第14条の規定により、毒物又は劇物の販売業者が、毒物劇物営業者以外の者に毒物又は劇物を販売するときに、譲受人から提出を受けなければならない書面の記載事項として、正しいものの組み合わせを一つ選びなさい。

ア．販売する毒物又は劇物が製造された製造所の名称及び所在地
イ．譲受人の年齢
ウ．譲受人の職業
エ．毒物又は劇物の名称及び数量

☐ 1．ア、イ　　2．ア、ウ
3．イ、エ　　4．ウ、エ

【12】以下の事業者のうち、法律の規定により、登録を受けなければならない事業者として、誤っているものを一つ選びなさい。

☐ 1．工場で劇物を使用するために、その劇物を輸入する事業者
2．劇物を小分けして販売する事業者
3．劇物であるサンプル品のみを販売する事業者
4．劇物である農薬を直接取り扱わないが、注文を受けて販売する事業者

【13】次のうち、法律第12条第２項の規定により、毒物劇物営業者が毒物又は劇物を販売する場合に、その容器及び被包に表示しなければならない事項として、法律で定められていないものを一つ選びなさい。

☐ 1．毒物又は劇物の名称
2．毒物又は劇物の製造番号
3．毒物又は劇物の成分
4．毒物又は劇物の成分の含量

【14】毒物劇物営業者の交付の制限等に関する以下の記述の正誤について、正しい組み合わせを一つ選びなさい。

ア．毒物劇物営業者は、18歳の者に、毒物又は劇物を交付してもよい。
イ．毒物劇物営業者は、大麻中毒者に、毒物又は劇物を交付してはならない。
ウ．毒物劇物営業者は、あへん中毒者に、毒物又は劇物を交付してもよい。
エ．毒物劇物営業者が、法律第３条の４に規定する引火性、発火性又は爆発性のある劇物を交付する場合は、その交付を受ける者の氏名及び住所を確認した後でなければ、交付してはならない。

	ア	イ	ウ	エ
☐ 1.	正	正	正	正
2.	正	正	誤	正
3.	正	誤	誤	正
4.	誤	正	誤	誤

【15】以下のうち、省令第12条の3の規定により、毒物劇物営業者が、法律第3条の4に規定する政令で定める劇物を常時取引関係にない者に交付する場合、交付を受ける者の確認に関する帳簿に記載しなければならない事項について、誤っているものを一つ選びなさい。

☐ 1. 交付した劇物の名称　2. 交付した劇物の数量
3. 交付の年月日　4. 交付を受けた者の氏名

【16】以下の記述は、政令第40条の条文の一部である。( )の中に入れるべき字句の正しい組み合わせを一つ選びなさい。

法第15条の2の規定により、毒物若しくは劇物又は法第11条第2項に規定する政令で定める物の廃棄の方法に関する技術上の基準を次のように定める。

一　中和、(ア)、酸化、還元、(イ)その他の方法により、毒物及び劇物並びに法第11条第2項に規定する政令で定める物のいずれにも該当しない物とすること。

二　ガス体又は揮発性の毒物又は劇物は、保健衛生上危害を生ずるおそれがない場所で、少量ずつ放出し、又は揮発させること。

三　(ウ)性の毒物又は劇物は、保健衛生上危害を生ずるおそれがない場所で、少量ずつ燃焼させること。

	ア	イ	ウ
☐ 1.	加水分解	稀釈	可燃
2.	電気分解	稀釈	引火
3.	電気分解	煮沸	可燃
4.	加水分解	煮沸	引火

【17】毒物劇物監視員に関する以下の記述の正誤について、正しい組み合わせを一つ選びなさい。

ア．毒物劇物監視員は、薬事監視員のうちから指定される。

イ．毒物劇物監視員でなくても保健所職員であれば、毒物劇物営業者の営業所への立入検査を行うことができる。

ウ．毒物劇物監視員は、法律違反を発見し、都道府県知事が保健衛生上必要があると認めるときは、犯罪捜査を行うことができる。

エ．毒物劇物監視員は、都道府県知事が保健衛生上必要があると認めるときは、特定毒物研究者の研究所への立入検査を行うことができる。

	ア	イ	ウ	エ
☐ 1．	正	正	誤	正
2．	正	誤	正	誤
3．	正	誤	誤	正
4．	誤	正	誤	誤

【18】以下のうち、法律第３条の４及び政令第32条の３の規定により、引火性、発火性又は爆発性のある劇物であると定められているものとして、正しいものの組み合わせを一つ選びなさい。

ア．カリウム

イ．ナトリウム

ウ．トルエン

エ．亜塩素酸ナトリウム30％以上を含有する製剤

☐ 1．ア、イ　　2．ア、ウ

3．イ、エ　　4．ウ、エ

【19】１回の運搬につき1,000kgを超える毒物又は劇物を車両を使用して運搬する場合で、荷送人が当該運搬を他に委託するときに、運送人に対し、交付しなければならない書面に記載が義務付けられているものに関する以下の記述の正誤について、正しい組み合わせを一つ選びなさい。

ア．毒物又は劇物の名称

イ．毒物又は劇物の数量

ウ．毒物又は劇物の成分及びその含量

エ．事故の際に講じなければならない応急の措置の内容

	ア	イ	ウ	エ
☐ 1．	正	正	正	正
2．	正	正	誤	正
3．	正	誤	正	誤
4．	誤	誤	誤	正

【20】以下の事業者のうち、法律第22条の規定により、業務上取扱者の届出を要するものとして、正しいものの組み合わせを一つ選びなさい。

ア．電気めっきを行う事業者であって、その業務上、アジ化ナトリウムを取り扱うもの

イ．金属熱処理を行う事業者であって、その業務上、ジメチル硫酸を取り扱うもの

ウ．しろあり防除を行う事業者であって、その業務上、三酸化二砒（ひ）素を取り扱うもの

エ．最大積載量が5,000kgの自動車に固定された容器を用いて運送を行う事業者であって、その業務上、ホルムアルデヒドを取り扱うもの

☐ 1．ア、イ　　2．ア、エ

3．イ、ウ　　4．ウ、エ

【21】以下のうち、法律第３条の２第９項及び関連する基準を定めた政令の規定により、特定毒物の着色の基準が「紅色」と定められているものとして、正しいものを一つ選びなさい。

☐ 1．ジメチルエチルメルカプトエチルチオホスフェイトを含有する製剤

2．モノフルオール酢酸アミドを含有する製剤

3．モノフルオール酢酸の塩類を含有する製剤

4．四アルキル鉛を含有する製剤

【22】以下の毒物劇物営業者の登録について、何年ごとに更新を受けなければ、その効力を失うか、正しい組み合わせを一つ選びなさい。

ア．毒物又は劇物の製造業者

イ．毒物又は劇物の販売業者

ウ．毒物又は劇物の輸入業者

	ア	イ	ウ
1．	5年	6年	5年
2．	5年	5年	6年
3．	6年	5年	5年
4．	6年	6年	6年

【23】法律第３条第２項に規定されている特定毒物を輸入できる者に関する以下の記述の正誤について、正しい組み合わせを一つ選びなさい。

ア．毒物又は劇物の輸入業者

イ．毒物又は劇物の製造業者

ウ．毒物又は劇物の販売業者

エ．特定毒物研究者

	ア	イ	ウ	エ
1．	正	正	誤	正
2．	正	誤	誤	正
3．	正	誤	誤	誤
4．	誤	誤	正	正

【24】以下の記述は、法律第17条第１項の条文である。（　）の中に入れるべき字句の正しい組み合わせを一つ選びなさい。

毒物劇物営業者及び特定毒物研究者は、その取扱いに係る毒物若しくは劇物又は第11条第２項の政令で定める物が飛散し、漏れ、流れ出し、染み出し、又は地下に染み込んだ場合において、不特定又は多数の者について保健衛生上の危害が生ずるおそれがあるときは、直ちに、その旨を保健所、（ア）又は（イ）に届け出るとともに、保健衛生上の危害を防止するために必要な応急の措置を講じなければならない。

	ア	イ
1．	役場	消防機関
2．	役場	医療機関
3．	警察署	消防機関
4．	警察署	医療機関

【25】以下の製剤のうち、法律第３条の３及び政令第32条の２の規定により、興奮、幻覚又は麻酔の作用を有する毒物又は劇物（これらを含有する物を含む。）として、みだりに摂取し、若しくは吸入し、又はこれらの目的で所持してはならないと定められているものとして、正しいものの組み合わせを一つ選びなさい。

ア．ベンゼンを含有する接着剤

イ．フェノールを含有する塗料

ウ．メタノールを含有する接着剤

エ．酢酸エチルを含有する塗料

☐ 1．ア、イ　　2．ア、ウ
　3．イ、エ　　4．ウ、エ

〔基礎化学〕

【26】物質の種類に関する以下の記述の正誤について、正しい組み合わせを一つ選びなさい。

ア．リンは、単体である。

イ．アスファルトは、混合物である。

ウ．ダイヤモンドは、単体である。

エ．ガソリンは、化合物である。

	ア	イ	ウ	エ
☐ 1．	正	正	正	誤
2．	正	正	誤	正
3．	正	誤	正	誤
4．	誤	誤	正	正

【27】以下の物質の状態変化を表す用語のうち、固体が液体になる変化を表す名称として正しいものを一つ選びなさい。

☐ 1．昇華　　2．凝固　　3．融解　　4．蒸発

【28】酸・塩基の強弱に関する以下の組み合わせについて、正しいものを一つ選びなさい。

	ア	イ
☐ 1．	ヨウ化水素	弱塩基
2．	シュウ酸	強酸
3．	水酸化ナトリウム	弱酸
4．	アンモニア	弱塩基

【29】以下の物質のうち、一般的に酸化剤として働くものを一つ選びなさい。

☐ 1．硫化水素　　2．過マンガン酸カリウム
3．シュウ酸　　4．亜硫酸ナトリウム

【30】金属の結晶格子に関する以下の組み合わせについて、正しいものを一つ選びなさい。

	ア	イ
☐ 1．	アルミニウム	体心立方格子
2．	銅	面心立方格子
3．	ナトリウム	六方最密充填
4．	カリウム	面心立方格子

【31】以下のうち、0.01mol/L塩酸のpH（水素イオン指数）として最も適当なものを一つ選びなさい。ただし、この濃度の塩酸の電離度は1とする。

☐ 1．pH1　　2．pH2
3．pH4　　4．pH6

【32】以下の単体の金属の原子のうち、イオン化傾向の大きい順に並べたものとして、正しいものを一つ選びなさい。

☐ 1．K ＞ Fe ＞ Au ＞ Pt
2．K ＞ Ca ＞ Cu ＞ Au
3．Cu ＞ Au ＞ Fe ＞ Zn
4．Na ＞ Li ＞ Pt ＞ Au

【33】以下のうち、0.01mol/L塩酸100mLを中和するのに必要な0.25mol/L水酸化ナトリウム水溶液の量として、正しいものを一つ選びなさい。

☐ 1．10mL　　2．20mL
3．30mL　　4．40mL

【34】以下のうち、塩酸20mLを0.20mol/Lの水酸化バリウム水溶液で中和滴定すると6mLを必要とした。塩酸の濃度として適当なものを一つ選びなさい。

☐ 1．0.06mol/L　　2．0.12mol/L
3．0.24mol/L　　4．0.38mol/L

【35】以下の化学反応式について、（　）の中に入れるべき係数の正しい組み合わせを一つ選びなさい。

（ア）$Mg(OH)_2$ ＋（イ）H^+ ⟶（ウ）Mg^{2+} ＋（エ）H_2O

	ア	イ	ウ	エ
☐ 1．	2	1	2	2
2．	1	2	1	2
3．	2	3	2	4
4．	1	3	2	2

【36】物質量と気体の体積に関する以下の記述について、（　）の中に入れるべき字句を一つ選びなさい。

すべての気体は、同じ温度、同じ圧力のもとでは、同じ体積に同じ数の分子を含んでいる。これを（　）の法則という。

☐ 1．シャルル　2．アボガドロ　3．ヘンリー　4．ヘス

【37】以下のうち、0.03％を百万分率に換算した場合の値として、正しいものを一選びなさい。

☐ 1．0.3ppm　2．3ppm　3．30ppm　4．300ppm

【38】官能基とその名称に関する以下の組み合わせについて、誤っているものを一つ選びなさい。

	官能基	名称
☐ 1．	－OH	ヒドロキシ基
2．	$-CH=CH_2$	フェニル基
3．	$-C_2H_5$	エチル基
4．	－CO－	ケトン基

【39】以下の有機化合物のうち、芳香族カルボン酸ではないものの組み合わせを一つ選びなさい。

ア．サリチル酸
イ．安息香酸
ウ．ベンゼンスルホン酸
エ．クレゾール

☐ 1．ア、イ　2．ア、ウ
3．イ、エ　4．ウ、エ

【40】以下の分子のうち、二重結合を有するものを一つ選びなさい。

☐ 1．水素　　2．窒素
3．二酸化炭素　　4．エタン

〔実地（性質・貯蔵・取扱い方法等）〕

【41】以下の物質の用途として、最も適当なものを一つ選びなさい。

☐ A．硫酸タリウム
☐ B．2・2－ジメチルプロパノイルクロライド（別名：トリメチルアセチルクロライド）
☐ C．亜塩素酸ナトリウム
☐ D．メタクリル酸

1．熱硬化性塗料、接着剤、プラスチック改質剤、イオン交換樹脂
2．繊維、木材、食品等の漂白
3．農薬や医薬品製造における反応用中間体、反応用試薬
4．殺鼠(そ)剤

【42】以下の物質の貯蔵方法として、最も適当なものを一つ選びなさい。

☐ A．カリウム
☐ B．ピクリン酸
☐ C．ベタナフトール
☐ D．五硫化二燐(りん)

1．空気や光線に触れると赤変するため、密栓して遮光下に貯蔵する。
2．空気中では酸化されやすく、水と激しく反応するため、通常、石油中に貯蔵する。水分の混入、火気を避け貯蔵する。
3．火気に対し安全で隔離された場所に、硫黄、ヨード（沃(よう)素）、ガソリン、アルコール等と離して貯蔵する。鉄、銅、鉛等の金属容器を使用しない。
4．わずかな加熱で発火し、発生したガスで爆発することがあるため、換気の良い冷暗所に貯蔵する。

【43】以下の物質の廃棄方法として、最も適当なものを一つ選びなさい。

☐ A．砒(ひ)素
☐ B．シアン化水素
☐ C．クロルピクリン
☐ D．トルエン

1．セメントを用いて固化し、溶出試験を行い、溶出量が判定基準以下であることを確認して埋立処分する。
2．多量の水酸化ナトリウム水溶液に吹き込んだ後、高温加圧下で加水分解する。
3．少量の界面活性剤を加えた亜硫酸ナトリウムと炭酸ナトリウム（ソーダ灰）の混合溶液中で撹拌し分解させた後、多量の水で希釈して処理する。
4．硅(けい)そう土等に吸収させて開放型の焼却炉で少量ずつ焼却、又は焼却炉の火室へ噴霧し、焼却する。

【44】以下の物質の漏えい時の措置として、最も適当なものを一つ選びなさい。

☐ A．ニトロベンゼン
☐ B．臭素
☐ C．キシレン
☐ D．重クロム酸カリウム

1．飛散したもの、又は漏えいした水溶液は、空容器にできるだけ回収する。そのあとを硫酸第一鉄等の還元剤の水溶液を散布し、水酸化カルシウム（消石灰）、炭酸ナトリウム（ソーダ灰）等の水溶液で処理した後、多量の水を用いて洗い流す。
2．多量の場合、土砂等でその流れを止め、土砂やおが屑等に吸収させて空容器に回収し、安全な場所に移す。そのあとは、多量の水で洗い流す。この場合、高濃度の廃液が河川等に排出されないように注意する。
3．多量の場合、土砂等でその流れを止め、安全な場所に導き、液の表面を泡で覆い、できるだけ空容器に回収する。
4．多量の場合、漏えい箇所や漏えいした液には、水酸化カルシウム（消石灰）を十分に散布し、シート等をかぶせ、その上にさらに水酸化カルシウム（消石灰）を散布して吸収させる。漏えい容器には散水しない。多量にガスが噴出した場所には遠くから霧状の水をかけ吸収させる。

【45】以下の物質の毒性として、最も適当なものを一つ選びなさい。

☐ A．黄燐（りん）
☐ B．硝酸
☐ C．モノフルオール酢酸ナトリウム
☐ D．クロルメチル

1．蒸気は目、呼吸器等の粘膜及び皮膚に強い刺激性を有する。高濃度溶液が皮膚に触れるとガスを発生して、組織ははじめ白く、次第に深黄色となる。
2．生体細胞内のTCAサイクルを阻害し、激しい嘔吐が繰り返され、胃の疼痛を訴え、次第に意識が混濁し、てんかん性けいれん、脈拍の遅緩が起こり、チアノーゼ、血圧降下をきたす。
3．非常に毒性が強い。経口摂取では、一般的に、服用後しばらくして胃部の疼痛、灼熱感、にんにく臭のげっぷ、悪心、嘔吐をきたす。
4．吸入すると麻酔作用が現れる。多量吸入すると頭痛、吐き気、嘔吐等が起こり、はなはだしい場合は意識を失う。液が皮膚に触れるとしもやけ（凍傷）を起こし、目に入ると粘膜がおかされる。

【46】以下の物質について、A～Eに該当する性状、識別方法として、それぞれ適当なものを一つ選びなさい。

物質名	性状	識別方法
☐ 塩素酸カリウム	（A）	（C）
☐ 硫酸第二銅	（B）	（D）
☐ アンモニア水		（E）

〔性状〕

1．無色透明、揮発性の液体で、鼻をさすような臭気があり、アルカリ性を呈する。
2．無水物は白色の粉末である。水和物は風解性を有し、水に溶けやすく、水溶液は酸性を示す。
3．無色又は淡黄色の液体で、刺激臭があり、強酸性である。大部分の金属、コンクリート等を腐食する。
4．無色の単斜晶系板状の結晶、又は白色顆粒か粉末で、水に溶けるがアルコールには溶けにくい。有機物と混合すると、摩擦により爆発することがある。

〔識別方法〕
1．水溶液に硝酸バリウムを加えると、白色の沈殿を生じる。
2．濃塩酸を潤したガラス棒を近づけると、白い霧を生じる。
3．熱すると酸素を発生する。水溶液に酒石酸を多量に加えると、白色結晶性沈殿を生じる。
4．硝酸銀溶液を加えると、淡黄色の沈殿を生じる。

【47】以下の物質について、A～Eに該当する性状、識別方法として、それぞれ適当なものを一つ選びなさい。

物質名	性状	識別方法
☐ 弗(ふっ)化水素酸	(A)	(C)
☐ 四塩化炭素	(B)	(D)
☐ 燐(りん)化亜鉛	＼	(E)

〔性状〕
1．無色透明の液体。催涙性を有し、刺激臭がある。低温では混濁又は沈殿が生じる。
2．麻酔性の芳香を有する無色の重い液体で、揮発性及び不燃性を有する。
3．無色又はわずかに着色した透明の液体で、特有の刺激臭がある。不燃性で、高濃度のものは空気中で白煙を生じる。
4．暗灰色又は暗赤色の粉末。水と徐々に反応し、可燃性のガスを生じる。

〔識別方法〕
1．ロウを塗ったガラス板に針で任意の模様を描き、本物質を塗ると、針で削り取られた模様の部分は腐食される。
2．希酸にガスを出して溶解する。
3．硝酸を加え、さらにフクシン亜硫酸溶液を加えると、藍紫色を呈する。
4．アルコール性の水酸化カリウムと銅粉とともに煮沸すると、黄赤色の沈殿を生じる。

▶▶正解＆解説 ……………………………………………………………………………

【1】2

〔解説〕ア．取締法第１条（取締法の目的）。

イ．「毒薬以外」⇒「医薬品及び医薬部外品以外」。取締法第２条（定義）第１項。

ウ．「毒物以外」⇒「医薬品及び医薬部外品以外」。取締法第２条（定義）第２項。

エ．取締法第２条（定義）第３項。

【2】2

〔解説〕取締法　別表第１、第２、指定令第２条（劇物）。

ア＆ウ．クロルピクリンを含有する製剤、アニリン塩類…劇物。

イ＆エ．ニコチンを含有する製剤、亜硝(しょう)酸ブチル及びこれを含有する製剤…毒物。

【3】3

〔解説〕エチレンクロルヒドリンを含有する製剤は劇物である。取締法　別表第３、指定令第１条（毒物）。

【4】2

〔解説〕取締法第３条（毒物劇物の禁止規定）第３項。

> 毒物又は劇物の販売業の登録を受けた者でなければ、毒物又は劇物を販売し、（ア：授与）し、又は販売若しくは（ア：授与）の目的で（イ：貯蔵）し、運搬し、若しくは（ウ：陳列）してはならない。

【5】2

〔解説〕皮膚に触れた場合に石けんを使ってよく洗うべき旨は、ジメチルー２・２ージクロルビニルホスフェイト（別名：DDVP）を含有する製剤（衣料用の防虫剤に限る）を販売又は授与するときに必要な表示事項である。施行規則第11条の６（取扱及び使用上特に必要な表示事項）第３号ニ。

１＆３～４．施行規則第11条の６（取扱及び使用上特に必要な表示事項）第２号イ～ハ。

【6】2

〔解説〕全ての劇物の容器は、飲食物の容器として通常使用される物を使用してはならない。取締法第11条（毒物又は劇物の取扱い）第４項、施行規則第11条の４（飲食物の容器を使用してはならない劇物）。

１＆３～４．取締法第11条（毒物又は劇物の取扱い）第１項～第３項。

【7】1

〔解説〕ア．取締法第３条（毒物劇物の禁止規定）第３項。

イ．取締法第３条（毒物劇物の禁止規定）第１項。

ウ．取締法第３条（毒物劇物の禁止規定）第２項。

エ．取締法第６条の２（特定毒物研究者の許可）第１項。

【8】4

〔解説〕ア．18歳以上の者であるため、毒物劇物取扱責任者となることができる。取締法第８条（毒物劇物取扱責任者の資格）第２項第１号。

イ．毒物劇物営業者は、自らが毒物劇物取扱責任者となることができる。取締法第７条（毒物劇物取扱責任者）第１項。

ウ．取締法第７条（毒物劇物取扱責任者）第３項。

エ．取締法第７条（毒物劇物取扱責任者）第２項。

【9】3

〔解説〕ア．毒物を新たに製造しようとするときは変更の届出ではなく、あらかじめ登録の変更を受ける必要がある。取締法第９条（登録の変更）第１項。

イ．取締法第10条（届出）第１項第３号、施行規則第10条の２（営業者の届出事項）第２号。

ウ．取締法第10条（届出）第１項第２号。

エ．製造所を移転する場合は、旧製造所の営業廃止を届け出てから、新たに移転先で登録を受ける必要がある。取締法第10条（届出）第１項第４号、取締法第４条（営業の登録）第１項。

【10】3

〔解説〕取締法第12条（毒物又は劇物の表示）第１項。

> 毒物劇物営業者及び特定毒物研究者は、毒物又は劇物の容器及び被包に、「医薬用外」の文字及び毒物については（ア：赤地に白色）をもって「（イ：毒物）」の文字、劇物については（ウ：白地に赤色）をもって「（エ：劇物）」の文字を表示しなければならない。

【11】4

〔解説〕ア＆イ．販売する毒物又は劇物が製造された製造所の名称及び所在地と、譲受人の年齢は、記載事項に含まれない。

ウ．取締法第14条（毒物又は劇物の譲渡手続）第１項第３号。

エ．取締法第14条（毒物又は劇物の譲渡手続）第１項第１号。

【12】1

〔解説〕工場で劇物を使用するためにその劇物を輸入する事業者は、販売又は授与の目的の輸入ではないため、輸入業の登録は不要である。取締法第３条（毒物劇物の禁止規定）第２項。

２～４．いずれも販売業の登録が必要。毒物又は劇物を直接に取り扱うかどうかにかかわらず、販売業の登録を受けなければ毒物又は劇物を販売することはできない。取締法第３条（毒物劇物の禁止規定）第３項。

【13】2

〔解説〕毒物又は劇物の製造番号の規定はなく、容器及び被包に表示しなければならない事項に含まれない。

1＆3～4．取締法第12条（毒物又は劇物の表示）第2項第1～2号。

【14】2

〔解説〕ア．取締法第15条（毒物又は劇物の交付の制限等）第1項第1号。

イ＆ウ．毒物劇物営業者は、麻薬、大麻、あへん又は覚せい剤の中毒者に、毒物又は劇物を交付してはならない。取締法第15条（毒物又は劇物の交付の制限等）第1項第3号。

エ．取締法第15条（毒物又は劇物の交付の制限等）第2項。

【15】2

〔解説〕交付した劇物の数量は、帳簿に記載しなければならない事項に含まれない。

1＆3～4．取締法第15条（毒物又は劇物の交付の制限等）第2項、第3項、施行規則第12条の3（確認に関する帳簿）第1～3号。

【16】1

〔解説〕施行令第40条（廃棄の方法）第1～3号。

一　中和、（ア：加水分解）、酸化、還元、（イ：稀釈）その他の方法により、毒物及び劇物並びに法第11条第2項に規定する政令で定める物のいずれにも該当しない物とすること。
二　（略）
三　（ウ：可燃）性の毒物又は劇物は、保健衛生上危害を生ずるおそれがない場所で、少量ずつ燃焼させること。

【17】3

〔解説〕ア＆エ．取締法第18条（立入検査等）第1項。

イ．薬事監視員のうちからあらかじめ指定された毒物劇物監視員が、毒物劇物営業者の営業所への立入検査を行うことができる。取締法第18条（立入検査等）第1項、第2項。

ウ．法律違反を発見し、都道府県知事が保健衛生上必要があると認めるときでも、毒物劇物監視員が犯罪捜査を行うことはできない。取締法第18条（立入検査等）第4項。

【18】3

〔解説〕取締法第3条の4（爆発性がある毒物劇物の所持禁止）、施行令第32条の3（発火性又は爆発性のある劇物）。ナトリウム、亜塩素酸ナトリウム及びこれを含有する製剤（亜塩素酸ナトリウム30％以上含有するものに限る）のほか、塩素酸塩類及びこれを含有する製剤（塩素酸塩類35％以上を含有するものに限る）、ピクリン酸が定められている。

【19】1

〔解説〕施行令第40条の6（荷送人の通知義務）第1項。

【20】4

〔解説〕取締法第22条（業務上取扱者の届出等）第1項、施行令第41条、第42条（業務上取扱者の届出）各号。

ア&イ.「無機シアン化合物たる毒物及びこれを含有する製剤」を使用して金属熱処理及び電気めっきを行う場合は、業務上取扱者の届出が必要となる。

ウ. 砒(ひ)素化合物たる毒物及びこれを含有する製剤を用いてしろありの防除を行う場合、業務上取扱者の届出が必要となる。

エ. 大型自動車（最大積載量が5,000kg以上の自動車又は被牽(けん)引車）に固定された容器を用い、施行令 別表第2に掲げる物を運送する場合は、業務上取扱者の届出が必要となる。

【21】1

〔解説〕施行令第17条（ジメチルエチルメルカプトエチルチオホスフェイトを含有する製剤）第1号。

2.「青色」に着色する。施行令第23条（モノフルオール酢酸アミドを含有する製剤）第1号。

3.「深紅色」に着色する。施行令第12条（モノフルオール酢酸の塩類を含有する製剤）第2号。

4.「赤色、青色、黄色又は緑色」に着色する。施行令第2条（四アルキル鉛を含有する製剤）第1号。

【22】1

〔解説〕取締法第4条（営業の登録）第3項。

【23】2

〔解説〕ア&エ. 取締法第3条の2（特定毒物の禁止規定）第2項。

イ&ウ. 特定毒物を輸入するには、新たに輸入業の登録が必要となる。

【24】3

〔解説〕取締法第17条（事故の際の措置）第1項。

（略）直ちに、その旨を保健所、（ア：警察署）又は（イ：消防機関）に届け出るとともに、保健衛生上の危害を防止するために必要な応急の措置を講じなければならない。

【25】4

〔解説〕取締法第3条の3（シンナー乱用の禁止）、施行令第32条の2（興奮、幻覚又は麻酔の作用を有する物）。メタノールを含有する接着剤や酢酸エチルを含有する塗料のほか、トルエンまたはトルエンを含有するシンナー等が定められている。

【26】1

〔解説〕ア＆ウ．単体とはただ１種類の元素からなる純物質で、リンPとダイヤモンド（炭素C）が該当する。

イ．混合物とは２種類以上の物質が混ざりあったもので、アスファルトが該当する。

エ．化合物とは２種類以上の元素からなる純物質で、ガソリンは混合物に該当する。

【27】3

〔解説〕固体から液体への変化を「融解」という。

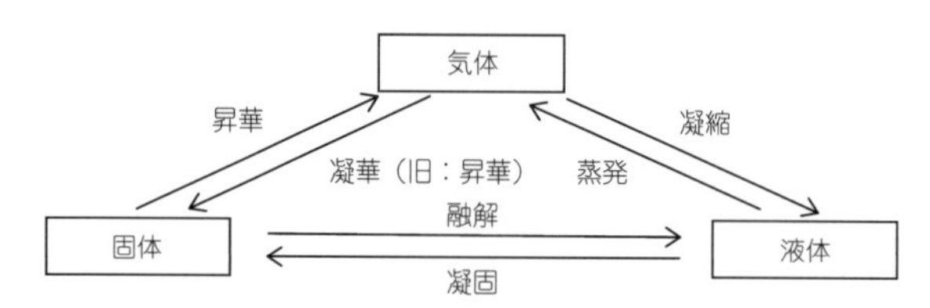

【28】4

〔解説〕アンモニアNH_3は１価の弱塩基である。

1．ヨウ化水素HI…１価の強酸。

2．シュウ酸$(COOH)_2$…２価の弱酸。

3．水酸化ナトリウムNaOH…１価の強塩基。

【29】2

〔解説〕過マンガン酸カリウム$KMnO_4$は酸化剤である。

1＆3～4．硫（りゅう）化水素H_2S、シュウ酸$(COOH)_2$、亜硫酸ナトリウムNa_2SO_3はいずれも還元剤である。

【30】2

〔解説〕1～2．アルミニウムAl、銅Cu…面心立方格子。

3～4．ナトリウムNa、カリウムK…体心立方格子。

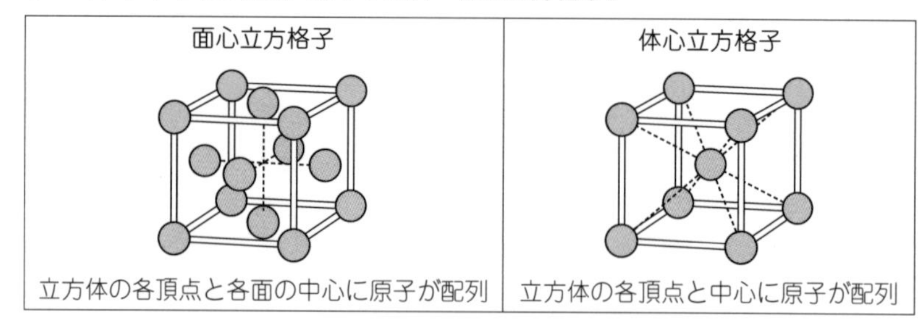

【31】2

〔解説〕塩酸HCl aqは１価の酸である。電離度は１であるため、水素イオン濃度$[H^+]$は、$1 \times 0.01mol/L \times 1 = 1.0 \times 10^{-2}mol/L$。

乗数の数がpHの値をあらわすため、pH２となる。

【32】2

〔解説〕金属の単体が水溶液中で電子を失い、陽イオンになろうとする性質のことをイオン化傾向という。イオン化傾向の大きな金属ほど、酸化されやすく反応性が大きい。選択肢の原子をイオン化傾向の大きい順に並べると、Li（リチウム）＞K（カリウム）＞Ca（カルシウム）＞Na（ナトリウム）＞Zn（亜鉛）＞Fe（鉄）＞Cu（銅）＞Pt（白金）＞Au（金）となるため、選択肢2が正しい。イオン化傾向が極めて大きく、常温でも水と激しく反応する［リチウムLi］［カリウムK］と、イオン化傾向が極めて小さく、化学的に安定した［白金Pt］［金Au］は覚えておく必要がある。

【33】4

〔解説〕中和反応式：$HCl + NaOH \longrightarrow NaCl + H_2O$

塩酸は1価の酸、水酸化ナトリウムは1価の塩基であり、求める量を x mLとすると、次の等式が成り立つ。

1 ×0.10mol/L ×(100mL／1000mL) ＝1 ×0.25mol/L ×(x mL／1000mL)

両辺に1000をかける。　0.10mol/L ×100mL ＝ 0.25mol/L × x mL

$0.25x = 10$

$x = 40$ (mL)

【34】2

〔解説〕中和反応式：$2HCl + Ba(OH)_2 \longrightarrow BaCl_2 + 2H_2O$

塩酸は1価の酸、水酸化バリウムは2価の塩基であり、求める濃度を x mol/Lとすると、次の等式が成り立つ。

1 × x mol/L ×(20mL／1000mL) ＝2 ×0.20mol/L ×(6mL／1000mL)

両辺に1000をかける。　x mol/L ×20mL ＝ 0.4mol/L × 6mL

$20x = 2.4$

$x = 0.12$ (mol/L)

【35】2

〔解説〕Mg原子に着目し左辺の（ア）を「1」とすると、右辺の（ウ）も「1」となる。すると左辺のO原子が2個になるため、右辺の（エ）は「2」となる。また、右辺のH原子が4個となるため、左辺の（イ）は「2」となる。

（ア：1）$Mg(OH)_2$＋（イ：2）$H^+ \longrightarrow$（ウ：1）Mg^{2+}＋（エ：2）H_2O

	左辺		右辺	
	$Mg(OH)_2$	$2H^+$	Mg^{2+}	$2H_2O$
Mg	1	-	1	-
O	2	-	-	2
H	2	2	-	4

【36】2

〔解説〕すべての気体は、同じ温度、同じ圧力のもとでは、同じ体積に同じ数の分子を含んでいる。これを（アボガドロの法則）という。

1．シャルルの法則…圧力が一定のとき、一定物質量の気体の体積 V は、絶対温度 T に比例する。

3．ヘンリーの法則…一定温度で一定量の溶媒に溶ける気体の質量（物質量）は、その気体の圧力に比例する。

4．ヘスの法則…反応熱の大きさは、反応のはじめの状態と終わりの状態だけで決まり、反応の経路には関係しない。

【37】4

〔解説〕ppmは、「parts per million」の頭文字をとったもので、100万分の1を表す。1ppm=1.0×10^{-6}。また、1％は1.0×10^{-2}となる。

従って、1ppm ＝1％$\times10^{-4}$＝0.0001％となり、100ppmは0.0001％×100＝0.01％となる。従って、0.03％＝300ppmとなる。

【38】2

〔解説〕「$-CH=CH_2$」はビニル基である。フェニル基は「C_6H_5-」。

【39】4

〔解説〕ア＆イ．サリチル酸$C_6H_4(OH)COOH$と安息香酸C_6H_5COOHは、いずれも芳香族カルボン酸（ベンゼン環の水素H原子をカルボキシ基「$-COOH$」で置換した化合物）である。

ウ．ベンゼンスルホン酸$C_6H_5SO_3H$は、スルホン化（ベンゼン環の水素H原子をスルホ基「$-SO_3H$」で置換した反応）である。

エ．クレゾール$C_6H_4(OH)CH_3$は、フェノール類（ベンゼン環の水素H原子をヒドロキシ基「$-OH$」で置換した化合物）である。

【40】3

〔解説〕二酸化炭素CO_2の構造式は、二重結合を有する。

C＝O＝C

1＆4．水素H_2、エタンC_2H_6の構造式は、単結合のみを有する。

2．窒素N_2の構造式は、三重結合を有する。

N≡N

```
                  H   H
                  |   |
  H－H        H－C－C－H
                  |   |
                  H   H
  水素           エタン
```

※以下、物質名の後や文章中に記載されている［　］は、物質を見分ける際に特徴となるキーワードを表す。

【41】A…4　B…3　C…2　D…1

〔解説〕A．硫酸タリウムTl_2SO_4［殺鼠剤］

B．トリメチルアセチルクロライド$(CH_3)_3CCOCl$［農薬や医薬品製造における反応用中間体］

C．亜塩素酸ナトリウム$NaClO_2$［繊維、木材、食品等の漂白］

D．メタクリル酸$CH_2=C(CH_3)COOH$［熱硬化性塗料］［接着剤］

【42】A…2　B…3　C…1　D…4

〔解説〕A．カリウムK［石油中に貯蔵］

B．ピクリン酸$C_6H_2(OH)(NO_2)_3$［硫黄、ヨード（沃素）、ガソリン、アルコール等と離す］［金属容器を使用しない］

C．ベタナフトール$C_{10}H_7OH$［空気や光線に触れると赤変］

D．五硫化二燐（五硫化燐）P_2S_5［わずかな加熱で発火］［換気の良い冷暗所に貯蔵］

【43】A…1　B…2　C…3　D…4

〔解説〕A．砒素As…固化隔離法［セメントを用いて固化］

B．シアン化水素HCN…酸化法［水酸化ナトリウム水溶液］［高温加圧下で加水分解］

C．クロルピクリン$CCl_3(NO_2)$…分解法（クロルピクリンにのみ適用）［少量の界面活性剤］［混合溶液中で撹拌］

D．トルエン$C_6H_5CH_3$…燃焼法［硅そう土等に吸収］［火室へ噴霧し焼却］

【44】A…2　B…4　C…3　D…1

〔解説〕A．ニトロベンゼン$C_6H_5NO_2$［空容器に回収し安全な場所に移す］

B．臭素Br_2［水酸化カルシウム（消石灰）を十分に散布］［シート等をかぶせる］

C．キシレン$C_6H_4(CH_3)_2$［液の表面を泡で覆う］

D．重クロム酸カリウム$K_2Cr_2O_7$［硫酸第一鉄等の還元剤］

【45】A…3　B…1　C…2　D…4

〔解説〕A．黄燐P_4［非常に毒性が強い］［にんにく臭のげっぷ］

B．硝酸HNO_3［皮膚に触れるとガスを発生］［組織ははじめ白く、次第に深黄色］

C．モノフルオール酢酸ナトリウム$CH_2FCOONa$［TCAサイクルを阻害］［胃の疼痛］

D．クロルメチルCH_3Cl［吸入すると麻酔作用］

【46】A…4　B…2　C…3　D…1　E…2

〔解説〕《性状》

A．塩素酸カリウム$KClO_3$［無色の単斜晶系板状の結晶］［摩擦により爆発］

B．硫酸第二銅$CuSO_4 \cdot 5H_2O$［無水物は白色の粉末］［風解性］

選択肢1は［無色透明の液体］［鼻をさすような臭気］［アルカリ性］から、アンモニア水NH_3 aqが考えられる。

選択肢3は［無色又は淡黄色の液体］［刺激臭］［大部分の金属、コンクリート等を腐食］から、塩酸HCl aqが考えられる。

《識別方法》

C．塩素酸カリウム［酒石酸を多量に加える］［白色結晶性沈殿］

D．硫酸第二銅［硝酸バリウム］［白色の沈殿］

E．アンモニア水［濃塩酸を潤したガラス棒］［白い霧］

選択肢4は［硝酸銀溶液］［淡黄色の沈殿］から、沃化水素酸HI aqが考えられる。

【47】A…3　B…2　C…1　D…4　E…2

〔解説〕《性状》

A．弗化水素酸HF aq［透明の液体］［特有の刺激臭］［不燃性］［高濃度のものは空気中で白煙］

B．四塩化炭素CCl_4［麻酔性の芳香］［無色の重い液体］

選択肢1は［催涙性］［刺激臭］［低温では混濁又は沈殿］から、ホルマリンHCHO aqが考えられる。

選択肢4は［暗赤色の粉末］［水と徐々に反応し可燃性のガス］から、燐化亜鉛Zn_3P_2が考えられる。

《識別方法》

C．弗化水素酸［ロウを塗ったガラス板に針で任意の模様］［模様の部分は腐食］

D．四塩化炭素［水酸化カリウムと銅粉とともに煮沸］［黄赤色の沈殿］

E．燐化亜鉛［希酸にガスを出して溶解］

選択肢3は［フクシン亜硫酸溶液］［藍紫色］から、ホルマリンが考えられる。

2 令和５年度（2023年） 九州地方（後半）

一般受験者数・合格率《参考》

都道府県名	受験者数（人）	合格者数（人）	合格率（%）
沖縄県	106	47	44.3

〔毒物及び劇物に関する法規〕

※ 法規に関する以下の設問中、毒物及び劇物取締法を「法律」、毒物及び劇物取締法施行令を「政令」、毒物及び劇物取締法施行規則を「省令」とそれぞれ略称する。

【1】 以下の記述は、法律第１条及び第２条第１項の条文である。（ ）の中に入れるべき字句の正しい組み合わせを一つ選びなさい。

法律第１条

この法律は、毒物及び劇物について、（ア）の見地から必要な取締を行うことを目的とする。

法律第２条第１項

この法律で「毒物」とは、別表第１に掲げる物であって、医薬品及び（イ）以外のものをいう。

	ア	イ
1．	公衆衛生上	食品
2．	保健衛生上	医薬部外品
3．	公衆衛生上	医薬部外品
4．	公衆衛生上	食品

【2】 以下の物質のうち、法律第２条第１項の規定により、毒物に該当するものを一つ選びなさい。

1．二硫化炭素　　2．水銀
3．ホルムアルデヒド　　4．メチルスルホナール

【3】 以下の物質のうち、法律第２条第３項の規定により、特定毒物に該当するものを一つ選びなさい。

1．ニトロベンゼン
2．四塩化炭素
3．テトラエチルピロホスフェイト
4．ニッケルカルボニル

【4】以下の記述うち、法律第３条の２の規定により、禁止されている事項として、正しいものの組み合わせを一つ選びなさい。

ア．特定毒物使用者は、その使用することができる特定毒物以外の特定毒物を譲り受け、又は所持してはならない。

イ．毒物若しくは劇物の輸入業者又は特定毒物使用者でなければ、特定毒物を輸入してはならない。

ウ．特定毒物研究者は、特定毒物を学術研究以外の用途に供してはならない。

エ．特定毒物研究者又は特定毒物使用者は、毒物劇物営業者に特定毒物を譲り渡してはならない。

☐ 1．ア、イ　　2．ア、ウ
3．イ、エ　　4．ウ、エ

【5】以下のうち、法律第３条の２第９項の規定により、四アルキル鉛を含有する製剤の着色の基準の色として、定められていないものを一つ選びなさい。

☐ 1．赤色　　2．青色
3．黄色　　4．黒色

【6】以下の劇物のうち、法律第３条の４及び政令第32条の３の規定により、引火性、発火性又は爆発性のある劇物で、業務その他正当な理由による場合を除いては所持してはならないとされている劇物として、誤っているものを一つ選びなさい。

☐ 1．亜塩素酸ナトリウム　　2．ナトリウム
3．トルエン　　4．ピクリン酸

【7】毒物又は劇物の製造所等の設備の基準に関する以下の記述について、誤っているものを一つ選びなさい。

☐ 1．毒物又は劇物の製造作業を行なう場所は、毒物又は劇物を含有する粉じん、蒸気又は廃水の処理に要する設備又は器具を備えていること。

2．毒物又は劇物の貯蔵設備は、毒物又は劇物とその他の物とを区分して貯蔵できるものであること。

3．毒物又は劇物の運搬用具は、毒物又は劇物が飛散し、漏れ、又はしみ出るおそれがないものであること。

4．毒物又は劇物を陳列する場所にかぎをかける設備があること。ただし、その場所が性質上かぎをかけることができないものであるときは、この限りではない。

【8】以下の記述は、法律第4条第3項の条文である。（　）の中に入れるべき字句の正しい組み合わせを一つ選びなさい。

製造業又は輸入業の登録は、（ア）ごとに、販売業の登録は、（イ）ごとに、更新を受けなければ、その効力を失う。

	ア	イ
1.	6年	5年
2.	5年	6年
3.	3年	6年
4.	3年	5年

【9】毒物劇物取扱責任者に関する以下の記述のうち、<u>誤っているもの</u>を一つ選びなさい。

1. 厚生労働省令で定める学校で、応用化学に関する学課を修了した者は、毒物劇物取扱責任者となることができる。
2. 毒物劇物営業者は、毒物又は劇物を直接取り扱わない製造所、営業所又は店舗には、毒物劇物取扱責任者を置かなくてよい。
3. 18歳未満の者は、毒物劇物取扱責任者となることができない。
4. 一般毒物劇物取扱者試験に合格した者は、農業用品目販売業の毒物劇物取扱責任者になることはできない。

【10】毒物劇物取扱責任者に関する以下の記述のうち、<u>誤っているもの</u>を一つ選びなさい。

1. 毒物劇物営業者は、自ら毒物劇物取扱責任者として毒物又は劇物による保健衛生上の危害の防止に当たることはできない。
2. 毒物劇物営業者が毒物若しくは劇物の製造業、輸入業若しくは販売業のうち2以上を併せ営む場合において、その製造所、営業所若しくは店舗が互いに隣接しているときは、毒物劇物取扱責任者はこれらの施設を通じて一人で足りる。
3. 毒物劇物営業者は、毒物劇物取扱責任者を変更したときは、30日以内に、その毒物劇物取扱責任者の氏名を届け出なければならない。
4. 毒物若しくは劇物又は薬事に関する罪を犯し、罰金以上の刑に処せられ、その執行を終り、又は執行を受けることがなくなった日から起算して3年を経過していない者は、毒物劇物取扱責任者になることができない。

【11】以下の記述のうち、法律第６条の規定により、毒物劇物販売業の登録事項として、正しいものの組み合わせを一つ選びなさい。

ア．申請者の氏名及び住所（法人の場合は名称及び主たる事務所の所在地）

イ．店舗の所在地

ウ．店舗の営業時間

エ．販売又は授与しようとする毒物又は劇物の品目

☐ １．ア、イ　　２．ア、ウ
３．イ、エ　　４．ウ、エ

【12】以下のうち、省令第11条の６の規定により、毒物又は劇物の製造業者が製造したジメチル－２・２－ジクロルビニルホスフェイト（別名：DDVP）を含有する製剤たる劇物（衣料用の防虫剤に限る。）を販売する場合、取扱及び使用上特に必要な表示事項として、その容器及び被包に表示が定められている事項として、誤っているものを一つ選びなさい。

☐ １．小児の手の届かないところに保管しなければならない旨
２．居間等人が常時居住する室内では使用してはならない旨
３．皮膚に触れた場合には、石けんを使ってよく洗うべき旨
４．眼に入った場合は、直ちに流水でよく洗い、医師の診断を受けるべき旨

【13】以下のうち、法律第22条の規定により、業務上取扱者の届出が必要な事業として、誤っているものを一つ選びなさい。

☐ １．無機シアン化合物たる毒物を用いて、金属熱処理を行う事業
２．無機シアン化合物たる毒物を用いて、電気めっきを行う事業
３．内容積が100L以上の容器を大型自動車に積載して四アルキル鉛を運送する事業
４．砒（ひ）素化合物たる毒物を用いて、しろありの防除を行う事業

【14】以下の毒物又は劇物のうち、法律第13条の規定により、あせにくい黒色で着色したものでなければ、農業用として販売し、又は授与してはならないとされているものとして、正しいものを一つ選びなさい。

☐ １．クロルピクリンを含有する製剤たる劇物
２．無水クロム酸を含有する製剤たる劇物
３．沃（よう）化メチルを含有する製剤たる劇物
４．硫酸タリウムを含有する製剤たる劇物

【15】以下の記述は、法律第17条第１項の条文である。（　）の中に入れるべき字句を一つ選びなさい。

毒物劇物営業者及び特定毒物研究者は、その取扱いに係る毒物若しくは劇物又は第11条第２項の政令で定める物が飛散し、漏れ、流れ出し、染み出し、又は地下に染み込んだ場合において、不特定又は多数の者について保健衛生上の危害が生ずるおそれがあるときは、直ちに、その旨を（　）に届け出るとともに、保健衛生上の危害を防止するために必要な応急の措置を講じなければならない。

□ 1．保健所又は市町村
2．保健所、警察署又は消防機関
3．市町村、警察署又は消防機関
4．警察署又は消防機関

【16】以下のうち、法律第10条の規定により、毒物又は劇物の販売業者が30日以内に届出をしなければならない事項として、正しいものを一つ選びなさい。

□ 1．店舗の営業時間を変更したとき
2．店舗における営業を休止したとき
3．法人にあっては、その代表者を変更したとき
4．毒物又は劇物を貯蔵する設備の重要な部分を変更したとき

【17】以下の記述は、政令第40条の６の条文である。（　）の中に入れるべき字句の正しい組み合わせを一つ選びなさい。

毒物又は劇物を車両を使用して、又は鉄道によって運搬する場合で、当該運搬を他に委託するときは、その荷送人は、運送人に対し、（ア）、当該毒物又は劇物の名称、成分及びその含量並びに（イ）並びに（ウ）を記載した書面を交付しなければならない。ただし、厚生労働省令で定める数量以下の毒物又は劇物を運搬する場合は、この限りでない。

	ア	イ	ウ
□ 1．	必要に応じて	数量	事故の際に講じなければならない応急の措置の内容
2．	あらかじめ	製造番号	取扱い及び輸送上の注意
3．	必要に応じて	製造番号	取扱い及び輸送上の注意
4．	あらかじめ	数量	事故の際に講じなければならない応急の措置の内容

【18】以下のうち、法律第３条の２第５項の規定により、特定毒物使用者が、モノフルオール酢酸アミドを含有する製剤を使用する際の用途として、正しいものを一つ選びなさい。

☐ 1．野ねずみの駆除
2．食用に供されることがない観賞用植物若しくはその球根の害虫の防除
3．かんきつ類、りんご、なし、桃又はかきの害虫の防除
4．倉庫内における昆(こん)虫の駆除

【19】以下の記述は、法律第11条第４項の条文である。（　）の中に入れるべき字句を一つ選びなさい。

毒物劇物営業者及び特定毒物研究者は、毒物又は厚生労働省令で定める劇物については、その容器として、（　）を使用してはならない。

☐ 1．飲食物の容器として通常使用される物
2．再利用された物
3．密閉できない構造の物
4．壊れやすい又は腐食しやすい物

【20】以下のうち、法律第12条第１項の規定により、毒物劇物営業者が「毒物」の容器及び被包に表示しなければならない事項として、正しいものを一つ選びなさい。

☐ 1．「医薬用外」の文字及び白地に赤色をもって「毒物」の文字
2．「危険物」の文字及び赤地に白色をもって「毒物」の文字
3．「医薬用外」の文字及び赤地に白色をもって「毒物」の文字
4．「危険物」の文字及び白地に赤色をもって「毒物」の文字

【21】以下の記述は、法律第15条の条文である。（　）の中に入れるべき字句の正しい組み合わせを一つ選びなさい。

毒物劇物営業者は、毒物又は劇物を次に掲げる者に交付してはならない。
一　（ア）の者
二　心身の障害により毒物又は劇物による保健衛生上の危害の防止の措置を適正に行うことができない者として厚生労働省令で定めるもの
三　麻薬、大麻、あへん又は覚せい剤の中毒者
2　毒物劇物営業者は、厚生労働省令の定めるところにより、その交付を受ける者の氏名及び（イ）を確認した後でなければ、第３条の４に規定する政令で定める物を交付してはならない。

3　毒物劇物営業者は、帳簿を備え、前項の確認をしたときは、厚生労働省令の定めるところにより、その確認に関する事項を記載しなければならない。

4　毒物劇物営業者は、前項の帳簿を、最終の記載をした日から（ウ）、保存しなければならない。

	ア	イ	ウ
☐ 1．	15歳未満	住所	3年間
2．	15歳未満	使用目的	5年間
3．	18歳未満	使用目的	3年間
4．	18歳未満	住所	5年間

【22】以下のうち、法律第14条第1項の規定により、毒物劇物営業者が、毒物又は劇物を他の毒物劇物営業者に販売するとき、書面に記載しておかなければならない事項として、誤っているものを一つ選びなさい。

☐ 1．毒物又は劇物の名称及び数量
2．販売又は授与の年月日
3．毒物又は劇物の使用目的
4．譲受人の氏名、職業及び住所

【23】劇物である水酸化ナトリウムを、車両を使用して、1回につき5,000kg以上運搬する場合の運搬方法に関する以下の記述のうち、正しいものを一つ選びなさい。［改］

☐ 1．運搬する車両に掲げる標識は、0.3m平方の板に地を白色、文字を黒色として「毒」と表示し、車両の前後の見やすい箇所に掲げなければならない。
2．車両には、防毒マスク、ゴム手袋その他事故の際に応急の措置を講ずるために必要な保護具で厚生労働省令で定めるものを3人分以上備えなければならない。
3．1人の運転者による連続運転時間（1回がおおむね連続10分以上で、かつ、合計が30分以上の運転の中断をすることなく連続して運転する時間をいう。）が、2時間を超える場合、交替して運転する者を同乗させなければならない。
4．1人の運転者による運転時間が、2日（始業時刻から起算して48時間をいう。）を平均し1日当たり9時間を超える場合には、交替して運転する者を同乗させなければならない。

【24】以下の記述は、法律第21条の条文である。(　)の中に入れるべき字句の正しい組み合わせを一つ選びなさい。

毒物劇物営業者、特定毒物研究者又は特定毒物使用者は、その営業の登録若しくは特定毒物研究者の許可が効力を失い、又は特定毒物使用者でなくなったときは、(ア) 以内に、(中略) それぞれ現に所有する特定毒物の (イ) を届け出なければならない。

	ア	イ
☐ 1．	15日	品名及び廃棄方法
2．	15日	品名及び数量
3．	30日	品名及び廃棄方法
4．	30日	品名及び数量

【25】以下の記述は、政令第40条の条文の一部である。(　)の中に入れるべき字句の正しい組み合わせを一つ選びなさい。

二　ガス体又は (ア) 性の毒物又は劇物は、保健衛生上危害を生ずるおそれがない場所で、少量ずつ放出し、又は (ア) させること。

三　可燃性の毒物又は劇物は、保健衛生上危害を生ずるおそれがない場所で、少量ずつ (イ) させること。

	ア	イ
☐ 1．	昇華	蒸発
2．	昇華	燃焼
3．	揮発	蒸発
4．	揮発	燃焼

〔基礎化学〕

【26】原子の構造に関する以下の記述の正誤について、正しい組み合わせを下から一つ選びなさい。

ア．原子では、電子の数と陽子の数は異なり、電気的に中性ではない。

イ．原子核は正の電気を帯びた陽子と負の電気を帯びた電子からできている。

ウ．中性子は電荷を帯びていない。

エ．原子の中心には原子核がある。

	ア	イ	ウ	エ
☐ 1．	正	正	正	誤
2．	正	正	誤	正
3．	正	誤	正	誤
4．	誤	誤	正	正

【27】 以下の元素のうち、電気陰性度が最も小さいものを一つ選びなさい。

☐ 1．カルシウム　　2．ナトリウム
3．フッ素　　4．硫黄

【28】 共有結合の種類に関する以下の組み合わせについて、正しいものを一つ選びなさい。

	ア	イ
☐ 1．	アセチレン	単結合
2．	窒素	単結合
3．	エタン	二重結合
4．	一酸化炭素	三重結合

【29】 以下の物質のうち、疎水コロイドであるものを一つ選びなさい。

☐ 1．デンプン　　2．水酸化鉄（Ⅲ）
3．ゼラチン　　4．寒天

【30】 化学実験で発生した気体の捕集方法に関する以下の組み合わせについて、正しいものを一つ選びなさい。

☐ 1．酸素 ……………… 水上置換法
2．水素 ……………… 下方置換法
3．アンモニア ……… 水上置換法
4．塩化水素 ………… 上方置換法

【31】 以下のうち、0.1mol/Lの塩化ナトリウム水溶液1000mL中に含まれる塩化ナトリウムの質量として最も適当なものを一つ選びなさい。ただし、塩化ナトリウムの分子量は58.5とする。

☐ 1．0.585g　　2．5.85g
3．58.5g　　4．11.7g

【32】以下の化学結合のうち、化学結合の強さが大きい順に並べたものとして、正しいものを一つ選びなさい。

☐ 1．共有結合 ＞ イオン結合 ＞ 金属結合 ＞ 水素結合
2．水素結合 ＞ 共有結合 ＞ イオン結合 ＞ 金属結合
3．共有結合 ＞ 金属結合 ＞ イオン結合 ＞ 水素結合
4．水素結合 ＞ 共有結合 ＞ 金属結合 ＞ イオン結合

【33】以下のうち、0.4mol/L塩酸50mLを中和するのに必要な0.2mol/L水酸化ナトリウム水溶液の量として、正しいものを一つ選びなさい。

☐ 1．5mL　2．10mL
3．50mL　4．100mL

【34】以下のうち、$[H^+]=1.0\times10^{-3}$（mol/L）の水溶液を水で100倍に希釈したpH（水素イオン指数）として最も適当なものを一つ選びなさい。

☐ 1．pH3　2．pH5
3．pH9　4．pH11

【35】以下の化学反応式について、（　）の中に入れるべき係数の正しい組み合わせを一つ選びなさい。

（ア）C_2H_6O ＋（イ）O_2 ⟶（ウ）CO_2 ＋（エ）H_2O

	ア	イ	ウ	エ
☐ 1．	2	1	2	2
2．	1	2	1	2
3．	2	3	2	4
4．	1	3	2	3

【36】pH指示薬に関する以下の記述について、（　）の中に入れるべき字句を一つ選びなさい。

強塩基を強酸で滴定する場合には、変色域がアルカリ性領域にある（　）などを利用する。

☐ 1．メチルオレンジ　2．メチルレッド
3．ブロモチモールブルー　4．フェノールフタレイン

【37】以下の現象に関する以下の記述の正誤について、正しい組み合わせを一つ選びなさい。

ア．固体が液体になる変化を融解という。
イ．気体が液体になる変化を凝縮という。
ウ．気体が直接固体になる変化を昇華という。
エ．液体が固体になる変化を蒸発という。

	ア	イ	ウ	エ
☐ 1．	正	正	正	誤
2．	正	正	誤	正
3．	正	誤	正	誤
4．	誤	誤	正	正

【38】元素に関する以下の組み合わせについて、誤っているものを一つ選びなさい。

	ア	イ
☐ 1．	Se ………	セレン
2．	Ar ………	アルゴン
3．	Si ………	ヒ素
4．	Pb ………	鉛

【39】以下の有機化合物のうち、アルコールではないものの組み合わせを一つ選びなさい。

ア．エタノール
イ．グリセリン
ウ．アセトン
エ．ジエチルエーテル

☐ 1．ア、イ　　2．ア、ウ
3．イ、ウ　　4．ウ、エ

令和5年度　九州(後)

【40】以下のハロゲン元素の説明のうち、正しい組み合わせを一つ選びなさい。

ア．元素の周期表の17族に属する。

イ．原子は７個の価電子をもち、弱い酸化作用をもつ。

ウ．酸化力は原子番号が小さいほど強い。

エ．融点や沸点は原子番号が大きいほど低くなる。

☐ 1．ア、イ　　2．ア、ウ
3．イ、ウ　　4．ウ、エ

〔実地（性質・貯蔵・取扱い方法等）〕

【41】以下の物質の用途として、最も適当なものを一つ選びなさい。

☐ A．アクロレイン

☐ B．ブロム水素酸

☐ C．(RS) －α－シアノ－３－フェノキシベンジル＝ (RS) －２－ (４－クロロフェニル) －３－メチルブタノアート（別名：フェンバレレート）

☐ D．ジメチル硫酸

1．メチル化剤

2．臭化アルキルの製造

3．冷凍機用の探知剤

4．野菜、果樹等のアブラムシ類、コナガ、アオムシ、ヨトウムシ等の駆除

【42】以下の物質の性状として、最も適当なものを一つ選びなさい。

☐ A．酢酸エチル

☐ B．塩化水素

☐ C．硝酸銀

☐ D．過酸化ナトリウム

1．常温、常圧においては無色の刺激臭を有する気体。湿った空気中で激しく発煙する。

2．無色透明の液体。果実様の芳香がある。蒸気は空気より重く、引火性を有する。

3．純粋なものは白色粉末。一般には淡黄色の固体。有機物、硫黄等に触れて水分を吸うと、自然発火する。

4．無色透明の結晶。光によって分解して黒変する。強力な酸化剤であり、また腐食性がある。

【43】以下の物質の廃棄方法として、最も適当なものを一つ選びなさい。

☐ A．クロロホルム
☐ B．水酸化カリウム
☐ C．エチレンオキシド
☐ D．塩化亜鉛

1．水に溶かし、水酸化カルシウム（消石灰）等の水溶液を加えて処理し、沈殿ろ過して埋立処分する。
2．水を加えて希薄な水溶液とし、酸（希塩酸、希硫酸等）で中和させた後、多量の水で希釈して処理する。
3．過剰の可燃性溶剤又は重油等の燃料とともに、アフターバーナー及びスクラバーを備えた焼却炉の火室へ噴霧してできるだけ高温で焼却する。
4．多量の水に少量ずつ気体を吹き込み溶解し希釈した後、少量の硫酸を加え、アルカリ水で中和し活性汚泥で処理する。

【44】以下の物質の漏えい時の措置として、最も適当なものを一つ選びなさい。

☐ A．ピクリン酸アンモニウム
☐ B．アクリルニトリル
☐ C．硫酸亜鉛
☐ D．酸化バリウム

1．飛散したものは空容器にできるだけ回収し、そのあとに希硫酸を用いて中和し、多量の水で洗い流す。
2．飛散したものは空容器にできるだけ回収し、そのあとを水酸化カルシウム（消石灰）等の水溶液を用いて処理し、多量の水で洗い流す。
3．回収物の保管、輸送に際して、十分に水分を含んだ状態を保つようにする。用具及び容器は金属製のものを使用してはならない。
4．多量の場合は、漏えいした液は土砂等でその流れを止め安全な場所に導き、遠くからホース等で多量の水をかけて、高濃度の蒸気が発生しなくなるまで十分に希釈して洗い流す。

【45】以下の物質の貯蔵方法として、最も適当なものを一つ選びなさい。

☐ A. ブロムメチル

☐ B. 水酸化ナトリウム

☐ C. 四塩化炭素

☐ D. 二硫化炭素

1. 常温では気体なので、圧縮冷却して液化し、圧縮容器に入れ、直射日光その他、温度上昇の原因を避けて、冷暗所に貯蔵する。
2. 亜鉛又は錫(すず)メッキをした鋼鉄製容器を使用し、高温に接しない場所に貯蔵する。
3. 二酸化炭素と水を吸収する性質が強いため、密栓して貯蔵する。
4. 少量ならば共栓ガラス瓶、多量ならば鋼製ドラム等を使用する。可燃性、発熱性、自然発火性のものから十分に引き離し、直射日光を受けない冷所で貯蔵する。

【46】以下の物質について、A～Eに該当する性状、識別方法として、それぞれ最も適当なものを選びなさい。

物質名	性状	識別方法
☐ フェノール	(A)	(C)
☐ 硫酸	(B)	(D)
☐ 硝酸		(E)

〔性状〕

1. 無色の稜柱状結晶性粉末。臭気はなく、味もほとんどない。
2. 無色の針状結晶又は白色の放射状結晶塊。空気中で容易に酸化し赤変する。
3. 無色無臭の油状液体。比重が極めて大きく重い液体である。不燃性で強酸性を示す。金属を腐食する。
4. 腐食性が激しく、空気に接すると刺激性白霧を発し、水を吸収する性質が強い。

〔識別方法〕

1. 水溶液に過クロール鉄液を加えると紫色を呈する。
2. 銅屑を加えて熱すると、藍色を呈して溶け、赤褐色の蒸気を生成する。
3. 高濃度のものは、水で薄めると激しく発熱し、ショ糖、木片等に触れると、それらを炭化して黒変させる。
4. 木炭とともに熱すると、メルカプタンの臭気を放つ。

【47】以下の物質について、A～Eに該当する性状、識別方法として、それぞれ最も適当なものを選びなさい。

物質名	性状	識別方法
☐ 三硫化燐(りん)	(A)	(C)
☐ ナトリウム	(B)	(D)
☐ 塩化第二水銀		(E)

〔性状〕

1．白色の透明で重い針状の結晶。水溶液に食塩を多量に加えると中性になる。光に安定。

2．斜方晶系針状晶の黄色の結晶又は結晶性粉末。水に溶けない。

3．銀白色の光沢を有し、常温では軟らかい固体。空気中では容易に酸化される。

4．純品は無色の油状体。催涙性、強い粘膜刺激臭を有する。熱には比較的に不安定で、180℃以上に熱すると分解するが、引火性はない。金属腐食性が大きい。

〔識別方法〕

1．本物質の溶液に水酸化カルシウム（消石灰）を加えると、赤い沈殿を生成する。

2．アルコール溶液にジメチルアニリン及びブルシンを加えて溶解し、これにブロムシアン溶液を加えると、緑色ないし赤紫色を呈する。

3．火炎に接すると容易に引火し、沸騰水により徐々に分解する。

4．白金線に試料をつけて、溶融炎で熱し、炎の色を見ると黄色になる。コバルトの色ガラスを通して見れば、吸収されて、この炎は見えなくなる。

▶▶正解＆解説

【1】2

〔解説〕取締法第１条（取締法の目的）。

> この法律は、毒物及び劇物について、（ア：保健衛生上）の見地から必要な取締を行うことを目的とする。

取締法第２条（定義）第１項。

> この法律で「毒物」とは、別表第１に掲げる物であって、医薬品及び（イ：医薬部外品）以外のものをいう。

【2】2

〔解説〕取締法第２条（定義）第１項、別表第１、第２。

１＆３～４．二硫(りゅう)化炭素、ホルムアルデヒド、メチルスルホナール…劇物。

２．水銀…毒物。

【3】3

〔解説〕取締法第２条（定義）第３項、別表第１～第３。

１＆２．ニトロベンゼン、四塩化炭素…劇物。

３．テトラエチルピロホスフェイト（TEPP）…特定毒物。

４．ニッケルカルボニル…毒物。

【4】2

〔解説〕ア．取締法第３条の２（特定毒物の禁止規定）第11項。

イ．毒物若しくは劇物の輸入業者又は特定毒物研究者でなければ、特定毒物を輸入してはならない。取締法第３条の２（特定毒物の禁止規定）第２項。

ウ．取締法第３条の２（特定毒物の禁止規定）第４項。

エ．特定毒物研究者又は特定毒物使用者は、毒物劇物営業者に特定毒物を譲り渡すことができる。取締法第３条の２（特定毒物の禁止規定）第６項。

【5】4

〔解説〕施行令第２条（四アルキル鉛を含有する製剤）第１号。四アルキル鉛を含有する製剤は「赤色、青色、黄色又は緑色」に着色する。

【6】3

〔解説〕取締法第３条の４（爆発性がある毒物劇物の所持禁止）、施行令第32条の３（発火性又は爆発性のある劇物）。この規定では、ピクリン酸、亜塩素酸ナトリウム及びこれを含有する製剤（亜塩素酸ナトリウム30％以上含有するものに限る）、塩素酸塩類及びこれを含有する製剤（塩素酸塩類35％以上を含有するものに限る）、ナトリウムが定められている。

【7】4

〔解説〕陳列する場所に「ただし、その場所が性質上かぎをかけることができないものであるときは、この限りではない」という例外規定はない。施行規則第４条の４（製造所等の設備）第１項第３号。

1．施行規則第４条の４（製造所等の設備）第１項第１号ロ。

2．施行規則第４条の４（製造所等の設備）第１項第２号イ。

3．施行規則第４条の４（製造所等の設備）第１項第４号。

【8】2

〔解説〕取締法第４条（営業の登録）第３項。

> 製造業又は輸入業の登録は、（ア：５年）ごとに、販売業の登録は、（イ：６年）ごとに、更新を受けなければ、その効力を失う。

【9】4

〔解説〕一般毒物劇物取扱者試験に合格した者は、取締法第８条（毒物劇物取扱責任者の資格）第４項で規定する制限に含まれないため、毒物劇物を取り扱う全ての製造所、営業所、店舗で、毒物劇物取扱責任者になることができる。

1．取締法第８条（毒物劇物取扱責任者の資格）第１項第２号。

2．取締法第７条（毒物劇物取扱責任者）第１項。

3．取締法第８条（毒物劇物取扱責任者の資格）第２項第１号。

【10】1

〔解説〕毒物劇物営業者は、自ら毒物劇物取扱責任者として毒物又は劇物による保健衛生上の危害の防止に当たることができる。取締法第７条（毒物劇物取扱責任者）第１項。

2．取締法第７条（毒物劇物取扱責任者）第２項。

3．取締法第７条（毒物劇物取扱責任者）第３項。

4．取締法第８条（毒物劇物取扱責任者の資格）第２項第４号。

【11】1

〔解説〕ア&イ．取締法第６条（登録事項）第１号、第３号。

ウ．店舗の営業時間の規定はなく、登録事項に含まれない。

エ．製造業、輸入業の登録は、製造又は輸入しようとする毒物又は劇物の品目を登録する必要があるが、販売業は登録の種類により販売できる品目の規定があるため、登録事項に含まれない。取締法第４条の２（販売業の登録の種類）第１～３号、取締法第４条の３（販売品目の制限）第１項、第２項、取締法第６条（登録事項）第２号。

【12】4

〔解説〕選択肢の記述は、塩化水素又は硫酸を含有する製剤（住宅用の洗浄剤で液体のものに限る）を販売又は授与するときに必要な表示事項である。施行規則第11条の６（取扱及び使用上特に必要な表示事項）第２号ハ。

１～３．施行規則第11条の６（取扱及び使用上特に必要な表示事項）第３号イ、ハ、ニ。

【13】3

〔解説〕四アルキル鉛を含有する製剤を輸送する場合、内容積200L以上の容器は業務上取扱者の届出が必要となる。施行令第41条（業務上取扱者の届出）第３号、施行規則第13条の13（施行令第41条第３号に規定する内容積）。

１～２＆４．取締法第22条（業務上取扱者の届出等）第１項、施行令第41条、第42条（業務上取扱者の届出）各号。

【14】4

〔解説〕施行令第39条（着色すべき農業用劇物）、施行規則第12条（農業用劇物の着色方法）。硫酸タリウム及び燐化亜鉛を含有する製剤たる劇物については、あせにくい黒色で着色しなければ、これを農業用として販売し、又は授与してはならない。

【15】2

〔解説〕取締法第17条（事故の際の措置）第１項。

> （略）直ちに、その旨を（保健所、警察署又は消防機関）に届け出るとともに、保健衛生上の危害を防止するために必要な応急の措置を講じなければならない。

【16】4

〔解説〕取締法第10条（届出）第１項第２号。

１～３．いずれも届出は不要。

【17】4

〔解説〕施行令第40条の６（荷送人の通知義務）第１項。

> （略）その荷送人は、運送人に対し、（ア：あらかじめ）、当該毒物又は劇物の名称、成分及びその含量並びに（イ：数量）並びに（ウ：事故の際に講じなければならない応急の措置の内容）を記載した書面を交付しなければならない。（略）

【18】3

〔解説〕施行令第22条（モノフルオール酢酸アミドを含有する製剤）第２号。

１．野ねずみの駆除は、「モノフルオール酢酸の塩類を含有する製剤」を使用する。施行令第11条（モノフルオール酢酸の塩類を含有する製剤）第２号。

２．食用に供されることがない観賞用植物若しくはその球根の害虫の防除は、「ジメチルエチルメルカプトエチルチオホスフェイトを含有する製剤」を使用する。施行令第16条（ジメチルエチルメルカプトエチルチオホスフェイトを含有する製剤）第２号。

4．倉庫内における昆虫の駆除は、「りん化アルミニウムとその分解促進剤とを含有する製剤」を使用する。施行令第28条（りん化アルミニウムとその分解促進剤とを含有する製剤）第２号。

【19】１

〔解説〕取締法第11条（毒物又は劇物の取扱い）第４項。

> 毒物劇物営業者及び特定毒物研究者は、毒物又は厚生労働省令で定める劇物については、その容器として、（飲食物の容器として通常使用される物）を使用してはならない。

【20】３

〔解説〕取締法第12条（毒物又は劇物の表示）第１項。毒物・劇物の容器及び被包には「医薬用外」の文字及び毒物については赤地に白色をもって「毒物」の文字、劇物については白地に赤色をもって「劇物」の文字を表示しなければならない。

【21】４

〔解説〕取締法第15条（毒物又は劇物の交付の制限等）第１項～第４項。

> 毒物劇物営業者は、毒物又は劇物を次に掲げる者に交付してはならない。
> 一　（ア：18歳未満）の者
> 二・三　（略）
> ２　毒物劇物営業者は、厚生労働省令の定めるところにより、その交付を受ける者の氏名及び（イ：住所）を確認した後でなければ、第３条の４に規定する政令で定める物を交付してはならない。
> ３　（略）
> ４　毒物劇物営業者は、前項の帳簿を、最終の記載をした日から（ウ：５年間）、保存しなければならない。

【22】３

〔解説〕毒物又は劇物の使用目的は、書面の記載事項に含まれていない。

１～２＆４．取締法第14条（毒物又は劇物の譲渡手続）第１項第１～３号。

【23】４

〔解説〕施行令第40条の５（運搬方法）第２項第１号、施行規則第13条の４（交替して運転する者の同乗）第２号。

> 施行規則第13条の４第２号は、法改正により令和６年４月１日から、「運転者１名による運転時間が１日当たり９時間を超える場合」という記述から、「運転者１名による運転時間が2日（始業時刻から起算して48時間）を平均し１日当たり９時間を超える場合」という記述へ変更されるため、注意が必要。

1．「地を白色、文字を黒色」⇒「地を黒色、文字を白色」。施行令第40条の５（運搬方法）第２項第２号、施行規則第13条の５（毒物又は劇物を運搬する車両に掲げる標識）。

2．「３人分以上」⇒「２人分以上」。施行令第40条の５（運搬方法）第２項第３号。

3．「2時間を超える場合」⇒「4時間（高速道路等のSA又はPA等に駐車又は停車できないため、やむを得ず1人の運転者による連続運転時間が4時間を超える場合は4時間30分）を超える場合」。施行令第40条の5（運搬方法）第2項第1号、施行規則第13条の4（交替して運転する者の同乗）第1号。

施行規則第13条の4第1号は、法改正により令和6年4月1日から下線部の記述へ変更される（法改正前は「運転者1名による連続運転時間が4時間を超える場合」）ため、注意が必要。

【24】2

〔解説〕取締法第21条（登録が失効した場合等の措置）第1項。

毒物劇物営業者、特定毒物研究者又は特定毒物使用者は、その営業の登録若しくは特定毒物研究者の許可が効力を失い、又は特定毒物使用者でなくなったときは、（ア：15日）以内に、（中略）それぞれ現に所有する特定毒物の（イ：品名及び数量）を届け出なければならない。

【25】4

〔解説〕施行令第40条（廃棄の方法）第2～3号。

二　ガス体又は（ア：揮発）性の毒物又は劇物は、保健衛生上危害を生ずるおそれがない場所で、少量ずつ放出し、又は（ア：揮発）させること。
三　可燃性の毒物又は劇物は、保健衛生上危害を生ずるおそれがない場所で、少量ずつ（イ：燃焼）させること。

【26】4

〔解説〕ア．原子では、電子の数と陽子の数は「等しく」、電気的に「中性である」。
イ．原子核は正の「電荷」を帯びた陽子と「電荷をもたない中性子」からできている。電子は負の電荷を帯び、原子核の周囲に取り巻いている。

【27】2

〔解説〕電気陰性度とは原子が共有電子対を引きつける強さで、貴ガスを除き周期表上、右上のフッ素Fに向かい大きくなる。従って、ナトリウムNaの電気陰性度が最も小さい。
電気陰性度：カルシウムCa…1.0、ナトリウムNa…0.9、フッ素F…4.0、硫黄S…2.6

【28】4

〔解説〕1～2&4．アセチレンC_2H_2（HC≡CH）、窒素N_2（N≡N）、一酸化炭素CO（C≡O）はいずれも三重結合である。
3．エタンC_2H_6は単結合のみを有する。

```
   H   H
   |   |
H－C－C－H
   |   |
   H   H
```
エタン

【29】2

〔解説〕疎水コロイドとは、水との親和力が小さいコロイドをいい、水酸化鉄（Ⅲ）が該当する。

1＆3～4．デンプン、ゼラチン、寒天はいずれも水との親和力が大きいコロイドである親水コロイドである。

【30】1

〔解説〕1～2．酸素O、水素H_2は水に不溶であり、水に溶けにくい気体の捕集法の「水上置換法」で捕集する。

3．アンモニアNH_3は、水に溶けやすく空気より軽い気体であり「上方置換法」で捕集する。

4．塩化水素HClは、水に溶けやすく空気より重い気体であり「下方置換法」で捕集する。

【31】2

〔解説〕塩化ナトリウムNaClの分子量は58.5であるため、1mol/Lの塩化ナトリウム水溶液1000mL中に含まれる塩化ナトリウムの質量は58.5gとなる。従って0.1mol/Lは1/10の量となるため、塩化ナトリウムの質量は5.85gとなる。

【32】1

〔解説〕共有結合 ＞ イオン結合 ＞ 金属結合 ＞ 水素結合

共有結合……非金属元素の原子間で、複数の原子が互いに電子を共有してできる結合のこと。

イオン結合…静電気的な引力で引き合う結合のこと。

金属結合……自由電子が原子間を結び付ける結合のこと。

水素結合……電気陰性度の大きい原子の間に水素H原子が仲立ちして、隣接する分子同士を引き合わせる結合のこと。

【33】4

〔解説〕中和反応式：$HCl + NaOH \longrightarrow NaCl + H_2O$

塩酸は1価の酸、水酸化ナトリウムは1価の塩基であり、求める量を x mLとすると、次の等式が成り立つ。

$1 \times 0.4\text{mol/L} \times (50\text{mL} / 1000\text{mL}) = 1 \times 0.2\text{mol/L} \times (x\ \text{mL} / 1000\text{mL})$

両辺に1000をかける。　$0.4\text{mol/L} \times 50\text{mL} = 0.2\text{mol/L} \times x\ \text{mL}$

$0.2x = 20$

$x = 100\ (\text{mL})$

【34】2

〔解説〕$[H^+] = 1.0 \times 10^{-3}$ (mol/L) の水溶液は、pH3の水溶液のことである。

強酸の水溶液は希釈するほどpHが大きくなる。10倍に希釈すると$[H^+]$は1/10となりpHは1増加する。100倍に希釈すると$[H^+]$は1/100となり、pHは2増加する。

従って、pH3の水溶液を100倍に希釈するとpH5となる。

【35】4

〔解説〕C原子に着目し左辺の（ア）を「1」とすると、左辺のC原子が2個となり、右辺の（ウ）は「2」となる。また、左辺のH原子が6個となり、右辺の（エ）は「3」となる。すると右辺のO原子が7個になるため、左辺の（イ）は「3」となる。

（ア：1）C_2H_6O＋（イ：3）O_2 ⟶（ウ：2）CO_2＋（エ：3）H_2O

	左辺		右辺	
	C_2H_6O	$3O_2$	$2CO_2$	$3H_2O$
C	2	-	2	-
H	6	-	-	6
O	1	6	4	3

【36】4

〔解説〕中和滴定では、中和点付近で急激にpHが大きく変化する「pHジャンプ」が起こる。強塩基と強酸の中和滴定では、このpHジャンプの幅が広く、わずかなpHの変化で大きく変色する。フェノールフタレイン（PP）は変色域が塩基（アルカリ）性側（pH8.0～9.8）、メチルオレンジ（MO）は変色域が酸性側（pH3.1～4.4）であるが、強酸と強塩基の中和滴定におけるpHジャンプの幅は両方の変色域に重なるため、いずれも指示薬として使用することができる。従って、求める変色域がアルカリ性領域の指示薬は、フェノールフタレインである。

2．メチルレッド（MR）は、変色域が酸性側（pH4.4～6.2）にあるpH指示薬。

3．ブロモチモールブルー（BTB溶液）は、変色域が中性（pH6.0～7.6）にあるpH指示薬。

【37】1

〔解説〕エ．液体が固体になる変化を「凝固」という。蒸発とは、液体が気体になる変化をいう。

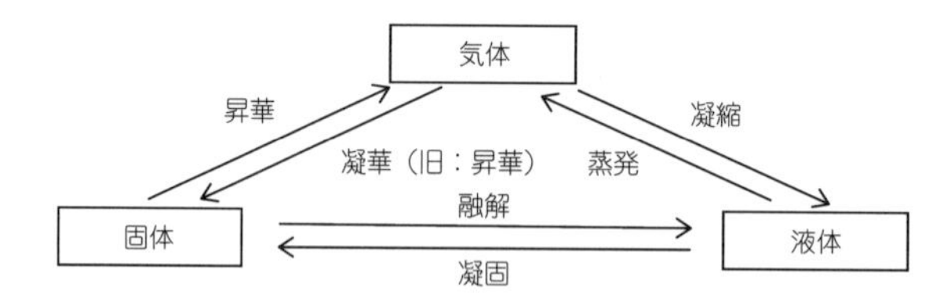

【38】3

〔解説〕Siはケイ素。ヒ素はAsである。

【39】4

〔解説〕ア&イ．アルコールとは、炭化水素の水素H原子をヒドロキシ基－OHで置換した化合物のことをいい、エタノールC_2H_5OHとグリセリン$C_3H_5(OH)_3$が該当する。

ウ．アセトンCH_3COCH_3は、カルボニル基「R^1-CO-R^2」に２つの炭化水素基が結合した化合物の「ケトン」である。

エ．ジエチルエーテル$C_2H_5OC_2H_5$は、「R^1-O-R^2」と酸素Ｏ原子に２つの炭化水素基が結合した形の化合物の「エーテル」である。

【40】２

〔解説〕イ＆ウ．ハロゲン元素の単体はいずれも酸化力（他の物質から電子を奪う力）が「強い」。酸化力は原子番号が小さいほど強くなる。

エ．融点や沸点は原子番号が大きいほど「高く」なる。

※以下、物質名の後や文章中に記載されている［　］は、物質を見分ける際に特徴となるキーワードを表す。

【41】Ａ…３　Ｂ…２　Ｃ…４　Ｄ…１

〔解説〕Ａ．アクロレイン$CH_2=CHCHO$［冷凍機用の探知剤］

Ｂ．ブロム水素酸HBr［臭化アルキルの製造］

Ｃ．フェンバレレート$C_{25}H_{22}ClNO_3$［野菜、果樹等のアブラムシ類等の駆除］

Ｄ．ジメチル硫酸（りゅう）$(CH_3)_2SO_4$［メチル化剤］

【42】Ａ…２　Ｂ…１　Ｃ…４　Ｄ…３

〔解説〕Ａ．酢酸エチル$CH_3COOC_2H_5$［無色透明の液体］［果実様の芳香］［蒸気は空気より重い］

Ｂ．塩化水素HCl［無色の刺激臭を有する気体］［湿った空気中で激しく発煙］

Ｃ．硝（しょう）酸銀$AgNO_3$［無色透明の結晶］［光によって分解して黒変］［強力な酸化剤］

Ｄ．過酸化ナトリウムNa_2O_2［一般には淡黄色の固体］［水分を吸うと自然発火］

【43】Ａ…３　Ｂ…２　Ｃ…４　Ｄ…１

〔解説〕Ａ．クロロホルム$CHCl_3$…燃焼法［火室へ噴霧］［できるだけ高温で焼却］

Ｂ．水酸化カリウムKOH…中和法［酸（希塩酸、希硫酸等）で中和］［多量の水で希釈］

Ｃ．エチレンオキシドC_2H_4O…活性汚泥法［活性汚泥で処理］

Ｄ．塩化亜鉛$ZnCl_2$…沈殿法［水酸化カルシウム（消石灰）等の水溶液を加えて処理］［沈殿ろ過して埋立処分］

【44】Ａ…３　Ｂ…４　Ｃ…２　Ｄ…１

〔解説〕Ａ．ピクリン酸アンモニウム$C_6H_2(ONH_4)(NO_2)_3$［十分に水分を含んだ状態を保つ］［用具及び容器は金属製のものを使用しない］

Ｂ．アクリルニトリル$CH_2=CHCN$［遠くからホース等で多量の水をかける］［高濃度の蒸気が発生しなくなるまで洗い流す］

C．硫酸亜鉛$ZnSO_4 \cdot 7H_2O$［水酸化カルシウム（消石灰）等の水溶液を用いて処理］

D．酸化バリウムBaO［希硫酸を用いて中和］

【45】A…1　B…3　C…2　D…4

〔解説〕A．ブロムメチル（臭化メチル）CH_3Br［圧縮冷却して液化］［圧縮容器］

B．水酸化ナトリウム$NaOH$［二酸化炭素と水を吸収する］［密栓］

C．四塩化炭素CCl_4［亜鉛又は錫メッキをした鋼鉄製容器］

D．二硫化炭素CS_2［少量ならば共栓ガラス瓶、多量ならば鋼製ドラム等を使用］［可燃性、発熱性、自然発火性のものから十分に引き離す］

【46】A…2　B…3　C…1　D…3　E…2

〔解説〕《性状》

A．フェノールC_6H_5OH［無色の針状結晶］［空気中で容易に酸化し赤変］

B．硫酸H_2SO_4［無色無臭の油状液体］［不燃性で強酸性］

選択肢1は［稜柱状結晶性粉末］［味もほとんどない］から、スルホナール$C_7H_{16}O_4S_2$が考えられる。

選択肢4は［空気に接すると刺激性白霧］［水を吸収する性質が強い］から、硝酸HNO_3が考えられる。

《識別方法》

C．フェノール［過クロール鉄液を加えると紫色］

D．硫酸［水で薄めると激しく発熱］［ショ糖、木片等を炭化して黒変］

E．硝酸［銅屑］［藍色を呈して溶ける］［赤褐色の蒸気］

選択肢4は［木炭］［メルカプタンの臭気］から、スルホナールが考えられる。

【47】A…2　B…3　C…3　D…4　E…1

〔解説〕《性状》

A．三硫化燐P_4S_3［斜方晶系針状晶の黄色の結晶］

B．ナトリウムNa［銀白色］［軟らかい固体］［空気中で容易に酸化］

選択肢1は［白色の透明で重い針状の結晶］から、塩化第二水銀$HgCl_2$が考えられる。

選択肢4は［純品は無色の油状体］［強い粘膜刺激臭］［熱には比較的に不安定］から、クロルピクリン$CCl_3(NO_2)$が考えられる。

《識別方法》

C．三硫化燐［容易に引火］［沸騰水により徐々に分解］

D．ナトリウム［白金線に試料をつけて溶融炎で熱す］［炎の色は黄色］

E．塩化第二水銀［水酸化カルシウム（消石灰）を加えると赤い沈殿］

選択肢2は［ジメチルアニリン及びブルシンを加えて溶解］［ブロムシアン溶液］［緑色ないし赤紫色］から、クロルピクリンが考えられる。

3 令和４年度（2022年） 九州地方

一般受験者数・合格率《参考》

都道府県名	受験者数（人）	合格者数（人）	合格率（%）
福岡県	396	213	53.8
佐賀県	96	32	33.3
長崎県	103	48	46.6
熊本県	123	51	41.5
大分県	109	52	47.7
宮崎県	212	61	28.8
鹿児島県	166	77	46.4
沖縄県	99	38	38.4

〔毒物及び劇物に関する法規〕

※ 法規に関する以下の設問中、毒物及び劇物取締法を「法律」、毒物及び劇物取締法施行令を「政令」、毒物及び劇物取締法施行規則を「省令」とそれぞれ略称する。

【１】以下の記述は、法律第１条の条文である。（ ）の中に入れるべき字句の正しい組み合わせを下から一つ選びなさい。

この法律は、毒物及び劇物について、（ア）から（イ）を行うことを目的とする。

	ア	イ
1．	公衆衛生上の見地	必要な規制
2．	公衆衛生上の見地	必要な取締
3．	保健衛生上の見地	必要な規制
4．	保健衛生上の見地	必要な取締

【２】毒物及び劇物に関する以下の記述のうち、正しいものの組み合わせを下から一つ選びなさい。

ア．食品添加物に該当するものは、法律別表第１に掲げられている物であっても、毒物から除外される。

イ．医薬部外品に該当するものは、法律別表第２に掲げられている物であっても、劇物から除外される。

ウ．特定毒物とは、毒物であって、法律別表第３に掲げるものをいう。

エ．クロロホルムを含有する製剤は、劇物に該当する。

1．ア、イ　　2．ア、エ　　3．イ、ウ　　4．ウ、エ

【3】以下の製剤のうち、劇物に該当するものを一つ選びなさい。

☐ 1．アンモニアを10％含有する製剤
2．塩化水素を10％含有する製剤
3．水酸化ナトリウムを10％含有する製剤
4．硫酸を10％含有する製剤

【4】政令第22条及び第23条の規定により、モノフルオール酢酸アミドを含有する製剤の用途及び着色の基準として、正しいものの組み合わせを一つ選びなさい。

	用途	着色の基準
☐ 1．	野ねずみの駆除	深紅色に着色されていること
2．	野ねずみの駆除	青色に着色されていること
3．	かんきつ類、りんご、なし、桃又はかきの害虫の防除	深紅色に着色されていること
4．	かんきつ類、りんご、なし、桃又はかきの害虫の防除	青色に着色されていること

【5】以下の記述は、法律第３条の３の条文である。（　）の中に入れるべき字句の正しい組み合わせを下から一つ選びなさい。

興奮、幻覚又は麻酔の作用を有する毒物又は劇物（これらを含有する物を含む。）であって政令で定めるものは、みだりに（ア）し、若しくは（イ）し、又はこれらの目的で所持してはならない。

	ア	イ
☐ 1．	販売	授与
2．	使用	譲渡
3．	摂取	吸入
4．	製造	輸出

【6】以下の物質のうち、法律第３条の３の規定により、興奮、幻覚又は麻酔の作用を有する毒物又は劇物であって政令で定められているものを一つ選びなさい。

☐ 1．キシレン　　2．四塩化炭素
3．トルエン　　4．メチルエチルケトン

【7】以下の物質のうち、法律第３条の４の規定により、引火性、発火性又は爆発性のある毒物又は劇物であって政令で定められているものを一つ選びなさい。

☐ 1．塩素　　2．硅弗化(けいふっ)ナトリウム
3．メタノール　　4．ピクリン酸

【8】毒物又は劇物の営業の登録に関する以下の記述のうち、誤っているものを一つ選びなさい。

☐ 1．毒物又は劇物の製造業の登録は、製造所ごとにその製造所の所在地の都道府県知事が行う。
2．毒物又は劇物の輸入業の登録は、営業所ごとに厚生労働大臣が行う。
3．毒物又は劇物の販売業の登録は、店舗ごとにその店舗の所在地の都道府県知事（その店舗の所在地が、地域保健法第５条第１項の政令で定める市又は特別区の区域にある場合においては、市長又は区長）が行う。
4．毒物又は劇物の販売業の登録は、６年ごとに、更新を受けなければ、その効力を失う。

【9】毒物又は劇物の製造所等の設備に関する以下の記述のうち、誤っているものを一つ選びなさい。

☐ 1．毒物又は劇物の製造所は、毒物又は劇物を含有する粉じん、蒸気又は廃水の処理に要する設備又は器具を備えていなければならない。
2．毒物又は劇物の製造所において、毒物又は劇物を貯蔵する場所が性質上かぎをかけることができないものであるときは、その周囲に、堅固なさくを設けなければならない。
3．毒物又は劇物の輸入業の営業所は、コンクリート、板張り又はこれに準ずる構造とする等その外に毒物又は劇物が飛散し、漏れ、しみ出若しくは流れ出、又は地下にしみ込むおそれのない構造としなければならない。
4．毒物又は劇物の販売業の店舗で毒物又は劇物を陳列する場所には、かぎをかける設備が必要である。

【10】毒物又は劇物の販売業に関する以下の記述のうち、正しいものの組み合わせを下から一つ選びなさい。

ア．一般販売業の登録を受けた者は、特定品目を販売することができない。

イ．販売可能として登録を受けた毒物又は劇物以外の毒物又は劇物を販売しようとするときは、あらかじめ、登録の変更を受けなければならない。

ウ．登録票の記載事項に変更を生じたときは、登録票の書換え交付を申請することができる。

エ．登録票を破り、汚し、又は失ったときは、登録票の再交付を申請することができる。

☐ 1．ア、イ　　2．ア、ウ
3．イ、エ　　4．ウ、エ

【11】以下の記述は、法律第8条第1項の条文である。（　）の中に入れるべき字句の正しい組み合わせを下から一つ選びなさい。

次の各号に掲げる者でなければ、前条の毒物劇物取扱責任者となることができない。

一　（ア）

二　厚生労働省令で定める学校で、（イ）に関する学課を修了した者

三　都道府県知事が行う毒物劇物取扱者試験に合格した者

	ア	イ
☐ 1．	医師	毒性学
2．	医師	応用化学
3．	薬剤師	毒性学
4．	薬剤師	応用化学

【12】毒物劇物取扱責任者に関する以下の記述のうち、正しいものの組み合わせを下から一つ選びなさい。

ア．毒物又は劇物の販売業者は、毒物又は劇物を直接に取り扱わない場合であっても、店舗ごとに専任の毒物劇物取扱責任者を置かなければならない。

イ．毒物劇物営業者が、毒物又は劇物の製造業、輸入業又は販売業のうち、２以上を併せて営む場合において、その製造所、営業所又は店舗が互いに隣接しているとき、毒物劇物取扱責任者は、これらの施設を通じて１人で足りる。

ウ．毒物劇物営業者は、毒物劇物取扱責任者を置いたときは、60日以内に、その毒物劇物取扱責任者の氏名を届け出なければならない。

エ．18歳未満の者は、毒物劇物取扱責任者となることはできない。

☐ １．ア、ウ　　２．ア、エ
　３．イ、ウ　　４．イ、エ

【13】登録又は許可の変更等に関する以下の記述の正誤について、正しい組み合わせを下から一つ選びなさい。

ア．毒物劇物営業者は、毒物又は劇物を貯蔵する施設の重要な部分を変更しようとするときは、あらかじめ、登録の変更を受けなければならない。

イ．毒物劇物営業者は、製造所、営業所又は店舗の名称を変更しようとするときは、あらかじめ、登録の変更を受けなければならない。

ウ．毒物劇物営業者が、当該製造所、営業所又は店舗における営業を廃止したときは、60日以内に、その旨を届け出なければならない。

エ．特定毒物研究者が、主たる研究所の所在地を変更しようとするときは、あらかじめ、許可を受けなければならない。

	ア	イ	ウ	エ
☐ １．	正	誤	正	誤
２．	誤	正	正	正
３．	誤	誤	誤	正
４．	誤	誤	誤	誤

【14】以下の記述は、法律第11条第4項の条文である。（　）の中に入れるべき字句の正しい組み合わせを下から一つ選びなさい。

毒物劇物営業者及び（ア）は、毒物又は厚生労働省令で定める劇物については、その容器として、（イ）として通常使用される物を使用してはならない。

	ア	イ
1．	特定毒物研究者	繰り返し使用できる容器
2．	特定毒物研究者	飲食物の容器
3．	特定毒物使用者	繰り返し使用できる容器
4．	特定毒物使用者	飲食物の容器

【15】毒物又は劇物の表示に関する以下の記述のうち、正しいものを一つ選びなさい。

1．毒物劇物営業者及び特定毒物研究者は、毒物の容器及び被包に、「医薬用外」の文字及び黒地に白色をもって「毒物」の文字を表示しなければならない。

2．毒物劇物営業者及び特定毒物研究者は、劇物の容器及び被包に、「医薬用外」の文字及び赤地に白色をもって「劇物」の文字を表示しなければならない。

3．毒物劇物営業者及び特定毒物研究者は、特定毒物の容器及び被包に、「医薬用外」の文字及び赤地に白色をもって「特定毒物」の文字を表示しなければならない。

4．毒物劇物営業者及び特定毒物研究者は、毒物又は劇物を貯蔵する場所に、「医薬用外」の文字及び毒物については「毒物」、劇物については「劇物」の文字を表示しなければならない。

【16】以下の記述は、法律第12条第２項の条文である。（　）の中に入れるべき字句の正しい組み合わせを下から一つ選びなさい。

毒物劇物営業者は、その容器及び被包に、左に掲げる事項を表示しなければ、毒物又は劇物を販売し、又は授与してはならない。

一　毒物又は劇物の名称

二　（ア）

三　厚生労働省令で定める毒物又は劇物については、それぞれ厚生労働省令で定めるその（イ）の名称

四　毒物又は劇物の取扱及び使用上特に必要と認めて、厚生労働省令で定める事項

	ア	イ
◿ 1．	製造業者又は輸入業者の氏名及び住所	中和剤
2．	製造業者又は輸入業者の氏名及び住所	解毒剤
3．	毒物又は劇物の成分及びその含量	中和剤
4．	毒物又は劇物の成分及びその含量	解毒剤

【17】以下の記述は、法律第13条に規定する特定の用途に供される毒物又は劇物の販売等に関するものである。（　）の中に入れるべき字句の正しい組み合わせを下から一つ選びなさい。

毒物劇物営業者は、燐（りん）化亜鉛を含有する製剤たる劇物については、あせにくい（ア）で着色したものでなければ、これを（イ）として販売し、又は授与してはならない。

	ア	イ
◿ 1．	赤色	農業用
2．	赤色	工業用
3．	黒色	農業用
4．	黒色	工業用

【18】毒物又は劇物の譲渡手続に関する以下の記述のうち、正しいものの組み合わせを下から一つ選びなさい。

ア．毒物又は劇物の譲渡手続に係る書面には、毒物又は劇物の名称及び数量、販売又は授与の年月日、譲受人の氏名、職業及び住所（法人にあっては、その名称及び主たる事務所の所在地）を記載しなければならない。

イ．毒物劇物営業者は、譲受人から毒物又は劇物の譲渡手続に係る書面の提出を受けなければ、毒物又は劇物を毒物劇物営業者以外の者に販売し、又は授与してはならない。

ウ．毒物劇物営業者が、毒物又は劇物を毒物劇物営業者以外の者に販売し、又は授与する場合、毒物又は劇物の譲渡手続に係る書面には、譲受人の押印は不要である。

エ．毒物劇物営業者は、毒物又は劇物の譲渡手続に係る書面を、販売又は授与の日から３年間、保存しなければならない。

☐ 1．ア、イ　　2．ア、エ
3．イ、ウ　　4．ウ、エ

【19】毒物又は劇物の交付の制限等に関する以下の記述の正誤について、正しい組み合わせを下から一つ選びなさい。

ア．毒物劇物営業者は、毒物及び劇物を17歳の者に交付することができる。

イ．毒物劇物営業者は、毒物及び劇物をあへんの中毒者に交付することができる。

ウ．毒物劇物営業者は、ナトリウムを交付する場合、その交付を受ける者の氏名及び住所を確認した後でなければ、交付してはならない。

エ．毒物劇物営業者は、ナトリウムを交付した場合、帳簿に交付した劇物の名称、交付の年月日、交付を受けた者の氏名及び住所を記載しなければならない。

	ア	イ	ウ	エ
☐ 1．	正	正	正	誤
2．	正	誤	誤	正
3．	誤	誤	正	正
4．	誤	誤	誤	誤

【20】以下の記述のうち、車両を使用して1回につき、5,000kgの発煙硫酸を運搬する場合における運搬方法について、正しいものの組み合わせを下から一つ選びなさい。［改］

ア．1人の運転者による連続運転時間（1回がおおむね連続10分以上で、かつ、合計が30分以上の運転の中断をすることなく連続して運転する時間をいう。）が、4時間（高速道路等のサービスエリア又はパーキングエリア等に駐車又は停車できないため、やむを得ず1人の運転者による連続運転時間が4時間を超える場合は4時間30分）を超える場合は、車両1台について、運転者のほか交替して運転する者を同乗させなければならない。

イ．1人の運転者による運転時間が、2日（始業時刻から起算して48時間をいう。）を平均し1日当たり8時間の場合は、車両1台について、運転者のほか交替して運転する者を同乗させなければならない。

ウ．車両には、0.3m平方の板に地を黒色、文字を白色として「毒」と表示した標識を、車両の側面の見やすい箇所に掲げなければならない。

エ．車両には、運搬する毒物又は劇物の名称、成分及びその含量並びに事故の際に講じなければならない応急の措置の内容を記載した書面を備えなければならない。

☐ 1．ア、イ　　2．ア、エ
3．イ、ウ　　4．ウ、エ

【21】政令第40条の6に規定する荷送人の通知義務に関する以下の記述について、（　）に入れるべき字句を下から一つ選びなさい。

毒物又は劇物を車両を使用して、又は鉄道によって運搬する場合で、当該運搬を他に委託するときは、その荷送人は、運送人に対し、あらかじめ、当該毒物又は劇物の名称、成分及びその含量並びに数量並びに事故の際に講じなければならない応急の措置の内容を記載した書面を交付しなければならない。ただし、1回の運搬につき（　）以下の毒物又は劇物を運搬する場合は、この限りでない。

☐ 1．1,000kg　　2．2,000kg
3．3,000kg　　4．5,000kg

【22】以下の記述は、法律第17条第２項の条文である。（　）の中に入れるべき字句を下から一つ選びなさい。

毒物劇物営業者及び特定毒物研究者は、その取扱いに係る毒物又は劇物が盗難にあい、又は紛失したときは、直ちに、その旨を（　）に届け出なければならない。

□ 1．市町村　　2．保健所
3．警察署　　4．消防機関

【23】以下の記述は、法律第18条第１項の条文である。（　）の中に入れるべき字句の正しい組み合わせを下から一つ選びなさい。

都道府県知事は、保健衛生上必要があると認めるときは、毒物劇物営業者若しくは特定毒物研究者から必要な報告を徴し、又は薬事監視員のうちからあらかじめ指定する者に、これらの者の製造所、営業所、店舗、研究所その他業務上毒物若しくは劇物を取り扱う場所に立ち入り、帳簿その他の物件を（ア）させ、関係者に質問させ、若しくは試験のため必要な最小限度の分量に限り、毒物、劇物、第11条第２項の政令で定める物若しくはその疑いのある物を（イ）させることができる。

	ア	イ
□ 1．	検査	収去
2．	検査	押収
3．	捜査	収去
4．	捜査	押収

【24】以下のうち、法律第22条第１項の規定により、業務上取扱者の届出を要する事業として、定められていないものを一つ選びなさい。

□ 1．無機シアン化合物たる毒物を用いて、電気めっきを行う事業
2．シアン化ナトリウムを用いて、金属熱処理を行う事業
3．内容積が1,000Lの容器を大型自動車に積載して、ふっ化アンモニウムを運搬する事業
4．砒（ひ）素化合物たる毒物を用いて、しろありの防除を行う事業

【25】法律第22条第５項に規定する届出を要しない業務上取扱者に関する以下の記述の正誤について、正しい組み合わせを下から一つ選びなさい。

ア．法律第11条第１項に規定する毒物又は劇物の盗難又は紛失の防止措置が適用される。

イ．法律第12条第３項に規定する毒物又は劇物を貯蔵する場所への表示が適用される。

ウ．法律第17条に規定する事故の際の措置が適用される。

エ．法律第18条に規定する立入検査等が適用される。

	ア	イ	ウ	エ
☐ 1．	正	正	正	正
2．	正	誤	正	誤
3．	誤	正	誤	誤
4．	誤	誤	誤	正

〔基礎化学〕

【26】物質の種類に関する以下の記述の正誤について、正しい組み合わせを下から一つ選びなさい。

ア．ダイヤモンドは、単体である。

イ．石油は、混合物である。

ウ．エタノールは、化合物である。

エ．ベンジンは、化合物である。

	ア	イ	ウ	エ
☐ 1．	正	正	正	誤
2．	正	正	誤	正
3．	正	誤	正	誤
4．	誤	誤	正	正

【27】物質の状態変化を表す以下の用語のうち、気体が液体になる変化を表す名称として正しいものを一つ選びなさい。

☐ 1．蒸発　　2．融解
3．凝縮　　4．昇華

【28】酸・塩基の強弱に関する以下の組み合わせについて、正しいものを一つ選びなさい。

☐ 1．塩酸 ……………… 弱酸
2．臭化水素 ………… 強塩基
3．ヨウ化水素 ……… 強塩基
4．フッ化水素 ……… 弱酸

【29】以下の物質のうち、一般的に酸化剤として働くものを一つ選びなさい。

☐ 1．硝酸　　　　2．硫化水素
3．シュウ酸　　4．亜硫酸ナトリウム

【30】化学結合に関する以下の組み合わせについて、正しいものを一つ選びなさい。

☐ 1．アルミニウム …………… イオン結合
2．ナフタレン ……………… 共有結合
3．水酸化ナトリウム ……… 共有結合
4．塩化ナトリウム ………… 金属結合

【31】以下のうち、0.1mol/L酢酸水溶液のpH（水素イオン指数）として最も適当なものを一つ選びなさい。ただし、この濃度の酢酸の電離度は0.01とする。

☐ 1．pH 1　　2．pH 3
3．pH 5　　4．pH 7

【32】以下の単体の金属の原子のうち、イオン化傾向の大きい順に並べたものとして、正しいものを一つ選びなさい。

☐ 1．K ＞ Fe ＞ Au
2．K ＞ Au ＞ Fe
3．Au ＞ K ＞ Fe
4．Au ＞ Fe ＞ K

【33】以下のうち、0.2mol/L硫酸10mLを中和するのに必要な0.1mol/L水酸化ナトリウム水溶液の量として、正しいものを一つ選びなさい。

☐ 1．10mL　　2．20mL
3．30mL　　4．40mL

【34】以下のうち、質量パーセント濃度20％塩化ナトリウム水溶液120gをつくるのに、必要な塩化ナトリウムの量として適当なものを一つ選びなさい。

☐ 1．20g　　2．22g
3．24g　　4．26g

【35】以下の化学反応式について、（　）の中に入れるべき係数の正しい組み合わせを下から一つ選びなさい。

$3Cu$ ＋（ア）HNO_3 ⟶（イ）$Cu(NO_3)_2$ ＋（ウ）H_2O ＋（エ）NO

	ア	イ	ウ	エ
☐ 1．	6	4	4	2
2．	8	3	4	2
3．	8	3	2	4
4．	6	4	2	4

【36】気体の溶解度に関する以下の記述について、（　）の中に入れるべき字句を下から一つ選びなさい。

気体の水への溶解度は、温度が高くなると小さくなる。温度が一定の場合は、一定量の溶媒に溶ける気体の質量（又は物質量）は圧力に比例する。これを（　）の法則という。

☐ 1．ルシャトリエ　　2．ヘンリー
3．定比例　　4．ヘス

【37】以下のうち、100ppmを％に換算した場合の値として、正しいものを一つ選びなさい。

☐ 1．0.0001％　　2．0.001％
3．0.01％　　4．0.1％

【38】官能基とその名称に関する以下の組み合わせについて、誤っているものを一つ選びなさい。

	官能基	名称
☐ 1．	$-COOH$	カルボキシ基
2．	$-CHO$	ビニル基
3．	$-NH_2$	アミノ基
4．	$-SO_3H$	スルホ基

【39】以下の有機化合物のうち、フェノール類であるものの組み合わせを下から一つ選びなさい。

ア．アニリン
イ．サリチル酸
ウ．安息香酸
エ．ピクリン酸

☐ 1．ア、イ　　2．ア、ウ
3．イ、エ　　4．ウ、エ

【40】以下の電池のうち、二次電池であるものを一つ選びなさい。

☐ 1．マンガン乾電池
2．アルカリマンガン乾電池
3．鉛蓄電池
4．ダニエル電池

〔実地（性質・貯蔵・取扱い方法等）〕

【41】以下の物質の用途として、最も適当なものを下から一つ選びなさい。

☐ A．サリノマイシンナトリウム
☐ B．ジメチルアミン
☐ C．パラフェニレンジアミン
☐ D．メチルメルカプタン

1．界面活性剤原料
2．飼料添加物（抗コクシジウム剤）
3．染料製造、毛皮の染色
4．殺虫剤、香料、付臭剤

【42】以下の物質の性状として、最も適当なものを下から一つ選びなさい。

☐ A．沃素（よう素）
☐ B．亜硝酸ナトリウム
☐ C．ジメチル－２・２－ジクロルビニルホスフェイト（別名：DDVP、ジクロルボス）
☐ D．ヒドラジン

1．白色又は微黄色の結晶性粉末、粒状又は棒状。水に溶けやすい。潮解性がある。
2．無色の油状の液体で、空気中で発煙する。強い還元剤である。
3．刺激性で、微臭のある比較的揮発性の無色油状の液体。水に溶けにくい。
4．黒灰色、金属様の光沢のある稜板状結晶。水には黄褐色を呈してごくわずかに溶ける。

【43】以下の物質の廃棄方法として、最も適当なものを下から一つ選びなさい。

☐ A．ニッケルカルボニル
☐ B．シアン化ナトリウム
☐ C．水銀
☐ D．エチレンオキシド

1．水酸化ナトリウム水溶液を加えてアルカリ性（pH11以上）とし、酸化剤の水溶液を加えて酸化分解する。分解したのち硫酸を加え中和し、多量の水で希釈して処理する。
2．そのまま再利用するため蒸留する。
3．多量のベンゼンに溶解し、スクラバーを備えた焼却炉の火室へ噴霧し、焼却する。
4．多量の水に少量ずつ気体を吹き込み溶解し希釈した後、少量の硫酸を加え、アルカリ水で中和し活性汚泥で処理する。

【44】以下の物質の漏えい時の措置として、最も適当なものを下から一つ選びなさい。

□ A．過酸化ナトリウム
□ B．アクロレイン
□ C．硫酸
□ D．砒(ひ)素

1．飛散したものは空容器にできるだけ回収し、そのあとを硫酸鉄（Ⅲ）等の水溶液を散布し、水酸化カルシウム（消石灰）、炭酸ナトリウム（ソーダ灰）等の水溶液を用いて処理した後、多量の水で洗い流す。
2．多量の場合、漏えいした液は土砂等でその流れを止め、安全な場所に穴を掘るなどしてためる。これに亜硫酸水素ナトリウム水溶液（約10％）を加え、時々撹拌して反応させた後、多量の水で十分に希釈して洗い流す。この際、蒸発したものが大気中に拡散しないよう霧状の水をかけて吸収させる。
3．多量の場合、漏えいした液は土砂等でその流れを止め、これに吸着させるか、又は安全な場所に導いて、遠くから徐々に注水してある程度希釈した後、水酸化カルシウム（消石灰）、炭酸ナトリウム（ソーダ灰）等で中和し、多量の水で洗い流す。
4．飛散したものは、空容器にできるだけ回収する。回収したものは、発火のおそれがあるので速やかに多量の水に溶かして処理する。回収したあとは、多量の水で洗い流す。

令和4年度　九州

【45】以下の物質の貯蔵方法として、最も適当なものを下から一つ選びなさい。

□ A．二硫化炭素
□ B．弗(ふっ)化水素酸
□ C．臭素
□ D．クロロホルム

1．銅、鉄、コンクリート又は木製のタンクにゴム、鉛、ポリ塩化ビニルあるいはポリエチレンのライニングを施したものを用いて貯蔵する。
2．少量ならば共栓ガラス瓶、多量ならばカーボイ（硬質容器）、陶製壺などを使用し、冷所に、濃塩酸、アンモニア水、アンモニアガスなどと引き離して貯蔵する。
3．少量ならば共栓ガラス瓶、多量ならば鋼製ドラムなどを使用し、可燃性、発熱性、自然発火性のものから十分に引き離し、直射日光を受けない冷所で貯蔵する。開封したものは、蒸留水を混ぜておくと安全である。
4．冷暗所に貯蔵する。純品は空気と日光によって変質するので、分解を防止するため少量のアルコールを加えて貯蔵する。

【46】以下の物質について、A～Eに該当する性状、識別方法として、それぞれ最も適当なものを下から一つ選びなさい。

物質名	性状	識別方法
☐ 硝酸銀	(A)	(C)
☐ アニリン	(B)	(D)
☐ メチルスルホナール		(E)

〔性状〕

1．無色又は微黄色の吸湿性の液体。強い苦扁桃様の香気を有し、光線を屈折させる。
2．無色の針状結晶あるいは白色の放射状結晶塊。空気中で容易に赤変する。
3．無色又は褐色の油状の液体。特有の臭気があり、空気に触れると赤褐色になる。
4．無色透明の結晶。光によって分解して黒変する。

〔識別方法〕

1．水に溶かして塩酸を加えると、白色の沈殿を生成する。その液に硫酸と銅粉を加えて熱すると、赤褐色の蒸気を発生する。
2．木炭とともに熱すると、メルカプタンの臭気を放つ。
3．水溶液にさらし粉を加えると、紫色を呈する。
4．水溶液に過クロール鉄液を加えると紫色を呈する。

【47】以下の物質について、A～Eに該当する性状、識別方法として、それぞれ最も適当なものを下から一つ選びなさい。

物質名	性状	識別方法
☐ 硝酸	(A)	(C)
☐ 三硫化燐(りん)	(B)	(D)
☐ カリウム		(E)

〔性状〕

1．水分を含まないものは、無色の液体で、特有の臭気を有する。
2．白色の粉末。加熱、衝撃、摩擦により爆発的に分解する。
3．黄色又は淡黄色の斜方晶系針状晶の結晶、あるいは結晶性の粉末。
4．金属光沢をもつ銀白色の軟らかい固体。

〔識別方法〕

1．白金線に試料をつけて溶融炎で熱し、炎の色を見ると青紫色となる。
2．火炎に接すると容易に引火し、沸騰水により徐々に分解してガスが発生する。
3．銅屑を加えて熱すると、藍色を呈して溶け、その際赤褐色の蒸気を発生する。
4．濃塩酸を潤したガラス棒を近づけると、白い霧を生じる。

▶▶正解＆解説 ……………………………………………………………………………

【1】4

〔解説〕取締法第１条（取締法の目的）。

> この法律は、毒物及び劇物について、（ア：保健衛生上の見地）から（イ：必要な取締）を行うことを目的とする。

【2】3

〔解説〕ア．食品添加物に関する規定はない。

イ＆ウ．取締法第２条（定義）第２項、第３項。

エ．クロロホルム単体では劇物に該当するが、含有する製剤は規定されていない。取締法　別表第２。

【3】3

〔解説〕指定令第２条（劇物）。水酸化ナトリウムは含有量が５％以下の場合、劇物から除外される。従って、10％含有する製剤は劇物である。

１～２＆４．アンモニア、塩化水素、硫(りゅう)酸はいずれも含有量が10％以下の場合、劇物から除外される。従って、10％を含有する製剤は劇物から除外となる。

【4】4

〔解説〕施行令第22条（モノフルオール酢酸アミドを含有する製剤）第２号、第23条第１号。なお、野ねずみの駆除に使用する製剤は、モノフルオール酢酸の塩類を含有する製剤（深紅色）である。

【5】3

〔解説〕取締法第３条の３（シンナー乱用の禁止）。

> 興奮、幻覚又は麻酔の作用を有する毒物又は劇物（これらを含有する物を含む。）であって政令で定めるものは、みだりに（ア：摂取）し、若しくは（イ：吸入）し、又はこれらの目的で所持してはならない。

【6】3

〔解説〕取締法第３条の３（シンナー乱用の禁止）、施行令第32条の２（興奮、幻覚又は麻酔の作用を有する物）。トルエンのほか、酢酸エチル又はトルエン又はメタノールを含有するシンナー等が定められている。

【7】4

〔解説〕取締法第３条の４（爆発性がある毒物劇物の所持禁止）、施行令第32条の３（発火性又は爆発性のある劇物）。ピクリン酸のほか、亜塩素酸ナトリウム及びこれを含有する製剤（亜塩素酸ナトリウム30％以上含有するものに限る）、塩素酸塩類及びこれを含有する製剤（塩素酸塩類35％以上を含有するものに限る）、ナトリウムが定められている。

【8】2

〔解説〕「厚生労働大臣」⇒「都道府県知事」。取締法第４条（営業の登録）第１項。

１＆３～４．取締法第４条（営業の登録）第１項～第３項。

【9】3

〔解説〕選択肢の記述は製造所の設備の基準であり、輸入業の営業所には適用されない。施行規則第４条の４（製造所等の設備）第１項第１号イ、第２項。

１．施行規則第４条の４（製造所等の設備）第１項第１号ロ。

２．施行規則第４条の４（製造所等の設備）第１項第２号ホ。

４．施行規則第４条の４（製造所等の設備）第１項第３号。

【10】4

〔解説〕ア．販売業は登録の種類により販売できる品目が定められているが、一般販売業の登録を受けた者は販売品目の制限が定められていないため、特定品目を含む全ての毒物劇物を販売できる。取締法第４条の２（販売業の登録の種類）第１号、取締法第４条の３（販売品目の制限）第１項、第２項。

イ．取締法第６条（登録事項）では、販売業における毒物又は劇物の品目の登録についての定めはない。販売業は登録の種類により販売できる品目が定められているため、選択肢の記述は誤り。取締法第４条の２（販売業の登録の種類）第１号、取締法第４条の３（販売品目の制限）第１項、第２項。

ウ．施行令第35条（登録票又は許可証の書換え交付）第１項。

エ．施行令第36条（登録票又は許可証の再交付）第１項。

【11】4

〔解説〕取締法第８条（毒物劇物取扱責任者の資格）第１項第１～３号。

> 一　（ア：薬剤師）
> 二　厚生労働省令で定める学校で、（イ：応用化学）に関する学課を修了した者
> 三　（略）

【12】4

〔解説〕ア．毒物又は劇物を直接に取り扱わない店舗には、専任の毒物劇物取扱責任者を置く必要がない。取締法第７条（毒物劇物取扱責任者）第１項。

イ．取締法第７条（毒物劇物取扱責任者）第２項。

ウ．「60日以内」⇒「30日以内」。取締法第７条（毒物劇物取扱責任者）第３項。

エ．取締法第８条（毒物劇物取扱責任者の資格）第２項第１号。

【13】4

〔解説〕ア＆ウ．毒物劇物営業者は、設備の重要な部分を変更しようとするときや、営業を廃止したときは、30日以内に変更の旨を都道府県知事に届け出なければならない。取締法第10条（届出）第１項第２号、第４号。

イ．毒物劇物営業者は、製造所、営業所又は店舗の名称を変更しようとするときは、30日以内に変更の旨を都道府県知事に届け出なければならない。取締法第10条（届出）第１項第３号、施行規則第10条の２（営業者の届出事項）第１号。

エ．特定毒物研究者が、主たる研究所の所在地を変更しようとするときは、30日以内に変更の旨を都道府県知事に届け出なければならない。取締法第10条（届出）第２項第２号、施行規則第10条の３（特定毒物研究者の届出事項）第１号。

【14】2

〔解説〕取締法第11条（毒物又は劇物の取扱い）第４項。

> 毒物劇物営業者及び（ア：特定毒物研究者）は、毒物又は厚生労働省令で定める劇物については、その容器として、（イ：飲食物の容器）として通常使用される物を使用してはならない。

【15】4

〔解説〕取締法第12条（毒物又は劇物の表示）第３項。

１＆２．毒物・劇物の容器及び被包には「医薬用外」の文字、及び毒物については赤地に白色をもって「毒物」の文字、劇物については白地に赤色をもって「劇物」の文字を表示しなければならない。取締法第12条（毒物又は劇物の表示）第１項。

３．特定毒物の表示は毒物に準じるため、「医薬用外」の文字及び赤地に白色をもって「毒物」の文字を表示しなければならない。

【16】4

〔解説〕取締法第12条（毒物又は劇物の表示）第２項第１～４号。

> 一　毒物又は劇物の名称
> 二　（ア：毒物又は劇物の成分及びその含量）
> 三　厚生労働省令で定める毒物又は劇物については、それぞれ厚生労働省令で定めるその（イ：解毒剤）の名称
> 四　（略）

【17】3

〔解説〕取締法第13条（農業用の劇物）、施行令第39条（着色すべき農業用劇物）第２号、施行規則第12条（農業用劇物の着色方法）。

> 毒物劇物営業者は、燐（りん）化亜鉛を含有する製剤たる劇物については、あせにくい（ア：黒色）で着色したものでなければ、これを（イ：農業用）として販売し、又は授与してはならない。

【18】1

〔解説〕ア．取締法第14条（毒物又は劇物の譲渡手続）第１項第１～３号。

イ．取締法第14条（毒物又は劇物の譲渡手続）第２項。

ウ．譲受書には必ず譲受人の押印が必要。取締法第14条（毒物又は劇物の譲渡手続）第２項、施行規則第12条の２（毒物又は劇物の譲渡手続に係る書面）。

エ．「３年間」⇒「５年間」。取締法第14条（毒物又は劇物の譲渡手続）第４項。

【19】3

〔解説〕ア＆イ．18歳未満の者、麻薬、大麻、あへん又は覚せい剤の中毒者には毒物又は劇物を交付できない。取締法第15条（毒物又は劇物の交付の制限等）第１項第１号、第３号。

ウ．取締法第15条（毒物又は劇物の交付の制限等）第２項、施行令第32条の３（発火性又は爆発性のある劇物）。

エ．取締法第15条（毒物又は劇物の交付の制限等）第３項、施行規則第12条の３（確認に関する帳簿）第１～３号。

【20】2

〔解説〕ア．施行令第40条の５（運搬方法）第２項第１号、施行規則第13条の４（交替して運転する者の同乗）第１号。

> 施行規則第13条の４第１号は、法改正により令和６年４月１日から「運転者１名による連続運転時間が４時間を超える場合」という記述から、「運転者１名による連続運転時間が４時間（高速道路等のSA又はPA等に駐車又は停車できないため、やむを得ず１人の運転者による連続運転時間が４時間を超える場合は４時間30分）を超える場合」という記述へ変更されるため、注意が必要。

イ．「８時間」⇒「９時間」。施行令第40条の５（運搬方法）第２項第１号、施行規則第13条の４（交替して運転する者の同乗）第２号。

> 施行規則第13条の４第２号は、法改正により令和６年４月１日から、「運転者１名による運転時間が１日当たり９時間を超える場合」という記述から、「運転者１名による運転時間が２日（始業時刻から起算して48時間）を平均し１日当たり９時間を超える場合」という記述へ変更されるため、注意が必要。

ウ．「車両の側面」⇒「車両の前後」。施行令第40条の５（運搬方法）第２項第２号、施行規則第13条の５（毒物又は劇物を運搬する車両に掲げる標識）。

エ．施行令第40条の５（運搬方法）第２項第４号。

【21】 1

〔解説〕施行令第40条の6（荷送人の通知義務）第1項、施行規則第13条の7（荷送人の通知義務を要しない毒物又は劇物の数量）。

> （略）ただし、1回の運搬につき（1,000kg）以下の毒物又は劇物を運搬する場合は、この限りでない。

【22】 3

〔解説〕取締法第17条（事故の際の措置）第2項。

> 毒物劇物営業者及び特定毒物研究者は、その取扱いに係る毒物又は劇物が盗難にあい、又は紛失したときは、直ちに、その旨を（警察署）に届け出なければならない。

【23】 1

〔解説〕取締法第18条（立入検査等）第1項。

> （略）帳簿その他の物件を（ア：検査）させ、関係者に質問させ、若しくは試験のため必要な最小限度の分量に限り、毒物、劇物、第11条第2項の政令で定める物若しくはその疑いのある物を（イ：収去）させることができる。

【24】 3

〔解説〕ふっ化アンモニウムは、施行令 別表第2に掲げる物に含まれないため、業務上取扱者の届出を要する事業に該当しない。施行令第41条（業務上取扱者の届出）第3号、第42条第2号。

1～2＆4．取締法第22条（業務上取扱者の届出等）第1項、施行令第41条、第42条（業務上取扱者の届出）各号。

【25】 1

〔解説〕取締法第22条（業務上取扱者の届出等）第5項。届出を要しない業務上取扱者（非届出業務上取扱者）は、主に次の者が該当する。①原料に毒物劇物を使用する化学工場の法人、②食品製造過程で毒物劇物を使用する食品製造の法人、③毒物劇物である農薬を使用する農家、④研究・教育の目的で毒物劇物である試薬を使用する研究・教育機関。いずれも、取締法第11条（毒物又は劇物の取扱い）、第12条（毒物又は劇物の表示）第1項及び第3項、第17条（事故の際の措置）、第18条（立入検査等）の規定を準用する。

【26】 1

〔解説〕ア．単体…ただ1種類の元素からなる純物質のことをいう。ダイヤモンドは炭素Cからなる単体である。

イ．混合物…2種類以上の物質が混ざり合ったものをいう。石油のほか、空気や海水も混合物である。

ウ．化合物…2種類以上の元素からなる純物質をいう。

エ．「化合物」⇒「混合物」。

【27】3

〔解説〕物質の状態変化は次のとおり。

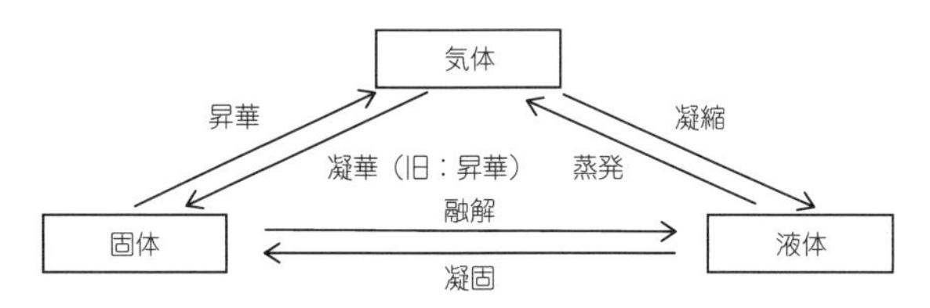

【28】4

〔解説〕フッ化水素HF…フッ素Fが強い極性をもち、水素Hをひきつけて水素結合をするため、分子が電離しにくく、電離度が1より小さい弱酸である。

1～3．塩酸HCl、臭化水素（ブロム水素）HBr、ヨウ化水素HI…いずれも水溶液にすると分子がほぼ全て電離する、電離度が1の「強酸」である。

【29】1

〔解説〕硝(しょう)酸HNO_3は強い酸化剤としてはたらく。

2～4．硫(りゅう)化水素H_2S、シュウ酸$(COOH)_2$、亜硫酸ナトリウム$NaHSO_3$…いずれも還元剤としてはたらく。

【30】2

〔解説〕ナフタレン$C_{10}H_8$…非金属元素どうしである炭素Cと水素Hからなるため、共有結合で結びついている。

1．アルミニウムAl…金属元素のみからなる「金属結合」で結びついている。

3．水酸化ナトリウムNaOH…ナトリウムイオンNa^+と水酸化物イオンOH^-が「イオン結合」で結びついている。

4．塩化ナトリウムNaCl…ナトリウムイオンNa^+と塩化物イオンCl^-が「イオン結合」で結びついている。

【31】2

〔解説〕酢酸CH_3COOHは1価の酸である。電離度は0.01であるため、酢酸中の水素イオン濃度［H^+］は次のとおり。

$1 \times 0.1\text{mol/L} \times 0.01 = 0.001\text{mol/L} = 1.0 \times 10^{-3}\text{mol/L}$

乗数の数がpHの値をあらわすため、pH3となる。

【32】1

〔解説〕金属の単体が水溶液中で電子を失い、陽イオンになろうとする性質のことをイオン化傾向という。イオン化傾向の大きな金属ほど、酸化されやすく反応性が大きい。設問の場合、イオン化傾向の大きい順に並べると、K（カリウム）＞ Fe（鉄）＞ Au（金）となる。
イオン化傾向が極めて大きく、常温でも水と激しく反応する［リチウムLi］［カリウムK］と、イオン化傾向が極めて小さく、化学的に安定した［白金Pt］［金Au］は覚えておく必要がある。

【33】4

〔解説〕中和反応式：$H_2SO_4 + 2NaOH \longrightarrow Na_2SO_4 + 2H_2O$
硫酸は２価の酸、水酸化ナトリウムは１価の塩基であり、求める量を x mLとすると、次の等式が成り立つ。
２×0.2mol/L×（10mL／1000mL）＝１×0.1mol/L×（ x mL／1000mL）
両辺に1000をかける。　0.4mol/L×10mL ＝0.1mol/L× x mL

$$0.1x = 4$$
$$x = 40\ (\text{mL})$$

【34】3

〔解説〕求める塩化ナトリウム（溶質）を x gとすると、次の等式が成り立つ。

$$\text{質量パーセント濃度（\%）} = \frac{\text{溶質の質量（g）}}{\text{溶液の質量（g）}} \times 100$$

$$20\% = \frac{x\ \text{g}}{120\text{g}} \times 100$$

$$x = 24\ (\text{g})$$

【35】2

〔解説〕はじめにCu原子の数に着目すると、左辺は３個であるため、右辺の（イ）は「３」となる。（イ）が３個の選択肢２と選択肢３より、（ア）は「８」となる。すると左辺のH原子とN原子が８個、O原子が24個になるため、右辺の（ウ）は「４」、（エ）は「２」となる。従って、選択肢２が該当する。
$3Cu$＋（ア：8）$HNO_3 \longrightarrow$（イ：3）$Cu(NO_3)_2$ ＋（ウ：4）H_2O＋（エ：2）NO

	左辺		右辺		
	$3Cu$	$8HNO_3$	$3Cu(NO_3)_2$	$4H_2O$	$2NO$
Cu	3	-	3	-	-
H	-	8	-	8	-
N	-	8	6	-	2
O	-	24	18	4	2

【36】2

〔解説〕気体の水への溶解度は、温度が高くなると小さくなる。温度が一定の場合は、一定量の溶媒に溶ける気体の質量（又は物質量）は圧力に比例する。これを（ヘンリー）の法則という。

1．ルシャトリエの法則…化学平衡に変化を与えるとその変化を打ち消す方向に平衡が移動する。

3．定比例の法則（一定組成の法則）…同じ化合物を構成する成分元素の質量の比は常に一定である。

4．ヘスの法則…反応熱の大きさは、反応のはじめの状態と終わりの状態だけで決まり、反応の経路には関係しない。

【37】3

〔解説〕ppmは、「parts per million」の頭文字をとったもので、100万分の1を表す。
$1\,\mathrm{ppm} = 1.0 \times 10^{-6}$。また、1％は$1.0 \times 10^{-2}$となる。
従って、$1\,\mathrm{ppm} = 1\% \times 10^{-4} = 0.0001\%$となり、100ppmは$0.0001\% \times 100 = 0.01\%$となる。

【38】2

〔解説〕－CHOは「アルデヒド基」である。ビニル基は「$H_2C=CH-$」である。

【39】3

〔解説〕フェノール類とはベンゼン環にヒドロキシ基「－OH」が直接結合した化合物をいう。

ア．アニリン$C_6H_5NH_2$は芳香族アミン。アンモニアNH_3の水素原子を芳香族炭化水素基で置き換えた化合物。

イ．サリチル酸$C_6H_4(OH)COOH$はフェノール類と芳香族カルボン酸の性質をともにもつ。

ウ．安息香酸C_6H_5COOHは芳香族カルボン酸。ベンゼン環の炭素原子にカルボキシ基「－COOH」が直接結合した化合物。

エ．ピクリン酸$C_6H_2(OH)(NO_2)_3$はフェノール類。フェノールをニトロ化することででき、2，4，6－トリニトロフェノールともいう。

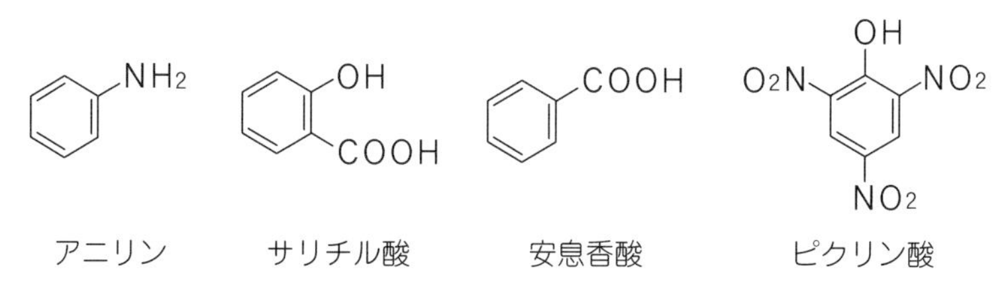

令和4年度　九州

【40】3

〔解説〕二次電池は起電力を回復することで繰り返し使用できる電池をいい、鉛蓄電池は代表的な二次電池である。

1～2＆4．いずれも放電を続けることにより、起電力が低下し元に戻らない一次電池である。

※以下、物質名の後や文章中に記載されている［　］は、物質を見分ける際に特徴となるキーワードを表す。

【41】A…2　B…1　C…3　D…4

〔解説〕A．サリノマイシンナトリウム$C_{42}H_{69}O_{11}Na$［飼料添加物（抗コクシジウム剤）］

B．ジメチルアミン$(CH_3)_2NH$［界面活性剤原料］

C．パラフェニレンジアミン$C_6H_4(NH_2)_2$［染料製造］［毛皮の染色］

D．メチルメルカプタンCH_3SH［殺虫剤］［香料］［付臭剤］

【42】A…4　B…1　C…3　D…2

〔解説〕A．沃(よう)素I_2［黒灰色］［金属様の光沢のある稜板状結晶］

B．亜硝(しょう)酸ナトリウム$NaNO_2$［白色又は微黄色の結晶性粉末］［潮解性］

C．DDVP　$C_4H_7Cl_2O_4P$［刺激性の微臭］［無色の油状の液体］［水に溶けにくい］

D．ヒドラジンH_4N_2［無色の油状の液体］［強い還元剤］

【43】A…3　B…1　C…2　D…4

〔解説〕A．ニッケルカルボニル$Ni(CO)_4$…燃焼法［ベンゼンに溶解］［火室へ噴霧し焼却］

B．シアン化ナトリウム$NaCN$…酸化法［水酸化ナトリウム水溶液を加えてアルカリ性（pH11以上）］［酸化剤の水溶液を加えて酸化分解］

C．水銀Hg…回収法［そのまま再利用］

D．エチレンオキシドC_2H_4O…活性汚泥法［活性汚泥で処理］

【44】A…4　B…2　C…3　D…1

〔解説〕A．過酸化ナトリウムNa_2O_2［発火のおそれ］［多量の水に溶かして処理］

B．アクロレイン$CH_2=CHCHO$［安全な場所に穴を掘るなどしてためる］［亜硫(りゅう)酸水素ナトリウム水溶液（約10％）を加える］［霧状の水をかけて吸収］

C．硫酸H_2SO_4［水酸化カルシウム（消石灰）、炭酸ナトリウム（ソーダ灰）等で中和］

D．砒(ひ)素As［硫酸鉄（Ⅲ）等の水溶液を散布］［水酸化カルシウム（消石灰）、炭酸ナトリウム（ソーダ灰）等の水溶液を用いて処理］

【45】A…3　B…1　C…2　D…4

〔解説〕A．二硫(りゅう)化炭素CS_2［可燃性、発熱性、自然発火性のものから引き離す］［蒸留水を混ぜておく］

B．弗(ふっ)化水素酸HF aq［ポリエチレンのライニング］

C．臭素Br_2［濃塩酸、アンモニア水、アンモニアガスなどと引き離して貯蔵］

D．クロロホルム$CHCl_3$［純品は空気と日光によって変質］［少量のアルコールを加えて貯蔵］

【46】A…4　B…3　C…1　D…3　E…2

〔解説〕《性状》

A．硝(しょう)酸銀$AgNO_3$［無色透明の結晶］［光によって分解して黒変］

B．アニリン$C_6H_5NH_2$［無色又は褐色の油状の液体］［空気に触れると赤褐色］

選択肢1は［強い苦扁桃様の香気］［光線を屈折］から、ニトロベンゼン$C_6H_5NO_2$が考えられる。

選択肢2は［無色の針状結晶］［空気中で容易に赤変］から、フェノールC_6H_5OHが考えられる。

《識別方法》

C．硝酸銀［塩酸を加える］［白色の沈殿］［赤褐色の蒸気］

D．アニリン［さらし粉］［紫色］

E．メチルスルホナール$C_8H_{18}O_4S_2$［木炭］［メルカプタンの臭気］

選択肢4は［過クロール鉄液］［紫色］から、フェノールが考えられる。

【47】A…1　B…3　C…3　D…2　E…1

〔解説〕《性状》

A．硝酸HNO_3［無色の液体］［特有の臭気］

B．三硫化燐(りん)P_4S_3［黄色又は淡黄色の斜方晶系針状晶の結晶］

選択肢2は［白色の粉末］［爆発的に分解］から、亜塩素酸ナトリウム$NaClO_2$が考えられる。

選択肢4は［金属光沢］［銀白色の軟らかい固体］から、カリウムKやナトリウムNaが考えられる。

《識別方法》

C．硝酸［銅屑］［藍色］［赤褐色の蒸気］

D．三硫化燐［容易に引火］［沸騰水により徐々に分解］［ガス］

E．カリウム［白金線］［溶融炎］［青紫色の炎］

選択肢4は［濃塩酸を潤したガラス棒］［白い霧］から、アンモニア水NH_3 aqが考えられる。

4 令和3年度（2021年） 九州地方

一般受験者数・合格率《参考》

都道府県名	受験者数（人）	合格者数（人）	合格率（%）
福岡県	407	167	41.0
佐賀県	91	28	30.8
長崎県	120	34	28.3
熊本県	123	48	39.0
大分県	116	56	48.3
宮崎県	234	63	26.9
鹿児島県	161	69	42.9
沖縄県	116	34	29.3

〔毒物及び劇物に関する法規〕

※　法規に関する以下の設問中、毒物及び劇物取締法を「法律」、毒物及び劇物取締法施行令を「政令」、毒物及び劇物取締法施行規則を「省令」とそれぞれ略称する。また、「都道府県知事」とあるのは、その店舗又は事業場の所在地が地域保健法第５条第１項の政令で定める市（保健所を設置する市）又は特別区の区域にある場合においては、市長又は区長とする。

【1】次の記述は、法律第１条の条文である。（　）の中に入れるべき字句の正しい組み合わせを下から一つ選びなさい。

この法律は、毒物及び劇物について、（ア）の見地から必要な（イ）を行うことを目的とする。

	ア	イ
☐ 1．	保健衛生上	規制
2．	保健衛生上	取締
3．	公衆衛生上	規制
4．	公衆衛生上	取締

【2】以下の製剤のうち、劇物に該当するものとして正しいものの組み合わせを下から一つ選びなさい。

ア．過酸化水素を８％含有する製剤

イ．四アルキル鉛を１％含有する製剤

ウ．水酸化ナトリウムを10％含有する製剤

エ．ホルムアルデヒドを１％含有する製剤

☐ 1．ア、イ　　2．ア、ウ
3．イ、エ　　4．ウ、エ

【3】毒物又は劇物の販売業の登録に関する以下の記述の正誤について、正しい組み合わせを下から一つ選びなさい。

ア．毒物又は劇物の販売業の登録は、6年ごとに更新を受けなければ、その効力を失う。

イ．特定品目販売業の登録を受けた者は、特定毒物以外を販売してはならない。

ウ．毒物劇物販売業の登録を受けようとする者で、毒物又は劇物を販売する店舗が複数ある場合には、店舗ごとに登録を受けなければならない。

エ．農業用品目販売業の登録を受けた者は、農業上必要な毒物又は劇物であって厚生労働省令で定めるもの以外の毒物又は劇物を販売してはならない。

	ア	イ	ウ	エ
☐ 1．	正	正	誤	誤
2．	正	誤	正	正
3．	正	誤	正	誤
4．	誤	正	正	誤

【4】登録又は許可の変更等に関する以下の記述の正誤について、正しい組み合わせを一つ選びなさい。

ア．毒物劇物営業者が毒物の製造業と販売業を営む場合、その製造所と店舗が互いに隣接しているときは、毒物劇物取扱責任者は施設を通じて1人で足りる。

イ．毒物劇物営業者は、販売業の登録を受けている店舗の毒物劇物取扱責任者を変更するときは、あらかじめその毒物劇物取扱責任者の氏名を届け出なければならない。

ウ．毒物劇物販売業者は、自らが毒物劇物取扱責任者として毒物又は劇物による保健衛生上の危害の防止に当たる店舗には、毒物劇物取扱責任者を置く必要はない。

エ．毒物劇物販売業者は、毒物又は劇物を直接取り扱わない店舗においても、毒物劇物取扱責任者を置かなければならない。

☐ 1．ア、イ　　2．ア、ウ
3．イ、エ　　4．ウ、エ

【5】毒物劇物取扱責任者に関する以下の記述のうち、誤っているものを一つ選びなさい。

☐ 1．薬剤師は毒物劇物取扱責任者となることができる。
2．都道府県知事が行う毒物劇物取扱者試験に合格した者であっても、18歳未満の者は毒物劇物取扱責任者となることができない。
3．農業用品目毒物劇物取扱者試験に合格した者は、省令で定める農業用品目の毒物又は劇物を取り扱う毒物劇物製造業の製造所で毒物劇物取扱責任者になることができる。
4．一般毒物劇物取扱者試験に合格した者は、特定品目販売業の店舗において、毒物劇物取扱責任者になることができる。

【6】以下のうち、法律第10条及び省令第10条の2の規定により、毒物劇物営業者がその事由が生じてから30日以内に届け出なければならない場合として、定められていないものを一つ選びなさい。

☐ 1．毒物劇物営業者が法人であって、その主たる事務所の所在地を変更したとき
2．毒物又は劇物を貯蔵する設備の重要な部分を変更したとき
3．当該製造所、営業所又は店舗における営業を廃止したとき
4．毒物又は劇物の製造業者が、登録を受けた毒物又は劇物以外の毒物又は劇物を製造するとき

【7】毒物又は劇物の譲渡に関する以下の記述のうち、誤っているものを一つ選び選びなさい。

☐ 1．毒物劇物営業者は、法律第14条第1項に定める事項を記載し、押印した書面の提出を受けなければ、毒物又は劇物を他の毒物劇物営業者に販売してはならない。
2．毒物劇物営業者は、譲受人の承諾を得たときは、譲受に関する書面の提出に代えて、当該書面に記載すべき事項について電子情報処理組織を使用する方法で提供を受けることができる。
3．毒物劇物営業者は、販売又は授与の日から5年間、譲受に関する書面を保管しなければならない。
4．毒物劇物営業者は、毒物を販売するときは、販売する時までに、譲受人に対し、当該毒物の性状及び取扱いに関する情報を提供しなければならない。ただし、当該毒物劇物営業者により、当該譲受人に対し、既に当該毒物の性状及び取扱いに関する情報の提供が行われている場合その他省令で定める場合は、この限りでない。

【8】以下のうち、法律第12条第２項の規定により、毒物劇物営業者が毒物又は劇物を販売するためにその容器及び被包に表示しなければならない事項について、正しいものの組み合わせを下から一つ選びなさい。

ア．毒物又は劇物の名称

イ．毒物又は劇物の成分及びその含量

ウ．毒物又は劇物の使用期限

エ．製造所、営業所又は店舗の名称

☐ 1．ア、イ　2．ア、ウ　3．イ、エ　4．ウ、エ

【9】以下のうち、法律第15条第２項の規定により、交付を受ける者の氏名及び住所を確認した後でなければ交付してはならないと定められている物として<u>誤っているもの</u>を一つ選びなさい。

☐ 1．ナトリウム

2．ピクリン酸

3．亜塩素酸ナトリウム

4．亜硝酸ナトリウム

【10】以下のうち、法律第13条及び政令第39条の規定により、着色したものでなければ農業用として販売、授与してはならない劇物とその着色方法の組み合わせについて、正しいものを一つ選びなさい。

	劇物	着色方法
☐ 1．	硫酸カリウムを含有する製剤たる劇物	あせにくい青色で着色する
2．	燐（りん）化亜鉛を含有する製剤たる劇物	あせにくい黒色で着色する
3．	硝酸タリウムを含有する製剤たる劇物	あせにくい黒色で着色する
4．	過酸化ナトリウムを含有する製剤たる劇物	あせにくい青色で着色する

【11】車両を使用して20％水酸化ナトリウム水溶液を１回につき5,000kg以上運搬する場合の運搬方法等に関する以下の記述の正誤について、正しい組み合わせを下から一つ選びなさい。［改］

ア．車両には、運搬する毒物又は劇物の名称、成分及びその含量並びに事故の際に講じなければならない応急の措置の内容を記載した書面を備えなければならない。

イ．0.3m平方の板に地を黒色、文字を白色として「劇」と表示した標識を車両の前後の見やすい箇所に掲げなければならない。

ウ．車両には、防毒マスク、ゴム手袋その他事故の際に応急の措置を講ずるために必要な保護具で省令で定めるものを２人分以上備えなければならない。

エ．１人の運転者による連続運転時間が、２時間の場合、交替して運転する者を同乗させなければならない。

	ア	イ	ウ	エ
☐ 1．	正	正	誤	誤
2．	正	誤	正	正
3．	正	誤	正	誤
4．	誤	正	正	誤

【12】以下のうち、法律第３条の３及び政令第32条の２の規定により、興奮、幻覚又は麻酔の作用を有する毒物又は劇物（これらを含有する物を含む。）として、みだりに摂取し、若しくは吸入し、又はこれらの目的で所持してはならないと定められているものを一つ選びなさい。

☐ 1．メタノール
2．トルエン
3．クロロホルム
4．ホルムアルデヒド

【13】以下のうち、政令第40条の６及び省令第13条の７の規定により、車両を使用して、１回の運搬につき2,000kgの毒物の運搬を委託する際に、荷送人が、運送人に対し、あらかじめ交付しなければならない書面の内容について、正しいものの組み合わせを下から一つ選びなさい。

ア．毒物の名称、成分及びその含量並びに数量

イ．毒物の解毒剤の名称

ウ．事故の際に講じなければならない応急の措置の内容

エ．事故発生時の連絡先

□ 1．ア、イ　　2．ア、ウ
3．イ、エ　　4．ウ、エ

【14】以下の記述は、毒物又は劇物の廃棄方法に関する政令第40条の条文の一部である。（　）の中に入れるべき字句の正しい組み合わせを下から一つ選びなさい。

一　（ア）、加水分解、酸化、還元、（イ）その他の方法により、毒物及び劇物並びに法第11条第２項に規定する政令で定める物のいずれにも該当しない物とすること。

二　ガス体又は揮発性の毒物又は劇物は、保健衛生上危害を生ずるおそれがない場所で、少量ずつ放出し、又は揮発させること。

三　可燃性の毒物又は劇物は、保健衛生上危害を生ずるおそれがない場所で、少量ずつ燃焼させること。

四　前各号により難い場合には、地下（ウ）m以上で、かつ、地下水を汚染するおそれがない地中に確実に埋め、海面上に引き上げられ、若しくは浮き上がるおそれがない方法で海水中に沈め、又は保健衛生上危害を生ずるおそれがないその他の方法で処理すること。

	ア	イ	ウ
□ 1．	中和	稀釈	1
2．	中和	濃縮	0.5
3．	飽和	濃縮	1
4．	飽和	稀釈	0.5

【15】省令第４条の４で定める、毒物又は劇物の製造所及び販売業の店舗の設備の基準に関する以下の記述の正誤について、正しい組み合わせを下から一つ選びなさい。

ア．毒物劇物販売業の店舗において、毒物又は劇物の運搬用具は、毒物又は劇物が飛散し、漏れ、又はしみ出るおそれがないものでなければならない。

イ．毒物劇物販売業の店舗は、毒物又は劇物を含有する粉じん、蒸気又は廃水の処理に要する設備又は器具を備えていなければならない。

ウ．毒物又は劇物の製造所の貯蔵設備は、毒物又は劇物とその他の物とを区分して貯蔵できるものでなければならない。

エ．毒物又は劇物の製造所において、毒物又は劇物を貯蔵する場所が性質上かぎをかけることができないものであるときは、その周囲に、堅固なさくが設けられていなければならない。

☐		ア	イ	ウ	エ
	1．	正	正	誤	誤
	2．	正	誤	正	正
	3．	正	誤	正	誤
	4．	誤	正	正	誤

令和3年度　九州

【16】以下の記述は、法律第21条第１項に関するものである。（　）の中に入れるべき字句の正しい組み合わせを下から一つ選びなさい。

毒物劇物営業者、特定毒物研究者又は特定毒物使用者は、その営業の登録若しくは特定毒物研究者の許可が効力を失い、又は特定毒物使用者でなくなったときは、（ア）日以内に、それぞれ現に所有する（イ）の（ウ）を届け出なければならない。

☐		ア	イ	ウ
	1．	15	すべての毒物及び劇物	品名
	2．	15	特定毒物	品名及び数量
	3．	30	すべての毒物及び劇物	品名及び数量
	4．	30	特定毒物	品名

【17】特定毒物に関する以下の記述のうち、正しいものの組み合わせを下から一つ選びなさい。

ア．特定毒物研究者は、学術研究のためであっても、特定毒物を製造してはならない。

イ．特定毒物研究者は、特定毒物使用者に対し、その者が使用することができる特定毒物を譲り渡すことができる。

ウ．特定毒物使用者は、特定毒物を輸入することができる。

エ．特定毒物研究者は、特定毒物を輸入することができる。

□ 1．ア、イ　　2．ア、ウ
3．イ、エ　　4．ウ、エ

【18】以下のうち、法律第３条の２第３項及び政令第１条に定める、四アルキル鉛を含有する製剤を使用することができる者として、正しいものを一つ選びなさい。

□ 1．営業のために倉庫を有する者
2．日本たばこ産業株式会社
3．農業協同組合及び農業者の組織する団体
4．石油精製業者

【19】以下の記述は、法律第17条第２項の条文である。（　）の中に入れるべき字句を下から一つ選びなさい。

毒物劇物営業者及び特定毒物研究者は、その取扱いに係る毒物又は劇物が盗難にあい、又は紛失したときは、直ちに、その旨を（　）に届け出なければならない。

□ 1．保健所
2．警察署
3．消防機関
4．労働基準監督署

【20】法律第22条に規定される業務上取扱者の届出等に関する以下の記述のうち、正しいものの組み合わせを下から一つ選びなさい。

ア．無機シアン化合物たる毒物を用いて電気めっきを行う事業者は、事業場ごとに、その事業場の所在地の都道府県知事に、あらかじめ登録を受けなければならない。

イ．砒（ひ）素化合物たる毒物を用いてしろありの防除を行う事業者は、その事業場の名称を変更したときは、その旨を当該事業場の所在地の都道府県知事に届け出なければならない。

ウ．最大積載量が1,000kgの自動車に固定された容器を用い、毒物を運送する事業者は、取り扱う毒物の品目を変更したときは、その旨を当該事業場の所在地の都道府県知事に届け出なければならない。

エ．無機シアン化合物たる毒物を用いて金属熱処理を行う事業者は、当該事業場に専任の毒物劇物取扱責任者を置かなければならない。

☐ 1．ア、イ　　2．ア、ウ
　3．イ、エ　　4．ウ、エ

【21】以下の記述は、法律第12条第１項の条文である。（　）の中に入れるべき字句の正しい組み合わせを下から一つ選びなさい。

毒物劇物（ア）及び特定毒物研究者は、毒物又は劇物の容器及び被包に、「医薬用外」の文字及び毒物については（イ）をもって「毒物」の文字、劇物については（ウ）をもって「劇物」の文字を表示しなければならない。

	ア	イ	ウ
☐ 1．	製造業者	白地に赤色	赤地に白色
2．	営業者	白地に赤色	赤地に白色
3．	製造業者	赤地に白色	白地に赤色
4．	営業者	赤地に白色	白地に赤色

【22】以下の記述は、法律第３条の４の条文である。（　）の中に入れるべき字句の正しい組み合わせを下から一つ選びなさい。

引火性、（ア）又は（イ）のある毒物又は劇物であって政令で定めるものは、業務その他正当な理由による場合を除いては、（ウ）してはならない。

	ア	イ	ウ
1．	発火性	爆発性	所持
2．	揮発性	残留性	販売
3．	発火性	爆発性	販売
4．	揮発性	残留性	所持

【23】 法律第18条に規定する立入検査等に関する以下の記述のうち、誤っているものを一つ選びなさい。

1．厚生労働大臣は、犯罪捜査上必要があると認めるときは、毒物又は劇物の製造業者から必要な報告を徴することができる。

2．都道府県知事は、保健衛生上必要があると認めるときは、毒物劇物監視員に、特定毒物研究者の研究所に立ち入り、帳簿その他の物件を検査させることができる。

3．都道府県知事は、保健衛生上必要があると認めるときは、毒物劇物監視員に、毒物又は劇物の販売業者の店舗に立ち入り、試験のため必要な最小限度の分量に限り、法律第11条第２項の政令で定める物を収去させることができる。

4．毒物劇物監視員は、その身分を示す証票を携帯し、関係者の請求があるときは、これを提示しなければならない。

【24】 法律第13条の２及び政令第39条の２により、毒物又は劇物のうち主として一般消費者の生活の用に供されると認められるものであって、その成分の含量又は容器若しくは被包について政令で定める基準に適合するものでなければ、毒物劇物営業者が販売してはならないと定められているものの組み合わせを下から一つ選びなさい。

ア．硫酸を含有する製剤たる劇物（住宅用の洗浄剤で液体状のものに限る。）

イ．燐(りん)化アルミニウムとその分解促進剤とを含有する製剤（倉庫用の燻(くん)蒸剤に限る。）

ウ．ジメチル－２・２－ジクロルビニルホスフェイト（別名：DDVP）を含有する製剤（衣料用の防虫剤に限る。）

エ．水酸化ナトリウムを含有する製剤たる劇物（住宅用の洗浄剤で液体状のものに限る。）

1．ア、イ　　2．ア、ウ

3．イ、エ　　4．ウ、エ

【25】以下のうち、法律第12条及び省令第11条の５の規定により、その容器及び被包に、省令に定める解毒剤の名称を表示しなければ、販売してはならないとされているものを一つ選びなさい。

☐ １．有機シアン化合物　　２．有機燐化合物
　 ３．鉛化合物　　　　　４．砒素

〔基礎化学〕

【26】物質に関する以下の記述について、（　）の中に入れるべき字句の正しい組み合わせを下から一つ選びなさい。なお、同じ記号の（　）内には同じ字句が入ります。

酸素、水素などは１種類の元素からできている。このような物質を（ア）という。水や二酸化炭素などは２種類以上の元素が結合してできており、（イ）という。１種類の（ア）や１種類の（イ）のみからできている物質を（ウ）という。

	ア	イ	ウ
☐ １．	単体	同素体	混合物
２．	単体	化合物	純物質
３．	原子	化合物	混合物
４．	原子	同素体	純物質

【27】以下の物質の名称とその元素記号の組み合わせのうち、正しいものを一つ選びなさい。

	名称	元素記号
☐ １．	リン	Pt
２．	炭素	Ta
３．	ホウ素	Be
４．	ケイ素	Si

【28】以下の物質の下線をつけた原子のうち、酸化数が最も大きいものを一つ選びなさい。

☐ １．$\underline{Mg}SO_4$　　２．$\underline{Al}_2O_3$
　 ３．$\underline{Fe}Cl_3$　　４．$K\underline{Mn}O_4$

【29】以下の物質とその物質に存在する結合関係について、正しい組み合わせを下から一つ選びなさい。

	物質	結合
ア.	酸化銅（Ⅱ）	共有結合
イ.	ダイヤモンド	分子間力
ウ.	塩化カルシウム	イオン結合
エ.	鉄	金属結合

☐ 1. ア、イ　　2. ア、ウ
3. イ、エ　　4. ウ、エ

【30】官能基とその名称に関する以下の組み合わせについて、誤っているものを一つ選びなさい。

	官能基	名称
☐ 1.	$-CHO$	アルデヒド基（ホルミル基）
2.	$-NH_2$	ニトロ基
3.	$-COOH$	カルボキシ基
4.	$-SO_3H$	スルホ基

【31】コロイド溶液の性質に関する以下の記述について、（　）の中に入れるべき字句を下から一つ選びなさい。

コロイド溶液に横から強い光線を当てると、粒子が光を散乱させ、光の通路が輝いて見える。これを（　）という。

☐ 1. チンダル現象　　2. 電気泳動
3. 凝析　　4. ブラウン運動

【32】以下の物質の状態変化に関する記述について、正しい組み合わせを下から一つ選びなさい。［改］

ア. 気体が直接固体になる変化
イ. 液体が固体になる変化
ウ. 固体が液体になる変化

	ア	イ	ウ
☐ 1.	凝華（昇華）	凝固	融解
2.	凝華（昇華）	風解	蒸発
3.	凝縮	凝固	蒸発
4.	凝縮	風解	融解

【33】以下の金属のうち、鉛（Ⅱ）イオンを含む水溶液に入れたときに、金属の表面に鉛の単体が析出するものの組み合わせを下から一つ選びなさい。

ア．亜鉛　　イ．銅
ウ．鉄　　エ．銀

☐ 1．ア、イ　　2．ア、ウ
3．イ、エ　　4．ウ、エ

【34】以下のうち、黄色の炎色反応を示すものを一つ選びなさい。

☐ 1．リチウム　　2．カリウム
3．銅　　4．ナトリウム

【35】化学反応の法則に関する以下の記述について、該当する法則名として正しいものを下から一つ選びなさい。

「反応熱の総和は、反応の経路によらず、反応の始めの状態と終わりの状態で決まる。」

☐ 1．質量保存の法則　　2．ヘスの法則
3．ボイル・シャルルの法則　　4．ヘンリーの法則

【36】以下の構造式のうち、ブタン（$CH_3-CH_2-CH_2-CH_3$）と異性体の関係にあるものの正誤について、正しい組み合わせを一つ選びなさい。

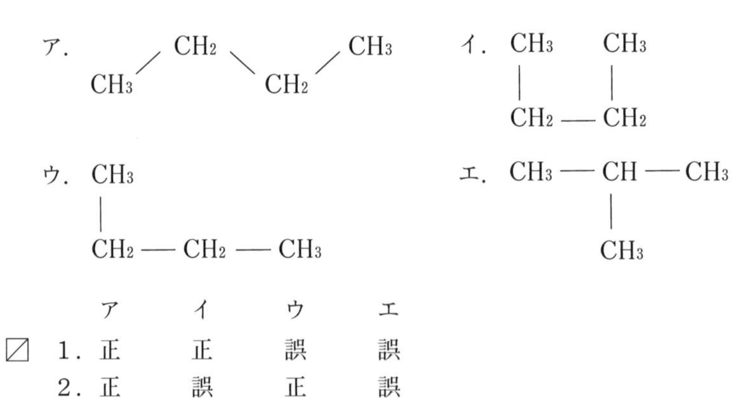

	ア	イ	ウ	エ
☐ 1．	正	正	誤	誤
2．	正	誤	正	誤
3．	誤	正	正	誤
4．	誤	誤	誤	正

【37】せっけんに関する以下の記述について、（　）の中に入れるべき字句の最も適当な組み合わせを下から一つ選びなさい。

（ア）の脂肪酸と（イ）の水酸化ナトリウムの塩であるせっけんは、水溶液の中で加水分解して（ウ）を示す。

	ア	イ	ウ
☐ 1．	弱酸	強塩基	弱塩基性
2．	弱酸	弱塩基	弱酸性
3．	強酸	弱塩基	弱塩基性
4．	強酸	強塩基	弱酸性

【38】水酸化ナトリウム2.0gに水を加えて、200mLの水溶液をつくった場合、生じた水溶液のモル濃度として最も適当なものを一つ選びなさい。なお、原子量はH＝1、O＝16、Na＝23とする。

☐ 1．0.025mol/L　　2．0.05mol/L
3．0.25mol/L　　4．0.5mol/L

【39】以下の化学反応式について、（　）の中に入れるべき係数の正しい組み合わせを下から一つ選びなさい。

$2KMnO_4 + 5SO_2 +$（ア）$H_2O \longrightarrow 2MnSO_4 +$（イ）$K_2SO_4 +$（ウ）$H_2SO_4$

	ア	イ	ウ
☐ 1．	1	2	1
2．	2	1	2
3．	3	1	1
4．	4	3	2

【40】以下のうち、硫酸銅（Ⅱ）水溶液を、白金電極を用いて電気分解したとき、陽極で発生するものを一つ選びなさい。

☐ 1．O_2　　2．Cu
3．SO_2　　4．H_2

〔実地（性質・貯蔵・取扱い方法等）〕

【41】以下の物質の用途として、最も適当なものを下から一つ選びなさい。

□ A．アジ化ナトリウム

□ B．六弗化タングステン

□ C．弗化水素酸

□ D．燐化亜鉛

1．半導体配線の原料

2．ガラスのつや消し、金属の酸洗剤、半導体のエッチング剤

3．試薬や医療検体の防腐剤、エアバッグのガス発生剤

4．殺鼠剤

【42】以下の物質の保管方法として、最も適当なものを下から一つ選びなさい。

□ A．ピクリン酸

□ B．アクロレイン

□ C．シアン化ナトリウム

□ D．ナトリウム

1．空気中では酸化されやすく、水と激しく反応するため、通常、石油中に保管する。冷所で雨水などの漏れが絶対に無い場所に保管する。

2．火気に対し安全で隔離された場所に、硫黄、ヨード（沃素）、ガソリン、アルコール等と離して保管する。鉄、銅、鉛等の金属容器を使用しない。

3．少量ならばガラス瓶、多量ならばブリキ缶又は鉄ドラムを用い、酸類とは離して、風通しの良い乾燥した冷所に密封して保管する。

4．火気厳禁。非常に反応性に富む物質であるため、安定剤を加え、空気を遮断して保管する。

【43】以下の物質の廃棄方法として、最も適当なものを下から一つ選びなさい。

☐ A．チタン酸バリウム

☐ B．砒（ひ）素

☐ C．二硫化炭素

☐ D．メタクリル酸

1．次亜塩素酸ナトリウム水溶液と水酸化ナトリウムの混合溶液を攪拌しつつ、その中に滴下し、酸化分解させた後、多量の水で希釈して処理する。

2．水で希釈し、アルカリ水で中和した後、活性汚泥で処理する。

3．水に懸濁し、希硫酸を加えて加熱分解した後、水酸化カルシウム（消石灰）、炭酸ナトリウム（ソーダ灰）等の水溶液を加えて中和し、沈殿ろ過して埋立処分する。

4．セメントを用いて固化し、溶出試験を行い、溶出量が判定基準以下であることを確認して埋立処分する。

【44】以下の物質の漏えい時の措置として、最も適当なものを下から一つ選びなさい。

☐ A．メチルエチルケトン

☐ B．エチルパラニトロフェニルチオノベンゼンホスホネイト（別名：EPN）

☐ C．硝酸銀

☐ D．ブロムメチル

1．飛散したものは、空容器にできるだけ回収し、そのあとを食塩水を用いて沈殿させ、多量の水で洗い流す。

2．漏えいした液は、土砂等でその流れを止め、安全な場所に導き、空容器にできるだけ回収し、そのあとを水酸化カルシウム（消石灰）等の水溶液にて処理し、中性洗剤等の分散剤を使用して多量の水で洗い流す。

3．多量の場合、漏えいした液は、土砂等でその流れを止め、安全な場所に導き、液の表面を泡で覆い、できるだけ空容器に回収する。

4．多量の場合、漏えいした液は、土砂等でその流れを止め、液が広がらないようにして蒸発させる。

【45】以下の物質の毒性として、最も適当なものを下から一つ選びなさい。

☐ A．スルホナール

☐ B．ジメチル硫酸

☐ C．メタノール

☐ D．アニリン

1．急性中毒では、顔面、口唇、指先などにチアノーゼ（皮膚や粘膜が青黒くなる）が現れ、重症ではさらにチアノーゼが著しくなる。脈拍と血圧は、最初に亢進した後下降し、嘔吐、下痢、腎臓炎、けいれん、意識喪失といった症状が現れ、さらに死亡することもある。

2．暴露、接触してもすぐに症状が現れず、数時間から24時間後に影響が現れる。吸入すると、のど、気管支、肺などが激しく侵される。皮膚に触れると、発赤、水ぶくれ、痛覚喪失、やけどを起こす。

3．頭痛、めまい、嘔吐、下痢、腹痛などを起こし、致死量に近ければ麻酔状態になり、視神経が侵され、眼がかすみ、失明することがある。

4．嘔吐、めまい、胃腸障害、腹痛、下痢又は便秘などを起こし、運動失調、麻痺、腎臓炎、尿量減退、ポルフィリン尿（尿が赤色を呈する）として現れる。

【46】以下の物質について、A～Eに該当する性状、識別方法として、それぞれ最も適当なものを下から一つ選びなさい。

物質名	性状	識別方法
☐ 亜硝酸ナトリウム	（A）	（C）
☐ ニコチン	（B）	（D）
☐ 硫酸亜鉛		（E）

〔性状〕

1．純品は、無色無臭の油状液体で、空気中で速やかに褐変する。

2．淡黄色の光沢ある小葉状あるいは針状結晶である。徐々に熱すると昇華するが、急熱あるいは衝撃により爆発する。

3．白色又は微黄色の結晶性粉末、粒状又は棒状で水に溶けやすい。潮解性がある。

4．黄色の粉末で、水に溶けにくいが、硝酸、チオ硫酸ナトリウム水溶液、シアン化カリウム水溶液に溶ける。

〔識別方法〕

1．希硫酸に冷時反応して分解し、褐色の蒸気を出す。

2．水に溶かして硫化水素を通じると、白色の沈殿を生成する。

3．温飽和水溶液は、シアン化カリウム溶液によって暗赤色を呈する。

4．ホルマリン1滴を加えたのち、濃硝酸1滴を加えると、ばら色を呈する。

【47】 以下の物質について、A～Eに該当する性状、識別方法として、それぞれ最も適当なものを下から一つ選びなさい。

物質名	性状	識別方法
☐ ベタナフトール	(A)	(C)
☐ トリクロル酢酸	(B)	(D)
☐ 硝酸ウラニル		(E)

〔性状〕

1．潮解性を有する白色の固体で、水、アルコールに溶け、熱を発する。また、水溶液は強アルカリ性を呈する。

2．無色の斜方六面形結晶で、潮解性を有する。また、微弱の刺激性臭気を有し、水溶液は強酸性を呈する。

3．淡黄色の柱状の結晶で、緑色の光沢を有する。

4．無色の光沢のある小葉状結晶あるいは白色の結晶性粉末である。かすかなフェノール様の臭気があり、空気中で赤変する。

〔識別方法〕

1．水酸化ナトリウム溶液を加えて熱すると、クロロホルム臭がする。

2．塩酸を加えて中性にした後、塩化白金溶液を加えると、黄色結晶性の沈殿を生成する。

3．水溶液にアンモニア水を加えると、紫色の蛍石彩を放つ。

4．水溶液に硫化アンモンを加えると、黒色の沈殿を生成する。

▶▶正解＆解説

【1】2

〔解説〕取締法第１条（取締法の目的）。

> この法律は、毒物及び劇物について、（ア：保健衛生上）の見地から必要な（イ：取締）を行うことを目的とする。

【2】2

〔解説〕取締法　別表第２、第３、指定令第２条（劇物）。

ア．過酸化水素を８％含有する製剤は劇物。ただし、含有量が６％以下の場合は劇物から除外される。

イ．四アルキル鉛は含有量にかかわらず、特定毒物である。

ウ．水酸化ナトリウムを10％含有する製剤は劇物。ただし、含有量が５％以下の場合は劇物から除外される。

エ．ホルムアルデヒドの含有量が１％以下の場合は劇物から除外される。

【3】2

〔解説〕ア．取締法第４条（営業の登録）第３項。

イ．特定品目とは厚生労働省令（施行規則 別表第２）で定める毒物又は劇物のことをいい、特定毒物とは毒物であって取締法 別表第３に掲げるものをいう。特定品目販売業の登録を受けた者は、特定品目以外を販売してはならない。取締法第４条の２（販売業の登録の種類）第１～３号、第４条の３（販売品目の制限）第２項。

ウ．取締法第４条（営業の登録）第２項。

エ．取締法第４条の３（販売品目の制限）第１項。

【4】2

〔解説〕ア．取締法第７条（毒物劇物取扱責任者）第２項。

イ．「あらかじめ」⇒「30日以内」。取締法第７条（毒物劇物取扱責任者）第３項。

ウ．取締法第７条（毒物劇物取扱責任者）第１項。

エ．毒物又は劇物を直接に取り扱う店舗には専任の毒物劇物取扱責任者を置かなければならないが、直接に取り扱わない場合は置く必要がない。取締法第７条（毒物劇物取扱責任者）第１項。

【5】3

〔解説〕農業用品目毒物劇物取扱者試験に合格した者は、農業用品目のみを取り扱う輸入業の営業所、農業用品目販売業の店舗においてのみ、毒物劇物取扱責任者となることができる。従って、製造所の毒物劇物取扱責任者になることはできない。取締法第８条（毒物劇物取扱責任者の資格）第４項。

1．取締法第８条（毒物劇物取扱責任者の資格）第１項第１号。

2．取締法第８条（毒物劇物取扱責任者の資格）第２項第１号。

4．一般毒物劇物取扱者試験に合格した者は、取締法第８条（毒物劇物取扱責任者の資格）第４項で規定する制限に含まれないため、毒物劇物を取り扱う全ての製造所、営業所、店舗で、毒物劇物取扱責任者になることができる。

【6】4

〔解説〕登録を受けた毒物又は劇物以外の毒物又は劇物を製造しようとするときは、あらかじめ、毒物又は劇物の品目につき登録の変更を受けなければならない。取締法第９条（登録の変更）第１項。

1～3．取締法第10条（届出）第１項第１～２号、４号。

【7】1

〔解説〕「他の毒物劇物営業者」⇒「毒物劇物営業者以外の者」。取締法第14条（毒物又は劇物の譲渡手続）第２項。

2．取締法第14条（毒物又は劇物の譲渡手続）第３項。

3．取締法第14条（毒物又は劇物の譲渡手続）第４項。

4．施行令第40条の９（毒物劇物営業者等による情報の提供）第１項。

【8】1

〔解説〕ア＆イ．取締法第12条（毒物又は劇物の表示）第２項第１～２号。

【9】4

〔解説〕取締法第15条（毒物又は劇物の交付の制限等）第２項、取締法第３条の４（爆発性がある毒物劇物の所持禁止）、施行令第32条の３（発火性又は爆発性のある劇物）。ナトリウム、ピクリン酸のほか、亜塩素酸ナトリウム及びこれを含有する製剤（亜塩素酸ナトリウム30％以上を含有するものに限る）、塩素酸塩類及びこれを含有する製剤（塩素酸塩類35％以上を含有するものに限る）が定められている。

【10】2

〔解説〕取締法第13条（農業用の劇物）、施行令第39条（着色すべき農業用劇物）第１号、施行規則第12条（農業用劇物の着色方法）。硫（りゅう）酸タリウム及び燐（りん）化亜鉛を含有する製剤たる劇物については、あせにくい黒色で着色しなければ、これを農業用として販売し、又は授与してはならない。

【11】3

〔解説〕ア．施行令第40条の５（運搬方法）第２項第４号。

イ．劇物であっても「毒」と表示した標識を掲げること。施行令第40条の５（運搬方法）第２項第２号、施行規則第13条の５（毒物又は劇物を運搬する車両に掲げる標識）。

ウ．施行令第40条の５（運搬方法）第２項第３号。

エ．「２時間の場合」⇒「４時間（高速道路等のSA又はPA等に駐車又は停車できないため、やむを得ず１人の運転者による連続運転時間が４時間を超える場合は４時間30分）を超える場合」。施行令第40条の５（運搬方法）第２項第１号、施行規則第13条の４（交替して運転する者の同乗）第１号。

施行規則第13条の４第１号は、法改正により令和６年４月１日から下線部の記述へ変更される（法改正前は「運転者１名による連続運転時間が４時間を超える場合」）ため、注意が必要。

【12】2

〔解説〕取締法第３条の３（シンナー乱用の禁止）、施行令第32条の２（興奮、幻覚又は麻酔の作用を有する物）。トルエンのほか、酢酸エチル又はトルエン又はメタノールを含有するシンナー等が定められている。

【13】2

〔解説〕ア＆ウ．施行令第40条の６（荷送人の通知義務）第１項、施行規則第13条の７（荷送人の通知義務を要しない毒物又は劇物の数量）。

【14】1

〔解説〕施行令第40条（廃棄の方法）第１～４号。

一　（ア：中和）、加水分解、酸化、還元、（イ：稀釈）その他の方法により、毒物及び劇物並びに法第11条第２項に規定する政令で定める物のいずれにも該当しない物とすること。
二＆三　（略）
四　前各号により難い場合には、地下（ウ：１）ｍ以上で、（略）、又は保健衛生上危害を生ずるおそれがないその他の方法で処理すること。

【15】2

〔解説〕ア．施行規則第４条の４（製造所等の設備）第１項第４号。

イ．記述の内容は製造所の設備の基準であり、販売業の店舗の設備には適用されない。施行規則第４条の４（製造所等の設備）第１項第１号ロ、第２項。

ウ．施行規則第４条の４（製造所等の設備）第１項第２号イ。

エ．施行規則第４条の４（製造所等の設備）第１項第２号ホ。

【16】2

〔解説〕取締法第21条（登録が失効した場合等の措置）第１項。

毒物劇物営業者、特定毒物研究者又は特定毒物使用者は、その営業の登録若しくは特定毒物研究者の許可が効力を失い、又は特定毒物使用者でなくなったときは、（ア：15）日以内に、それぞれ現に所有する（イ：特定毒物）の（ウ：品名及び数量）を届け出なければならない。

【17】3

〔解説〕ア．特定毒物研究者は、学術研究のために特定毒物を製造することができる。取締法第３条の２（特定毒物の禁止規定）第１項。

イ．取締法第３条の２（特定毒物の禁止規定）第８項。

ウ＆エ．毒物若しくは劇物の輸入業者又は特定毒物研究者でなければ、特定毒物を輸入してはならない。従って、特定毒物使用者は特定毒物を輸入できない。取締法第３条の２（特定毒物の禁止規定）第２項。

【18】4

〔解説〕取締法第３条の２（特定毒物の禁止規定）第３項、施行令第１条（四アルキル鉛を含有する製剤）第１号。

【19】2

〔解説〕取締法第17条（事故の際の措置）第２項。

> 毒物劇物営業者及び特定毒物研究者は、その取扱いに係る毒物又は劇物が盗難にあい、又は紛失したときは、直ちに、その旨を（警察署）に届け出なければならない。

【20】3

〔解説〕ア．無機シアン化合物たる毒物を用いて電気めっきを行う事業者は、事業場ごとに、その事業場の所在地の都道府県知事に、その業務上これらの毒物を取り扱うこととなった日から30日以内に届け出なければならない。取締法第22条（業務上取扱者の届出等）第１項。

イ．取締法第22条（業務上取扱者の届出等）第３項。

ウ．「最大積載量が1,000kg」⇒「最大積載量が5,000kg以上」。従って、業務上取扱者に該当しない。施行令第41条（業務上取扱者の届出）第３号。

エ．取締法第22条（業務上取扱者の届出等）第４項の規定により、業務上取扱者は第７条（毒物劇物取扱責任者）第１項の規定を準用するため、専任の毒物劇物取扱責任者を置く必要がある。

【21】4

〔解説〕取締法第12条（毒物又は劇物の表示）第１項。

> 毒物劇物（ア：営業者）及び特定毒物研究者は、毒物又は劇物の容器及び被包に、「医薬用外」の文字及び毒物については（イ：赤地に白色）をもって「毒物」の文字、劇物については（ウ：白地に赤色）をもって「劇物」の文字を表示しなければならない。

【22】1

〔解説〕取締法第３条の４（爆発性がある毒物劇物の所持禁止）。

> 引火性、（ア：発火性）又は（イ：爆発性）のある毒物又は劇物であって政令で定めるものは、業務その他正当な理由による場合を除いては、（ウ：所持）してはならない。

【23】1

〔解説〕「都道府県知事」は、「保健衛生上」必要があると認めるときは、毒物又は劇物の製造業者から必要な報告を徴することができる。取締法第18条（立入検査等）第１項、第４項。

２＆３．取締法第18条（立入検査等）第１項。

４．取締法第18条（立入検査等）第３項。

【24】2

〔解説〕取締法第13条の２（一般消費者用の劇物）、施行令第39条の２（劇物たる家庭用品）、別表第１。

【25】2

〔解説〕取締法第12条（毒物又は劇物の表示）第２項第３号、施行規則第11条の５（解毒剤に関する表示）。

【26】2

〔解説〕酸素、水素などは１種類の元素からできている。このような物質を（ア：単体）という。水や二酸化炭素などは２種類以上の元素が結合してできており、（イ：化合物）という。１種類の（ア：単体）や１種類の（イ：化合物）のみからできている物質を（ウ：純物質）という。

【27】4

〔解説〕１．リンP。Ptは白金である。

２．炭素C。Taはタンタルである。

３．ホウ素B。Beはベリリウムである。

【28】4

〔解説〕選択肢の物質は全て化合物である。酸化数のルールを用いると、$KMnO_4$（過マンガン酸カリウム）におけるマンガンMn原子の酸化数は、次の式で求められる。

（＋１）＋［Mn 酸化数］＋ {(－２）×４} ＝０　⇒［Mn 酸化数］＝「＋７」

酸化数のルール

①単体中、化合物中の原子の酸化数の総和は「０」

②化合物中の水素Ｈ原子またはアルカリ金属（カリウムKなど）の酸化数は「＋１」、酸素Ｏ原子の酸化数は「－２」

③イオンの酸化数の総和は、そのイオンの電荷

１．$MgSO_4$（硫酸マグネシウム）は、マグネシウムイオンMg^{2+}と硫酸イオン$SO_4{}^{2-}$がイオン結合している化合物であるため、Mgの酸化数は「＋２」。

２．Al_2O_3（酸化アルミニウム）におけるアルミニウムAl原子の酸化数は、次の式で求められる。

［Al酸化数］×２＋（－２）×３＝０　⇒［Al酸化数］＝「＋３」

令和３年度　九州

3．$FeCl_3$（塩化鉄（Ⅲ））は、鉄（Ⅲ）イオンFe^{3+}と塩化物イオンCl^-がイオン結合している化合物であるため、Feの酸化数は「＋３」。

【29】4

〔解説〕ア．酸化銅（Ⅱ）CuOは、銅（Ⅱ）イオンCu^{2+}と酸化物イオンO^{2-}の「イオン結合」によってつくられている。

イ．ダイヤモンドは炭素Cの「共有結合」によってつくられている。

【30】2

〔解説〕$-NH_2$…アミノ基。ニトロ基は「$-NO_2$」。

【31】1

〔解説〕コロイド溶液に横から強い光線を当てると、粒子が光を散乱させ、光の通路が輝いて見える。これを（チンダル現象）という。

2．電気泳動…コロイド溶液に電極を差し込んで直流電圧を加えると、正に帯電している正コロイドは負極に向かって、負に帯電している負コロイドは正極に向かって移動する現象のこと。

3．凝析…コロイド溶液に少量の電解質を加えると、コロイド粒子が集まって大きな粒子となり沈殿すること。

4．ブラウン運動…コロイド粒子が不規則に動く運動のこと。

【32】1

〔解説〕物質の状態変化は次のとおり。

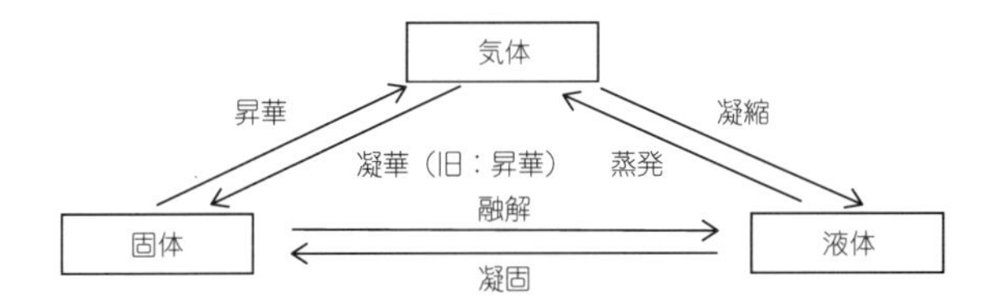

【33】2

〔解説〕金属の単体が水溶液中で電子を失い、陽イオンになろうとする性質のことをイオン化傾向という。イオン化傾向の大きな金属ほど、酸化されやすく反応性が大きい。設問の場合、イオン化傾向の大きい順に並べると、亜鉛Zn ＞ 鉄Fe ＞ 鉛Pb ＞ 銅Cu ＞ 銀Agとなる。亜鉛と鉄は、鉛よりイオン化傾向が大きいため溶け出してイオンとなり、溶液中の鉛イオンが鉛として析出する。

【34】4

〔解説〕炎色反応は次のとおり。リチウムLi…赤色、カリウムK…赤紫色、銅Cu…青緑色、ナトリウムNa…黄色。

【35】2

〔解説〕1．質量保存の法則…化学変化の前後で物質の質量の総和は変化しない。

3．ボイル・シャルルの法則…一定物質量の気体の体積Vは、圧力Pに反比例し、絶対温度Tに比例する。

4．ヘンリーの法則…一定温度で一定量の溶媒に溶ける気体の質量（物質量）は、その気体の圧力に比例する。

【36】4

〔解説〕エ．２－メチルプロパン（別名：イソブタン）C_4H_{10}は、ブタンの異性体である。

【37】1

〔解説〕（ア：弱酸）の脂肪酸と（イ：強塩基）の水酸化ナトリウムの塩であるせっけんは、水溶液の中で加水分解して（ウ：弱塩基性）を示す。

$$RCOONa + H_2O \rightleftarrows RCOOH + Na^{+} + OH^{-}$$

【38】3

〔解説〕水酸化ナトリウムNaOHの分子量は、23＋16＋１＝40。

従って、水酸化ナトリウム2.0gでは、2.0／40＝0.05molとなる。水溶液が200mL（0.2L）であることから、モル濃度は0.05mol／0.2L＝0.25mol/Lとなる。

【39】2

〔解説〕K原子の数に着目すると左辺は２個であるため、右辺の（イ）は「１」となる。また、左辺のＳ原子は５個であるため、右辺の（ウ）は「２」となり、右辺のＨ原子が４個となるため、左辺の（ア）は「２」となる。

$$2KMnO_4 + 5SO_2 + （ア：2）H_2O \longrightarrow 2MnSO_4 + （イ：1）K_2SO_4 + （ウ：2）H_2SO_4$$

	左辺			右辺		
	$2KMnO_4$	$5SO_2$	$2H_2O$	$2MnSO_4$	K_2SO_4	$2H_2SO_4$
K	2	-	-	-	2	-
Mn	2	-	-	2	-	-
O	8	10	2	8	4	8
S	-	5	-	2	1	2
H	-	-	4	-	-	4

【40】1

〔解説〕硫（りゅう）酸銅（Ⅱ）水溶液を、白金電極を用いて電気分解したときの陽極及び陰極での反応式は以下のとおりである。

［陽極］$2H_2O \longrightarrow O_2 + 4H^{+} + 4e^{-}$

［陰極］$Cu^{2+} + 2e^{-} \longrightarrow Cu$

※以下、物質名の後や文章中に記載されている［　］は、物質を見分ける際に特徴となるキーワードを表す。

【41】A…3　B…1　C…2　D…4

〔解説〕A．アジ化ナトリウムNaN_3［医療検体の防腐剤］［エアバッグのガス発生剤］

B．六弗化タングステンWF_6［半導体配線の原料］

C．弗化水素酸HF aq［ガラスのつや消し］［半導体のエッチング剤］

D．燐化亜鉛Zn_3P_2［殺鼠剤］

【42】A…2　B…4　C…3　D…1

〔解説〕A．ピクリン酸$C_6H_2(OH)(NO_2)_3$［硫黄、ヨード（沃素）、ガソリン、アルコール等と離して保管］［鉄、銅、鉛等の金属容器を使用しない］

B．アクロレイン$CH_2=CHCHO$［火気厳禁］［非常に反応性に富む］［安定剤を加える］

C．シアン化ナトリウムNaCN［酸類とは離す］［乾燥した冷所に保管］

D．ナトリウムNa［石油中に保管］［水と激しく反応］

【43】A…3　B…4　C…1　D…2

〔解説〕A．チタン酸バリウム$Ba\cdot O_3Ti$…沈殿法［水酸化カルシウム（消石灰）］［沈殿ろ過して埋立処分］

B．砒素As…固化隔離法［セメントを用いて固化］［埋立処分］

C．二硫化炭素CS_2…酸化法［次亜塩素酸ナトリウム水溶液と水酸化ナトリウムの混合溶液］［酸化分解］

D．メタクリル酸$C_4H_6O_2$…活性汚泥法［活性汚泥で処理］

【44】A…3　B…2　C…1　D…4

〔解説〕A．メチルエチルケトン$C_2H_5COCH_3$［液の表面を泡で覆う］

B．EPN　$C_{14}H_{14}NO_4PS$［水酸化カルシウム（消石灰）等の水溶液にて処理］［中性洗剤等の分散剤を使用］

C．硝酸銀$AgNO_3$［食塩水を用いて沈殿させる］

D．ブロムメチル（臭化メチル）CH_3Br［液が広がらないようにして蒸発させる］

【45】A…4　B…2　C…3　D…1

〔解説〕A．スルホナール$C_7H_{16}O_4S_2$［ポルフィリン尿（尿が赤色を呈する）］

B．ジメチル硫酸$(CH_3)_2SO_4$［すぐに症状が現れず、数時間から24時間後に影響が現れる］［水ぶくれ・やけど］

C．メタノールCH_3OH［致死量に近ければ麻酔状態］［視神経］［失明］

D．アニリン$C_6H_5NH_2$［チアノーゼ］

【46】A…3　B…1　C…1　D…4　E…2

〔解説〕《性状》

A．亜硝酸ナトリウム$NaNO_2$［白色又は微黄色の結晶性粉末］［潮解性］

B．ニコチン$C_{10}H_{14}N_2$［無色無臭の油状液体］［空気中で速やかに褐変］

選択肢２は［淡黄色の光沢ある小葉状あるいは針状結晶］［急熱あるいは衝撃により爆発］から、ピクリン酸$C_6H_2(OH)(NO_2)_3$が考えられる。

選択肢４は［黄色の粉末］［水に溶けにくいが、硝酸、チオ硫酸ナトリウム水溶液、シアン化カリウム水溶液に溶ける］から、沃化銀AgIが考えられる。

《識別方法》

C．亜硝酸ナトリウム［希硫酸に冷時反応して分解］［褐色の蒸気］

D．ニコチン［ホルマリン１滴］［濃硝酸１滴］［ばら色］

E．硫酸亜鉛$ZnSO_4 \cdot 7H_2O$［水に溶かして硫化水素を通じる］［白色の沈殿］

選択肢３は［温飽和水溶液］［シアン化カリウム溶液によって暗赤色］から、ピクリン酸が考えられる。

【47】A…4　B…2　C…3　D…1　E…4

〔解説〕《性状》

A．ベタナフトール$C_{10}H_7OH$［無色の光沢のある小葉状結晶あるいは白色の結晶性粉末］［かすかなフェノール様の臭気］［空気中で赤変］

B．トリクロル酢酸CCl_3COOH［無色の斜方六面形結晶］［潮解性］［水溶液は強酸性］

選択肢１は［潮解性を有する白色の固体］［水溶液は強アルカリ性］から、水酸化カリウムKOHが考えられる。

選択肢３は［淡黄色の柱状の結晶］［緑色の光沢］から、硝酸ウラニル$H_{12}N_2O_{14}U$が考えられる。

《識別方法》

C．ベタナフトール［アンモニア水を加えると紫色の蛍石彩］

D．トリクロル酢酸［水酸化ナトリウム溶液］［クロロホルム臭］

E．硝酸ウラニル［硫化アンモンを加えると黒色の沈殿］

選択肢２は［塩酸を加えて中性］［塩化白金溶液］［黄色結晶性の沈殿］から、アンモニア水$NH_3\ aq$が考えられる。

5 令和2年度（2020年） 九州地方

一般受験者数・合格率《参考》

都道府県名	受験者数（人）	合格者数（人）	合格率（%）
福岡県	357	192	53.8
佐賀県	93	25	26.9
長崎県	78	39	50.0
熊本県	90	46	51.1
大分県	108	57	52.8
宮崎県	193	49	25.4
鹿児島県	143	72	50.3
沖縄県	127	46	36.2

〔毒物及び劇物に関する法規〕

※ 法規に関する以下の設問中、毒物及び劇物取締法を「法律」、毒物及び劇物取締法施行令を「政令」、毒物及び劇物取締法施行規則を「省令」とそれぞれ略称する。

【1】 毒物及び劇物の定義に関する以下の記述のうち、正しいものの組み合わせを下から一つ選びなさい。

ア．法律の別表第1に掲げられている物であっても、医薬品又は医薬部外品に該当するものは、毒物から除外される。

イ．法律の別表第2に掲げられている物であっても、食品添加物に該当するものは劇物から除外される。

ウ．特定毒物とは、毒物であって、法律の別表第3に掲げるものをいう。

エ．メタノールを含有する製剤は、劇物に該当する。

☐ 1．ア、イ　2．ア、ウ
3．イ、エ　4．ウ、エ

【2】 以下の物質のうち、毒物に該当するものを一つ選びなさい。

☐ 1．ニコチン　2．カリウム
3．ニトロベンゼン　4．アニリン

【3】登録又は許可に関する以下の記述のうち、誤っているものを一つ選びなさい。

☐ 1．法律第4条の規定により、毒物又は劇物の製造業の登録は、製造所ごとに厚生労働大臣が行う。

2．法律第4条の規定により、毒物又は劇物の輸入業の登録は、営業所ごとにその営業所の所在地の都道府県知事が行う。

3．法律第4条の規定により、毒物又は劇物の販売業の登録は、店舗ごとにその店舗の所在地の都道府県知事（その店舗の所在地が、地域保健法第5条第1項の政令で定める市又は特別区の区域にある場合においては、市長又は区長。）が行う。

4．法律第6条の2の規定により、特定毒物研究者の許可を受けようとする者は、その主たる研究所の所在地の都道府県知事（その主たる研究所の所在地が、地方自治法第252条の19第1項の指定都市の区域にある場合においては、指定都市の長。）に申請書を出さなければならない。

【4】登録又は許可の変更等に関する以下の記述の正誤について、正しい組み合わせを一つ選びなさい。

ア．毒物劇物営業者は、毒物又は劇物を製造し、貯蔵し、又は運搬する施設の重要な部分を変更する場合は、あらかじめ、登録の変更を受けなければならない。

イ．毒物又は劇物の製造業者が、登録を受けた毒物又は劇物以外の毒物又は劇物を製造した場合は、製造を始めた日から30日以内に、その旨を届け出なければならない。

ウ．毒物劇物営業者が、当該製造所、営業所又は店舗における営業を廃止した場合は、50日以内に、その旨を届け出なければならない。

エ．特定毒物研究者が、主たる研究所の所在地を変更した場合は、新たに許可を受けなければならない。

	ア	イ	ウ	エ
☐ 1．	正	正	誤	誤
2．	正	誤	誤	正
3．	誤	誤	正	誤
4．	誤	誤	誤	誤

【5】毒物又は劇物の販売業に関する以下の記述のうち、正しいものの組み合わせを一つ選びなさい。

ア．一般販売業の登録を受けた者は、農業用品目又は特定品目を販売することができない。

イ．毒物又は劇物の販売業の登録は、5年ごとに、更新を受けなければ、その効力を失う。

ウ．毒物又は劇物の販売業者は、登録票を破り、汚し、又は失ったときは、登録票の再交付を申請することができる。

エ．毒物又は劇物の販売業者が、登録票の再交付を受けた後、失った登録票を発見したときは、これを返納しなければならない。

☐ 1．ア、イ　　2．ア、ウ
3．イ、エ　　4．ウ、エ

【6】以下の記述は、法律第3条の3の条文である。（　）の中に入れるべき字句の正しい組み合わせを一つ選びなさい。

興奮、幻覚又は（ア）の作用を有する毒物又は劇物（これらを含有する物を含む。）であって政令で定めるものは、みだりに摂取し、若しくは吸入し、又はこれらの目的で（イ）してはならない。

	ア	イ
☐ 1．	幻聴	所持
2．	幻聴	譲渡
3．	麻酔	所持
4．	麻酔	譲渡

【7】以下の物質のうち、法律第3条の4の規定により、引火性、発火性又は爆発性のある毒物又は劇物であって政令で定められているものを一つ選びなさい。

☐ 1．トルエン
2．塩素酸塩類
3．クロルピクリン
4．過酸化水素

【8】毒物又は劇物の製造所等の設備に関する以下の記述のうち、誤っているものを一つ選びなさい。

☐ 1．毒物又は劇物の輸入業の営業所は、コンクリート、板張り又はこれに準ずる構造とする等その外に毒物又は劇物が飛散し、漏れ、染み出し若しくは流れ出し、又は地下に染み込むおそれのない構造としなければならない。
2．毒物又は劇物に該当しない農薬は、毒物又は劇物と区分して貯蔵しなければならない。
3．毒物又は劇物の販売業の店舗で毒物又は劇物を陳列する場所には、かぎをかける設備が必要である。
4．毒物又は劇物を貯蔵する場所が性質上かぎをかけることができないものであるときは、その周囲に、堅固なさくを設けなければならない。

【9】毒物又は劇物の譲渡手続に関する以下の記述のうち、正しいものの組み合わせを下から一つ選びなさい。

ア．毒物又は劇物の譲渡手続に係る書面には、毒物又は劇物の名称及び数量、販売又は授与の年月日並びに譲受人の氏名、職業及び住所（法人にあっては、その名称及び主たる事務所の所在地）を記載しなければならない。
イ．毒物劇物営業者が、毒物又は劇物を毒物劇物営業者以外の者に販売し、又は授与する場合、毒物又は劇物を販売又は授与した後に、譲受人から毒物又は劇物の譲渡手続に係る書面の提出を受けなければならない。
ウ．毒物劇物営業者が、毒物又は劇物を毒物劇物営業者以外の者に販売し、又は授与する場合、毒物又は劇物の譲渡手続に係る書面には、譲受人の押印が必要である。
エ．毒物劇物営業者は、毒物又は劇物の譲渡手続に係る書面を、販売又は授与の日から３年間、保存しなければならない。

☐ 1．ア、イ　　2．ア、ウ
3．イ、エ　　4．ウ、エ

【10】以下の記述は、法律第12条第２項の条文である。（　）の中に入れるべき字句の正しい組み合わせを一つ選びなさい。

毒物劇物営業者は、その容器及び被包に、次に掲げる事項を表示しなければ、毒物又は劇物を販売し、又は授与してはならない。

一　毒物又は劇物の名称
二　（ア）
三　厚生労働省令で定める毒物又は劇物については、それぞれ厚生労働省令で定めるその（イ）の名称
四　毒物又は劇物の取扱及び使用上特に必要と認めて、厚生労働省令で定める事項

	ア	イ
☐ 1．	毒物又は劇物の成分及びその含量	解毒剤
2．	毒物又は劇物の成分及びその含量	中和剤
3．	取扱及び保管上の注意	解毒剤
4．	取扱及び保管上の注意	中和剤

【11】以下の記述は、法律第８条第１項の条文である。（　）の中に入れるべき字句の正しい組み合わせを下から一つ選びなさい。

次の各号に掲げる者でなければ、前条の毒物劇物取扱責任者となることができない。

一　（ア）
二　厚生労働省令で定める学校で、（イ）に関する学課を修了した者
三　都道府県知事が行う毒物劇物取扱者試験に合格した者

	ア	イ
☐ 1．	医師、歯科医師又は薬剤師	基礎化学
2．	医師、歯科医師又は薬剤師	応用化学
3．	薬剤師	基礎化学
4．	薬剤師	応用化学

【12】毒物劇物取扱責任者に関する以下の記述のうち、正しいものの組み合わせを下から一つ選びなさい。

ア．毒物又は劇物の販売業者は、毒物又は劇物を直接に取り扱わない場合であっても、店舗ごとに専任の毒物劇物取扱責任者を置かなければならない。

イ．毒物劇物営業者は、自ら毒物劇物取扱責任者として毒物又は劇物による保健衛生上の危害の防止に当たることができる。

ウ．毒物劇物営業者が、毒物又は劇物の製造業、輸入業又は販売業のうち、２つ以上を併せて営む場合において、その製造所、営業所又は店舗が互いに隣接しているとき、毒物劇物取扱責任者は、これらの施設を通じて１人で足りる。

エ．毒物劇物営業者は、毒物劇物取扱責任者を置いたときは、50日以内に、その毒物劇物取扱責任者の氏名を届け出なければならない。なお、毒物劇物取扱責任者を変更したときも、同様である。

☐ １．ア、イ　　２．ア、エ
３．イ、ウ　　４．ウ、エ

【13】以下の記述は、法律第13条に規定する特定の用途に供される毒物又は劇物の販売等に関するものである。（　）の中に入れるべき字句の正しい組み合わせを下から一つ選びなさい。

毒物劇物営業者は、硫酸タリウムを含有する製剤たる劇物については、あせにくい（ア）で着色したものでなければ、これを（イ）として販売し、又は授与してはならない。

☐

	ア	イ
１．	黒色	農業用
２．	黒色	工業用
３．	赤色	農業用
４．	赤色	工業用

【14】以下の記述は、法律第11条第２項及び政令第38条第１項の条文である。（　）の中に入れるべき字句の正しい組み合わせを下から一つ選びなさい。

法律第11条第２項

毒物劇物営業者及び特定毒物研究者は、毒物若しくは劇物又は毒物若しくは劇物を含有する物であって政令で定めるものがその製造所、営業所若しくは店舗又は研究所の外に飛散し、漏れ、流れ出、若しくはしみ出、又はこれらの施設の地下にしみ込むことを防ぐのに必要な措置を講じなければならない。

政令第38条第１項

法第11条第２項に規定する政令で定める物は、次のとおりとする。

一　無機シアン化合物たる毒物を含有する液体状の物（シアン含有量が１Ｌにつき１mg以下のものを除く。）

二　塩化水素、硝酸若しくは硫酸又は水酸化カリウム若しくは（ア）を含有する液体状の物（水で10倍に希釈した場合の水素イオン濃度が水素指数（イ）までのものを除く。）

	ア	イ
☐		
1.	アンモニア	2.0から12.0
2.	水酸化ナトリウム	2.0から12.0
3.	アンモニア	3.0から11.0
4.	水酸化ナトリウム	3.0から11.0

【15】以下のうち、法律第12条第１項の規定により、毒物又は劇物の容器及び被包に表示しなければならない事項として正しいものを一つ選びなさい。

☐

1. 毒物劇物営業者は、毒物の容器及び被包に、「医薬用外」の文字及び黒地に白色をもって「毒物」の文字を表示しなければならない。
2. 毒物劇物営業者は、劇物の容器及び被包に、「医薬用外」の文字及び白地に赤色をもって「劇物」の文字を表示しなければならない。
3. 特定毒物研究者は、特定毒物の容器及び被包に、「医薬用外」の文字及び白地に赤色をもって「特定毒物」の文字を表示しなければならない。
4. 特定毒物研究者は、特定毒物以外の劇物の容器及び被包には、「医薬用外」の文字や「劇物」の文字は表示しなくてもよい。

【16】毒物又は劇物の交付の制限等に関する以下の記述の正誤について、正しい組み合わせを下から一つ選びなさい。

ア．毒物劇物営業者は、17歳の者に、毒物又は劇物を交付してもよい。

イ．毒物劇物営業者は、大麻の中毒者に、毒物又は劇物を交付してもよい。

ウ．毒物劇物営業者が、法律第３条の４に規定する引火性、発火性及び爆発性のある劇物を交付する場合は、その交付を受ける者の氏名及び住所を確認した後でなければ、交付してはならない。

エ．毒物劇物営業者が、法律第３条の４に規定する引火性、発火性又は爆発性のある劇物を交付した場合、帳簿を備え、交付した劇物の名称、交付の年月日、交付を受けた者の氏名及び住所を記載しなければならない。

	ア	イ	ウ	エ
☐ １．	正	正	正	誤
２．	正	誤	誤	正
３．	誤	正	誤	誤
４．	誤	誤	正	正

【17】以下の記述は、政令第40条に定める毒物又は劇物の廃棄の方法に関するものである。（　）の中に入れるべき字句の正しい組み合わせを下から一つ選びなさい。

一　省略

二　ガス体又は揮発性の毒物又は劇物は、保健衛生上危害を生ずるおそれがない場所で、少量ずつ放出し、又は（ア）させること。

三　省略

四　前各号により難い場合には、地下（イ）以上で、かつ、地下水を汚染するおそれがない地中に確実に埋め、海面上に引き上げられ、若しくは浮き上がるおそれがない方法で海水中に沈め、又は保健衛生上危害を生ずるおそれがないその他の方法で処理すること。

	ア	イ
☐ １．	揮発	１m
２．	燃焼	１m
３．	燃焼	10m
４．	揮発	10m

【18】以下の記述のうち、車両を使用して１回につき、5,000kgの20％塩酸を運搬する場合における運搬方法について、正しいものの組み合わせを下から一つ選びなさい。［改］

ア．１人の運転者による連続運転時間（１回がおおむね連続10分以上で、かつ、合計が30分以上の運転の中断をすることなく連続して運転する時間をいう。）が、３時間を超える場合は、車両１台について、運転者のほか交替して運転する者を同乗させなければならない。

イ．車両には、0.3m平方の板に地を黒色、文字を白色として「毒」と表示した標識を、車両の前後の見やすい箇所に掲げなければならない。

ウ．車両には、防毒マスク、ゴム手袋その他事故の際に応急の措置を講ずるために必要な保護具で、省令で定めるものを１名分備えなければならない。

エ．車両には、運搬する毒物又は劇物の名称、成分及びその含量並びに事故の際に講じなければならない応急の措置の内容を記載した書面を備えなければならない。

□ １．ア、イ　　２．ア、ウ
３．イ、エ　　４．ウ、エ

【19】以下のうち、法律第８条第２項の規定により、都道府県知事が行う毒物劇物取扱者試験に合格した者で、あきらかに毒物劇物取扱責任者となることが<u>できないもの</u>を一つ選びなさい。

□ １．20歳の者
２．毒物劇物営業登録施設での実務経験が３年未満の者
３．麻薬の中毒者
４．道路交通法違反で罰金以上の刑に処せられ、その執行を終わり、１年を経過した者

【20】政令第40条の６に規定する荷送人の通知義務に関する以下の記述について、（　）に入れるべき字句を下から一つ選びなさい。

毒物又は劇物を車両を使用して、又は鉄道によって運搬する場合で、当該運搬を他に委託するときは、その荷送人は、運送人に対し、あらかじめ、当該毒物又は劇物の名称、成分及びその含量並びに数量並びに事故の際に講じなければならない応急の措置の内容を記載した書面を交付しなければならない。ただし、１回の運搬につき（　）以下の毒物又は劇物を運搬する場合は、この限りでない。

□ １．1,000kg　　２．2,000kg
３．3,000kg　　４．5,000kg

【21】以下のうち、政令第40条の９及び省令第13条の12の規定により、毒物劇物営業者が毒物又は劇物を販売し、又は授与する時までに、譲受人に対し提供しなければならない情報の内容について、誤っているものを一つ選びなさい。

☐ 1．情報を提供する毒物劇物営業者の氏名及び住所（法人にあっては、その名称及び主たる事務所の所在地）
2．応急措置
3．輸送上の注意
4．管轄保健所の連絡先

【22】以下の記述は、法律第17条第２項の条文である。（　）の中に入れるべき字句を下から一つ選びなさい。

毒物劇物営業者及び特定毒物研究者は、その取扱いに係る毒物又は劇物が盗難にあい、又は紛失したときは、直ちに、その旨を（　）に届け出なければならない。

☐ 1．保健所　　2．警察署
3．厚生労働省　　4．保健所、警察署又は消防機関

【23】以下のうち、法律第22条第１項の規定により、業務上取扱者の届出を要する事業として、定められていないものを一つ選びなさい。

☐ 1．無機シアン化合物たる毒物を用いて、電気めっきを行う事業
2．シアン化ナトリウムを用いて、金属熱処理を行う事業
3．内容積が200Lの容器を大型自動車に積載して、弗（ふっ）化水素を運搬する事業
4．砒（ひ）素化合物たる毒物を用いて、しろありの防除を行う事業

【24】法律第22条第５項に規定する届出を要しない業務上取扱者に関する以下の記述の正誤について、正しい組み合わせを下から一つ選びなさい。

ア．法律第11条に規定する毒物又は劇物の盗難又は紛失の防止措置が適用される。
イ．法律第12条第３項に規定する毒物又は劇物を貯蔵する場所への表示が適用される。
ウ．法律第17条に規定する事故の際の措置が適用される。
エ．法律第18条に規定する立入検査等が適用される。

	ア	イ	ウ	エ
☐ 1．	正	正	正	正
2．	正	誤	正	誤
3．	誤	正	誤	誤
4．	誤	誤	誤	正

【25】以下の記述は、法律第18条第１項の条文である。（　）の中に入れるべき字句を下から一つ選びなさい。

都道府県知事は、（ア）ときは、毒物劇物営業者若しくは特定毒物研究者から必要な報告を徴し、又は薬事監視員のうちからあらかじめ指定する者に、これらの者の製造所、営業所、店舗、研究所その他業務上毒物若しくは劇物を取り扱う場所に立ち入り、帳簿その他の物件を（イ）させ、関係者に質問させ、若しくは試験のため必要な最小限度の分量に限り、毒物、劇物、第11条第２項の政令で定める物若しくはその疑いのある物を収去させることができる。

	ア	イ
1．	保健衛生上必要があると認める	捜査
2．	保健衛生上必要があると認める	検査
3．	事故が発生し緊急性が認められる	捜査
4．	事故が発生し緊急性が認められる	検査

〔基礎化学〕

【26】混合物の分離又は精製に関する以下の組み合わせについて、誤っているものを一つ選びなさい。

1．海水から水を得る。……………………………… 蒸留
2．泥水を土と水に分離する。……………………… ろ過
3．原油からガソリン、灯油、軽油等を得る。……… 昇華
4．昆布からだしをとる。…………………………… 抽出

【27】以下の物質のうち、単体であるものを一つ選びなさい。

1．ベンゼン　　2．アルゴン
3．ベンジン　　4．プロパン

【28】触媒に関する以下の記述について、（　）の中に入れるべき字句の適切な組み合わせを下から一つ選びなさい。

触媒は、反応の活性化エネルギーを（ア）はたらきをすることで反応速度を（イ）する。触媒は反応前後で変化（ウ）。

	ア	イ	ウ
1．	上げる	速く	する
2．	上げる	遅く	しない
3．	下げる	速く	しない
4．	下げる	遅く	する

【29】コロイドの性質に関する以下の記述について、（　）の中に入れるべき字句を下から一つ選びなさい。

疎水コロイドに少量の電解質を加えたとき、沈殿が生じた。この現象を（　）という。

☐ 1．ブラウン運動　　2．チンダル現象
3．塩析　　4．凝析

【30】以下の元素のうち、炎色反応で黄緑色を呈するものを一つ選びなさい。

☐ 1．ナトリウム　　2．カルシウム
3．バリウム　　4．リチウム

【31】以下の化合物のうち、芳香族化合物であるものを一つ選びなさい。

☐ 1．キシレン　　2．エチレン
3．アセチレン　　4．セレン

【32】以下のうち、27℃、9.85×10^4Paにおいて、800mLの体積を占める理想気体が、0℃、1.01×10^5Paにおいて示す体積として最も適当なものを一つ選びなさい。

☐ 1．570mL　　2．640mL
3．710mL　　4．780mL

【33】以下のうち、0.3mol/Lの水酸化ナトリウム水溶液40mLを中和するために必要な硫酸20mLのモル濃度として最も適当なものを一つ選びなさい。

☐ 1．0.3mol/L　　2．0.6mol/L
3．0.9mol/L　　4．1.2mol/L

【34】以下のうち、10％塩化ナトリウム水溶液300mLに20％塩化ナトリウム水溶液200mLを加えた溶液の質量パーセント濃度として最も適当なものを一つ選びなさい。なお、混合後の水溶液の体積は、混合前の２つの水溶液の体積の総和と等しいものとする。

☐ 1．12％　　2．14％
3．16％　　4．18％

【35】以下の化学反応式について、（　）の中に入れるべき係数の正しい組み合わせを下から一つ選びなさい。

$2KMnO_4 + 5H_2O_2 +$（ア）H_2SO_4
$\longrightarrow 2MnSO_4 +$（イ）$H_2O +$（ウ）$O_2 + K_2SO_4$

	ア	イ	ウ
1.	3	5	8
2.	3	8	5
3.	5	8	5
4.	5	5	8

【36】硫化水素に関する以下の記述のうち、正しいものの組み合わせを下から一つ選びなさい。

ア．強力な酸化剤である。
イ．無色の悪臭（腐卵臭）をもつ有毒な気体である。
ウ．空気よりも軽いため、実験室では上方置換法により捕集する。
エ．鉛、銅などの金属イオンと反応して特有の色の沈殿をつくる。

1．ア、イ　2．ア、ウ
3．イ、エ　4．ウ、エ

【37】以下の金属のうち、イオン化傾向が最も小さいものを一つ選びなさい。

1．金　2．鉄
3．カリウム　4．銅

【38】以下の物質のうち、同素体の組み合わせについて正しいものを一つ選びなさい。

1．水と水蒸気　2．一酸化窒素と二酸化窒素
3．黄リンと赤リン　4．塩素と塩化水素

【39】以下の物質のうち、アミノ基を持つものを一つ選びなさい。

1．トルエン　2．アニリン
3．ぎ酸　4．ジエチルエーテル

【40】以下の試薬のうち、ブドウ糖の検出に用いられるものとして最も適当なものを一つ選びなさい。

☐ 1．ネスラー試薬　　2．フェーリング液
　3．メチルオレンジ　　4．フェノールフタレイン

〔実地（性質・貯蔵・取扱い方法等）〕

【41】以下の物質の用途として、最も適当なものを一つ選びなさい。

☐ A．硅弗化水素酸（けいふっ）

☐ B．亜塩素酸ナトリウム

☐ C．酢酸エチル

☐ D．塩化亜鉛

1．脱水剤、木材防腐剤、活性炭の原料、乾電池材料、脱臭剤、染料安定剤
2．香料、溶剤、有機合成原料
3．セメントの硬化促進剤、錫（すず）の電解精錬やめっきの際の電解液
4．繊維、木材、食品の漂白

【42】以下の物質の性状として、最も適当なものを一つ選びなさい。

☐ A．ニトロベンゼン

☐ B．塩化水素

☐ C．アクリルニトリル

☐ D．シアン化ナトリウム

1．無臭又は微刺激臭のある無色透明の蒸発しやすい液体。
2．常温、常圧においては、無色の刺激臭をもつ気体で、湿った空気中で激しく発煙する。冷却すると無色の液体及び固体となる。
3．無色又は微黄色の吸湿性の液体で、強い苦扁桃様の香気をもち、光線を屈折させる。
4．白色の粉末、粒状又はタブレット状の固体で、酸と反応すると有毒かつ引火性のガスを生成する。

【43】以下の物質の廃棄方法として、最も適当なものを一つ選びなさい。

☐ A．水銀
☐ B．ホスゲン
☐ C．２－クロロニトロベンゼン
☐ D．塩化第一錫（すず）

1．多量の水酸化ナトリウム水溶液（10％程度）に撹拌しながら少量ずつガスを吹き込み分解した後、希硫酸を加えて中和する。
2．水に溶かし、水酸化カルシウム（消石灰）、炭酸ナトリウム（ソーダ灰）等の水溶液を加えて処理し、沈殿ろ過して埋立処分する。
3．アフターバーナー及びスクラバーを備えた焼却炉で少量ずつ又は可燃性溶剤とともに焼却する。
4．そのまま再生利用するため蒸留する。

【44】以下の物質の漏えい時の措置として、最も適当なものを一つ選びなさい。

☐ A．ピクリン酸アンモニウム
☐ B．硝酸
☐ C．アンモニア
☐ D．シアン化水素

1．多量の場合、漏えい箇所を濡れむしろ等で覆い、ガス状のものに対しては遠くから霧状の水をかけ吸収させる。
2．漏えいしたボンベ等を多量の水酸化ナトリウム水溶液に容器ごと投入してガスを吸収させ、さらに酸化剤の水溶液で酸化処理を行い、多量の水で洗い流す。
3．多量の場合、土砂等でその流れを止め、これに吸着させるか、又は安全な場所に導いて、遠くから徐々に注水してある程度希釈した後、水酸化カルシウム（消石灰）、炭酸ナトリウム（ソーダ灰）等で中和し、多量の水で洗い流す。
4．飛散したものは金属製ではない空容器にできるだけ回収し、そのあとを多量の水で洗い流す。なお、回収の際は飛散したものが乾燥しないよう、適量の水を散布し、また、回収物の保管、輸送に際しても十分に水分を含んだ状態を保つようにする。

【45】以下の物質の貯蔵方法として、最も適当なものを一つ選びなさい。

☐ A．黄燐（りん）

☐ B．ベタナフトール

☐ C．水酸化ナトリウム

☐ D．ブロムメチル

1．光線に触れると赤変するため、遮光して保管する。
2．空気に触れると発火しやすいので、水中に沈めて瓶に入れ、さらに砂を入れた缶中に固定して、冷暗所に保管する。
3．常温では気体なので、圧縮冷却して液化し、圧縮容器に入れ、直射日光など温度上昇の原因を避けて、冷暗所に保管する。
4．二酸化炭素と水を吸収する性質が強いため、密栓して保管する。

【46】以下の物質について、A～Eに該当する性状、識別方法として、それぞれ適当なものを一つ選びなさい。

物質名	性状	識別方法
☐ 弗（ふっ）化水素酸	(A)	(C)
☐ 黄燐（りん）	(B)	(D)
☐ 四塩化炭素	＼	(E)

〔性状〕
1．無色又はわずかに着色した透明の液体で、特有の刺激臭がある。不燃性で、高濃度のものは空気中で白煙を生じる。
2．白色又は淡黄色のロウ様半透明の結晶性固体で、ニンニク臭を有する。
3．揮発性、麻酔性の芳香を有する無色の重い液体で、不燃性である。溶剤として種々の工業に用いられるが、毒性が強く、吸入すると中毒を起こす。
4．無色の催涙性透明の液体で、刺激性の臭気がある。

〔識別方法〕
1．ロウを塗ったガラス板に針で任意の模様を描いたものに塗ると、針で削り取られた模様の部分は腐食される。
2．暗室内で酒石酸又は硫酸酸性で水蒸気蒸留を行うと、冷却器あるいは流出管の内部に美しい青白色の光が認められる。
3．アルコール性の水酸化カリウムと銅粉とともに煮沸すると、黄赤色の沈殿を生成する。
4．水浴上で蒸発すると、水に溶けにくい白色、無晶形の物質が残る。

【47】 以下の物質について、A～Eに該当する性状、識別方法として、それぞれ適当なものを一つ選びなさい。

物質名	性状	識別方法
☐ スルホナール	(A)	(C)
☐ ピクリン酸	(B)	(D)
☐ 塩素酸ナトリウム		(E)

〔性状〕

1．無色、稜柱状の結晶性粉末である。

2．淡黄色の光沢ある小葉状あるいは針状結晶である。

3．無色無臭の正方単斜状の結晶で、水に溶けやすく、空気中の水分を吸収して潮解する。

4．無色の針状結晶又は白色の放射状結晶塊で、空気中で容易に赤変する。特異の臭気がある。

〔識別方法〕

1．木炭とともに熱すると、メルカプタンの臭気を放つ。

2．アルコール溶液は、白色の羊毛又は絹糸を鮮黄色に染める。

3．炭の上に小さな孔をつくり、試料を入れ吹管炎で熱灼すると、パチパチ音を立てて分解する。

4．水溶液に塩化鉄（Ⅲ）液（過クロール鉄液）を加えると紫色を呈する。

▶▶正解＆解説 ……………………………………………………………………………

【1】2

〔解説〕ア．取締法第２条（定義）第１項。医薬品及び医薬部外品は薬事法によって規制されているため、取締法では取締の対象外としている。

イ．食品添加物に関する規定はない。取締法第２条（定義）第２項。

ウ．取締法第２条（定義）第３項。

エ．メタノールは原体のみが劇物に指定されている。含有する製剤は、劇物に指定されていない。

【2】1

〔解説〕取締法　別表第１、第２。

1．ニコチン…毒物。

2～4．カリウム、ニトロベンゼン、アニリン…劇物。

【3】1

〔解説〕「厚生労働大臣」⇒「所在地の都道府県知事」。取締法第４条（営業の登録）第１項。

2＆3．取締法第４条（営業の登録）第１項。

4．取締法第６条の２（特定毒物研究者の許可）第１項。

【4】4

〔解説〕ア．「あらかじめ」⇒「30日以内」。取締法第10条（届出）第１項第２号。

イ．「30日以内」⇒「あらかじめ」。取締法第９条（登録の変更）第１項。

ウ．「50日以内」⇒「30日以内」。取締法第10条（届出）第１項第４号。

エ．特定毒物研究者が、主たる研究所の所在地を変更した場合は、30日以内に変更の旨を届け出なければならない。取締法第10条（届出）第２項第２号、施行規則第10条の３（特定毒物研究者の届出事項）第１号。

【5】4

〔解説〕ア．販売業は登録の種類により販売できる品目が定められているが、一般販売業の登録を受けた者は販売品目の制限が定められていないため、全ての毒物劇物を販売できる。取締法第４条の２（販売業の登録の種類）第１号、取締法第４条の３（販売品目の制限）第１項、第２項。

イ．「５年ごと」⇒「６年ごと」。取締法第４条（営業の登録）第３項。

ウ＆エ．施行令第36条（登録票又は許可証の再交付）第１項、第３項。

【6】3

〔解説〕取締法第３条の３（シンナー乱用の禁止）。

> 興奮、幻覚又は（ア：麻酔）の作用を有する毒物又は劇物（これらを含有する物を含む。）であって政令で定めるものは、みだりに摂取し、若しくは吸入し、又はこれらの目的で（イ：所持）してはならない。

【7】2

〔解説〕取締法第３条の４（爆発性がある毒物劇物の所持禁止）、施行令第32条の３（発火性又は爆発性のある劇物）。塩素酸塩類及びこれを含有する製剤（塩素酸塩類35％以上を含有するものに限る）のほか、亜塩素酸ナトリウム及びこれを含有する製剤（亜塩素酸ナトリウム30％以上含有するものに限る）、ナトリウム並びにピクリン酸が定められている。

【8】1

〔解説〕選択肢の記述は製造所の設備の基準であり、輸入業の営業所には適用されない。施行規則第４条の４（製造所等の設備）第１項第１号、第２項。

２．施行規則第４条の４（製造所等の設備）第１項第２号イ。

３．施行規則第４条の４（製造所等の設備）第１項第３号、第２項。

４．施行規則第４条の４（製造所等の設備）第１項第２号ホ。

【9】2

〔解説〕ア．取締法第14条（毒物又は劇物の譲渡手続）第１項第１～３号。

イ．譲渡手続に係る書面の提出を受けてからでなければ、毒物又は劇物を販売又は授与してはならない。取締法第14条（毒物又は劇物の譲渡手続）第２項。

ウ．取締法第14条（毒物又は劇物の譲渡手続）第２項、施行規則第12条の２（毒物又は劇物の譲渡手続に係る書面）。

エ．「３年間、保存」⇒「５年間、保存」。取締法第14条（毒物又は劇物の譲渡手続）第４項。

【10】1

〔解説〕取締法第12条（毒物又は劇物の表示）第２項第１～４号。

> 一　毒物又は劇物の名称
> 二　（ア：毒物又は劇物の成分及びその含量）
> 三　厚生労働省令で定める毒物又は劇物については、それぞれ厚生労働省令で定めるその（イ：解毒剤）の名称
> 四　（略）

【11】4

〔解説〕取締法第８条（毒物劇物取扱責任者の資格）第１項第１～３号。

> 一　（ア：薬剤師）
> 二　厚生労働省令で定める学校で、（イ：応用化学）に関する学課を修了した者
> 三　都道府県知事が行う毒物劇物取扱者試験に合格した者

【12】3

〔解説〕ア．毒物又は劇物を直接に取り扱う店舗には、専任の毒物劇物取扱責任者を置かなければならないが、直接に取り扱わない場合は置く必要がない。取締法第７条（毒物劇物取扱責任者）第１項。

イ．取締法第７条（毒物劇物取扱責任者）第１項。

ウ．取締法第７条（毒物劇物取扱責任者）第２項。

エ．「50日以内」⇒「30日以内」。取締法第７条（毒物劇物取扱責任者）第３項。

【13】1

〔解説〕取締法第13条（農業用の劇物）、施行令第39条（着色すべき農業用劇物）第１号、施行規則第12条（農業用劇物の着色方法）。

> （略）、あせにくい（ア：黒色）で着色したものでなければ、これを（イ：農業用）として販売し、又は授与してはならない。

【14】2

〔解説〕施行令第38条（危害防止の措置を講ずべき毒物劇物含有物）第１項第１～２号。

> 一　（略）
> 二　塩化水素、硝酸若しくは硫酸又は水酸化カリウム若しくは（ア：水酸化ナトリウム）を含有する液体状の物（水で10倍に希釈した場合の水素イオン濃度が水素指数（イ：2.0から12.0）までのものを除く。）

【15】2

〔解説〕取締法第12条（毒物又は劇物の表示）第１項。

1．「黒地に白色をもって」⇒「赤地に白色をもって」。

3．特定毒物の表示は毒物に準じるため、「医薬用外」の文字及び赤地に白色をもって「毒物」の文字を表示しなければならない。

4．特定毒物以外の劇物の容器及び被包には「医薬用外」及び「劇物」の文字を表示しなければならない。

【16】4

〔解説〕ア＆イ．18歳未満の者、大麻の中毒者に毒物又は劇物を交付してはならない。取締法第15条（毒物又は劇物の交付の制限等）第１項第１号、第３号。

ウ．取締法第15条（毒物又は劇物の交付の制限等）第２項。

エ．取締法第15条（毒物又は劇物の交付の制限等）第３項。

【17】1

〔解説〕施行令第40条（廃棄の方法）第１～４号。

> 一　（略）
> 二　ガス体又は揮発性の毒物又は劇物は、保健衛生上危害を生ずるおそれがない場所で、少量ずつ放出し、又は（ア：揮発）させること。
> 三　（略）
> 四　前各号により難い場合には、地下（イ：１ｍ）以上で、（略）、又は保健衛生上危害を生ずるおそれがないその他の方法で処理すること。

【18】3

〔解説〕ア.「3時間を超える場合」⇒「4時間（高速道路等のSA又はPA等に駐車又は停車できないため、やむを得ず1人の運転者による連続運転時間が4時間を超える場合は4時間30分）を超える場合」。施行令第40条の5（運搬方法）第2項第1号、施行規則第13条の4（交替して運転する者の同乗）第1号。

> 施行規則第13条の4第1号は、法改正により令和6年4月1日から下線部の記述へ変更される（法改正前は「運転者1名による連続運転時間が4時間を超える場合」）ため、注意が必要。

イ．施行令第40条の5（運搬方法）第2項第2号、施行規則第13条の5（毒物又は劇物を運搬する車両に掲げる標識）。

ウ.「1名分」⇒「2名分以上」。施行令第40条の5（運搬方法）第2項第3号。

エ．施行令第40条の5（運搬方法）第2項第4号。

【19】3

〔解説〕毒物劇物取扱責任者に麻薬、大麻等の中毒者はなることができない。取締法第8条（毒物劇物取扱責任者の資格）第2項第3号。

1．取締法第8条（毒物劇物取扱責任者の資格）第2項第1号。18歳以上であるため、毒物劇物取扱責任者となることができる。

2．取締法第8条（毒物劇物取扱責任者の資格）第1項。毒物劇物取扱責任者となるには、実務経験の有無は問わない。

4．取締法第8条（毒物劇物取扱責任者の資格）第2項第4号。毒物若しくは劇物又は薬事に関する罪で罰金以上の刑に処せられた場合は、執行を終わり3年を経過しなければ毒物劇物取扱責任者となることができないが、道交法違反であるため毒物劇物取扱責任者となることができる。

【20】1

〔解説〕施行令第40条の6（荷送人の通知義務）第1項、施行規則第13条の7（荷送人の通知義務を要しない毒物又は劇物の数量）。

> （略）ただし、1回の運搬につき（1,000kg）以下の毒物又は劇物を運搬する場合は、この限りでない。

【21】4

〔解説〕管轄保健所の連絡先は、提供しなければならない情報に含まれない。

1．施行規則第13条の12（毒物劇物営業者等による情報の提供）第1号。

2．施行規則第13条の12（毒物劇物営業者等による情報の提供）第4号。

3．施行規則第13条の12（毒物劇物営業者等による情報の提供）第13号。

【22】2

〔解説〕取締法第17条（事故の際の措置）第２項。

> 毒物劇物営業者及び特定毒物研究者は、その取扱いに係る毒物又は劇物が盗難にあい、又は紛失したときは、直ちに、その旨を（警察署）に届け出なければならない。

【23】3

〔解説〕「200Lの容器」⇒「1000L以上の容器」。取締法第22条（業務上取扱者の届出等）第１項、施行令第41条（業務上取扱者の届出）第３号、第42条第２号、施行規則第13条の13（施行令第41条第３号に規定する内容積）。

１～２＆４．取締法第22条（業務上取扱者の届出等）第１項、施行令第41条、第42条（業務上取扱者の届出）各号。

【24】1

〔解説〕いずれにおいても、取締法第22条（業務上取扱者の届出等）第５項で規定されている。

【25】2

〔解説〕取締法第18条（立入検査等）第１項。

> 都道府県知事は、（ア：保健衛生上必要があると認める）ときは、毒物劇物営業者若しくは特定毒物研究者から必要な報告を徴し、（略）、帳簿その他の物件を（イ：検査）させ、（略）、毒物、劇物、第11条第２項の政令で定める物若しくはその疑いのある物を収去させることができる。

【26】3

〔解説〕２種類以上の混合物から沸点の差を利用して、蒸留により各成分に分離する操作を「分留」という。分留により原油からガソリン、灯油、軽油等を得る。「昇華」とは、固体から気体への変化をいう。

【27】2

〔解説〕アルゴンArは原子番号18の単体である。

１＆４．ベンゼンC_6H_6やプロパンC_3H_8は化合物。

３．ベンジンはヘキサン、ヘプタンを主成分とし、その他ペンタン、芳香族炭化水素からなる混合物。

【28】3

〔解説〕触媒は、反応の活性化エネルギーを（ア：下げる）はたらきをすることで反応速度を（イ：速く）する。触媒は反応前後で変化（ウ：しない）。

【29】4

〔解説〕疎水コロイドに少量の電解質を加えたとき、沈殿が生じた。この現象を（凝析）という。

１．ブラウン運動…水分子が熱運動によってコロイド粒子に不規則に衝突することで、コロイド粒子の運動方向が絶えず変化する運動。

2．チンダル現象…コロイド溶液に側面から強い光を当てると、光が散乱され、光の通路が輝いて見える現象。

3．塩析…親水コロイドに多量の電解質を加えると沈殿する現象。

【30】3

〔解説〕炎色反応は次のとおり。ナトリウムNa…黄色、カルシウムCa…橙赤色、バリウムBa…黄緑色、リチウムLi…赤色。

【31】1

〔解説〕キシレン$C_6H_4(CH_3)_2$…芳香族化合物（ベンゼン環C_6H_6をもつ化合物のこと）。

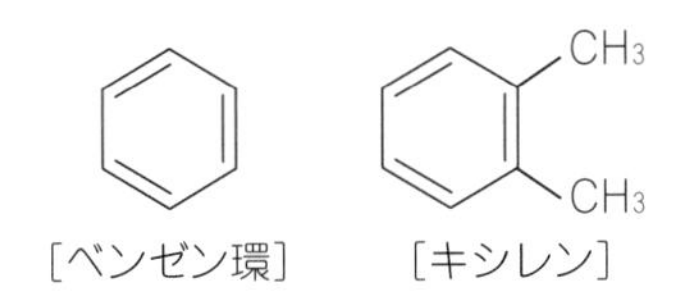

2．エチレン$CH_2=CH_2$…アルケン（脂肪族炭化水素（鎖式炭化水素）のうち、二重結合を１個含む不飽和炭化水素）。

3．アセチレン$H-C\equiv C-H$…アルキン（脂肪族炭化水素（鎖式炭化水素）のうち、三重結合を１個含む不飽和炭化水素）。

4．セレンSeは原子番号34の単体。

【32】3

〔解説〕ボイル・シャルルの法則を使って解く。

$$\frac{P_1V_1}{T_1}=\frac{P_2V_2}{T_2}$$

求める体積を x Lとし、温度は絶対温度を使用する。

$T_1=$（273＋27）K＝300K、$T_2=$273K。

$$\frac{9.85\times10^4\mathrm{Pa}\times0.8\mathrm{L}}{300\mathrm{K}}=\frac{1.01\times10^5\mathrm{Pa}\times x\,\mathrm{L}}{273\mathrm{K}}$$

両辺に273Kをかける。

$$1.01\times10^5\mathrm{Pa}\times x\,\mathrm{L}=\frac{9.85\times10^4\mathrm{Pa}\times0.8\mathrm{L}\times273\mathrm{K}}{300\mathrm{K}}$$

$$x=\frac{9.85\times10^4\mathrm{Pa}\times0.8\mathrm{L}\times273\mathrm{K}}{1.01\times10^5\mathrm{Pa}\times300\mathrm{K}}$$

$$=\frac{9.85\times0.8\mathrm{L}\times273}{1.01\times10\times300}=\frac{7.88\mathrm{L}\times273}{3030}$$

$$=\frac{2151.24\mathrm{L}}{3030}=0.709\cdots\mathrm{L}\fallingdotseq0.710\mathrm{L}\quad\Rightarrow710\,(\mathrm{mL})$$

【33】1

〔解説〕中和反応式：$2NaOH + H_2SO_4 \longrightarrow Na_2SO_4 + 2H_2O$

水酸化ナトリウムは1価の塩基、硫酸（りゅう）は2価の酸であり、求める濃度を x mol/L とすると、次の等式が成り立つ。

$1 \times 0.3\text{mol/L} \times (40\text{mL} / 1000\text{mL}) = 2 \times x\ \text{mol/L} \times (20\text{mL} / 1000\text{mL})$

両辺に1000をかける。　$0.3\text{mol/L} \times 40\text{mL} = 2x\ \text{mol/L} \times 20\text{mL}$

$40x = 12$

$x = 0.3\ (\text{mol/L})$

【34】2

〔解説〕水1L＝1kg（1000g）より、質量パーセント濃度10％の塩化ナトリウム水溶液300mL（g）に含まれる塩化ナトリウム（溶質）は、0.1×300＝30gである。同様に、20％の塩化ナトリウム水溶液200mL（g）に含まれる塩化ナトリウムは、0.2×200＝40gである。これらを混合したときの質量パーセント濃度を x とすると、次の等式が成り立つ。

$$\text{質量パーセント濃度（\%）} = \frac{\text{溶質の質量（g）}}{\text{溶液の質量（g）}} \times 100$$

$$x\,\% = \frac{30\text{g} + 40\text{g}}{300\text{g} + 200\text{g}} \times 100 \quad \Rightarrow x = 14\ (\%)$$

【35】2

〔解説〕右辺のS原子が3個であるため、左辺の（ア）は「3」となる。すると左辺のH原子が16個となるため、右辺の（イ）は「8」となる。また、左辺のO原子が30個になるため、右辺の（ウ）は「5」となる。

$2KMnO_4 + 5H_2O_2 +$（ア：3）H_2SO_4

$\longrightarrow 2MnSO_4 +$（イ：8）$H_2O +$（ウ：5）$O_2 + K_2SO_4$

	左辺			右辺			
	$2KMnO_4$	$5H_2O_2$	$3H_2SO_4$	$2MnSO_4$	$8H_2O$	$5O_2$	K_2SO_4
K	2	-	-	-	-	-	2
Mn	2	-	-	2	-	-	-
O	8	10	12	8	8	10	4
H	-	10	6	-	16	-	-
S	-	-	3	2	-	-	1

【36】3

〔解説〕硫（りゅう）化水素 H_2S は無色で腐卵臭のある有毒な気体であり、空気より重く、強い還元作用をもつ。硫化物イオン S^{2-} は多くの金属イオンと反応して、特有の色をもつ硫化物の沈殿をつくる。このため、金属イオンの分離によく利用される。

【37】1

〔解説〕金属の単体が水溶液中で電子を失い、陽イオンになろうとする性質のことをイオン化傾向という。イオン化傾向の大きな金属ほど、酸化されやすく反応性が大きい。設問の場合、イオン化傾向の大きい順に並べると、カリウムK ＞ 鉄Fe ＞ 銅Cu ＞ 金Auとなる。

イオン化傾向が極めて大きく、常温でも水と激しく反応する〔リチウムLi〕〔カリウムK〕と、イオン化傾向が極めて小さく、化学的に安定した〔白金Pt〕〔金Au〕は覚えておく必要がある。

【38】3

〔解説〕同一元素からなるが、性質が異なる単体を互いに同素体という。黄リンP_4と赤リンPは同素体である。

1．水と水蒸気は、物質の状態が変わる物理変化である。

2．一酸化窒素NOと二酸化窒素NO_2はそれぞれ化合物である。

4．塩素Cl_2は単体、塩化水素HClは化合物である。

【39】2

〔解説〕アミノ基「$-NH_2$」をもつのはアニリン$C_6H_5NH_2$である。

1．トルエン$C_6H_5CH_3$はベンゼン環をもつ芳香族化合物である。

3．ぎ酸HCOOHは、アルデヒド基「$-CHO$」をもつ。

4．ジエチルエーテル$C_2H_5OC_2H_5$はエチル基「C_2H_5-」どうしが結合したエーテルである。

【40】2

〔解説〕フェーリング液は、糖やアルデヒドなどの還元性物質の検出や定量に利用される分析試薬である。

1．ネスラー試薬は、微量のアンモニアを検出するために用いられる試薬である。

3．メチルオレンジ（MO）は酸の滴定に使われる。変色域が酸性側（pH3.1～4.4）にあり、pH3.1以下では赤色を、pH4.4以上では黄色を示す。

4．フェノールフタレイン（PP）は塩基の滴定に使われる。変色域がアルカリ（塩基）性側（pH8.0～9.8）にあり、pH8.3以下では透明を、pH10.0以上では赤色を示す。

※以下、物質名の後や文章中に記載されている［　］は、物質を見分ける際に特徴となるキーワードを表す。

【41】A…3　B…4　C…2　D…1

〔解説〕A．硅弗化水素酸H_2SiF_6［セメントの硬化促進剤］

B．亜塩素酸ナトリウム$NaClO_2$［繊維、木材、食品の漂白］

C．酢酸エチル$CH_3COOC_2H_5$［香料］［溶剤］

D．塩化亜鉛$ZnCl_2$［乾電池材料］

【42】A…3　B…2　C…1　D…4

〔解説〕A．ニトロベンゼン$C_6H_5NO_2$［無色又は微黄色の液体］［苦扁桃様の香気］

B．塩化水素HCl［刺激臭をもつ気体］［発煙］［冷却すると無色の液体及び固体となる］

C．アクリルニトリル$CH_2=CHCN$［無臭又は微刺激臭］［蒸発しやすい液体］

D．シアン化ナトリウムNaCN［固体］［酸と反応すると有毒かつ引火性のガスを生成］

【43】A…4　B…1　C…3　D…2

〔解説〕A．水銀Hg…回収法［そのまま再生利用］

B．ホスゲン$COCl_2$…アルカリ法［水酸化ナトリウム水溶液（10％程度）］［ガスを吹き込む］

C．２－クロロニトロベンゼン$C_6H_4Cl(NO_2)$…燃焼法［可燃性溶剤とともに焼却］

D．塩化第一錫$SnCl_2$…沈殿法［水酸化カルシウム（消石灰）］［沈殿ろ過して埋立処分］

【44】A…4　B…3　C…1　D…2

〔解説〕A．ピクリン酸アンモニウム$C_6H_2(ONH_4)(NO_2)_3$［金属製ではない空容器にできるだけ回収］［乾燥させない］

B．硝酸HNO_3［水酸化カルシウム（消石灰）、炭酸ナトリウム（ソーダ灰）等で中和］

C．アンモニアNH_3［濡れむしろ等で覆う］［遠くから霧状の水］

D．シアン化水素HCN［水酸化ナトリウム水溶液に容器ごと投入］［酸化剤］

【45】A…2　B…1　C…4　D…3

〔解説〕A．黄燐P_4［水中に沈めて瓶に入れる］

B．ベタナフトール$C_{10}H_7OH$［光線に触れると赤変］

C．水酸化ナトリウムNaOH［二酸化炭素と水を吸収する］［密栓］

D．ブロムメチル（臭化メチル）CH_3Br［圧縮冷却して液化］［圧縮容器］

【46】A…1　B…2　C…1　D…2　E…3

〔解説〕《性状》

A．弗(ふっ)化水素酸HF aq［透明の液体］［刺激臭］［不燃性］［白煙］

B．黄燐P_4［白色または淡黄色のロウ様半透明の結晶性固体］［ニンニク臭］

選択肢３は［揮発性］［麻酔性の芳香］［無色の重い液体］［不燃性］から、四塩化炭素CCl_4が考えられる。

選択肢４は［無色の催涙性透明の液体］［刺激性の臭気］から、ホルマリンHCHO aqが考えられる。

《識別方法》

C．弗化水素酸［ガラス板］［腐食］

D．黄燐［暗室内］［酒石酸］［水蒸気蒸留］［青白色の光］

E．四塩化炭素［水酸化カリウムと銅粉］［黄赤色の沈殿］

選択肢４は［水浴上で蒸発］［水に溶けにくい白色］［無晶形の物質］から、ホルマリンが考えられる。

【47】A…1　B…2　C…1　D…2　E…3

〔解説〕《性状》

A．スルホナール$C_7H_{16}O_4S_2$［稜柱状の結晶性粉末］

B．ピクリン酸$C_6H_2(OH)(NO_2)_3$［淡黄色］［小葉状あるいは針状結晶］

選択肢３は［正方単斜状の結晶］［潮解］から、塩素酸ナトリウム$NaClO_3$が考えられる。

選択肢４は［無色の針状結晶］［空気中で容易に赤変］［特異の臭気］から、フェノールC_6H_5OHが考えられる。

《識別方法》

C．スルホナール［木炭］［メルカプタンの臭気］

D．ピクリン酸［白色の羊毛又は絹糸を鮮黄色に染める］

E．塩素酸ナトリウム［吹管炎で熱灼］

選択肢４は［過クロール鉄液］［紫色］から、フェノールが考えられる。

6 令和5年度（2023年） 中国地方

令和5年度（2023年）一般受験者数・合格率

都道府県名	受験者数（人）	合格者数（人）	合格率（%）
広島県	239	117	49.0
山口県	252	110	43.7
岡山県	260	107	41.2
島根県	91	26	28.6
鳥取県	52	23	44.2

〔毒物及び劇物に関する法規〕

【1】以下の法の条文について、（ ）の中に入れるべき字句の正しい組み合わせを一つ選びなさい。

第1条 この法律は、毒物及び劇物について、（ア）の見地から必要な（イ）を行うことを目的とする。

	ア	イ
1．	公衆衛生上	取締
2．	公衆衛生上	措置
3．	保健衛生上	取締
4．	保健衛生上	措置

【2】政令第22条に規定されているモノフルオール酢酸アミドを含有する製剤の用途として、正しいものを一つ選びなさい。

1．ガソリンへの混入
2．かんきつ類、りんご、なし、桃又はかきの害虫の防除
3．食用に供されることがない観賞用植物若しくはその球根の害虫の防除
4．野ねずみの駆除

【3】法第3条の4に規定されている引火性、発火性又は爆発性のある毒物又は劇物であって政令で定めるものとして、正しいものを一つ選びなさい。

1．アジ化ナトリウム　2．ピクリン酸
3．酢酸エチル　4．メタノール

【4】法第4条第3項の規定による営業の登録に関する以下の記述のうち、正しいものを一つ選びなさい。

☐ 1．毒物又は劇物の輸入業の登録は、5年ごとに更新を受けなければ、その効力を失う。
2．毒物又は劇物の製造業の登録は、6年ごとに更新を受けなければ、その効力を失う。
3．毒物又は劇物の販売業の登録は、7年ごとに更新を受けなければ、その効力を失う。

【5】法第6条の規定による毒物又は劇物の販売業の登録事項として、誤っているものを一つ選びなさい。

☐ 1．申請者の氏名及び住所（法人にあっては、その名称及び主たる事務所の所在地）
2．店舗の所在地
3．販売または授与しようとする毒物又は劇物の品目

【6】以下の法の条文について、（　）の中に入れるべき字句として正しいものを一つ選びなさい。

第11条第4項　毒物劇物営業者及び特定毒物研究者は、毒物又は厚生労働省令で定める劇物については、その容器として、（　）を使用してはならない。

☐ 1．飲食物の容器として通常使用される物
2．密封できない構造の物
3．壊れやすい又は腐食しやすい物

【7】以下の法の条文について、（　）の中に入れるべき字句の正しい組み合わせを一つ選びなさい。

第12条第1項　毒物劇物営業者及び特定毒物研究者は、毒物又は劇物の容器及び被包に、「医薬用外」の文字及び毒物については（ア）をもって「毒物」の文字、劇物については（イ）をもって「劇物」の文字を表示しなければならない。

	ア	イ
☐ 1．	黒地に白色	白地に赤色
2．	赤地に白色	黒地に白色
3．	白地に赤色	赤地に白色
4．	赤地に白色	白地に赤色

【8】法第12条第２項の規定により、毒物劇物営業者が、毒物又は劇物を販売するときに、その容器及び被包に表示しなければならない事項として、誤っているものを一つ選びなさい。

☐ 1．毒物又は劇物の成分及びその含量　　2．毒物又は劇物の使用期限
3．毒物又は劇物の名称

【9】以下のうち、法第14条第１項の規定により、毒物劇物営業者が毒物又は劇物を、他の毒物劇物営業者に販売又は授与したときに、書面に記載しておかなければならない事項として、正しい組み合わせを一つ選びなさい。

ア．譲受人の氏名、職業及び住所（法人にあっては、その名称及び主たる事務所の所在地）

イ．販売又は授与の年月日

ウ．毒物又は劇物の名称及び数量

エ．使用目的

	ア	イ	ウ	エ
☐ 1．	正	正	正	誤
2．	正	誤	誤	正
3．	誤	誤	正	正
4．	誤	正	誤	誤

【10】以下の法の条文について、（　）の中に入れるべき字句の正しい組み合わせを一つ選びなさい。

第21条第１項　毒物劇物営業者、特定毒物研究者又は特定毒物使用者は、その営業の登録若しくは特定毒物研究者の許可が効力を失い、又は特定毒物使用者でなくなったときは、（ア）日以内に、毒物劇物営業者にあってはその製造所、営業所又は店舗の所在地の都道府県知事（販売業にあってはその店舗の所在地が、保健所を設置する市又は特別区の区域にある場合においては、市長又は区長）に、特定毒物研究者にあってはその主たる研究所の所在地の都道府県知事（その主たる研究所の所在地が指定都市の区域にある場合においては、指定都市の長）に、特定毒物使用者にあっては都道府県知事に、それぞれ現に所有する（イ）の（ウ）を届け出なければならない。

	ア	イ	ウ
☐ 1．	15	毒物及び劇物	品名及び廃棄方法
2．	30	毒物及び劇物	品名及び数量
3．	30	特定毒物	品名及び廃棄方法
4．	15	特定毒物	品名及び数量

【11】以下のうち、法第22条第1項の規定により届出が必要な事業として、正しい組み合わせを一つ選びなさい。

ア．最大積載量が5,000kgの自動車に固定された容器を用い、水酸化カリウム10％を含有する製剤で液体状のものを運送する事業

イ．水酸化ナトリウムを用いて、廃水処理を行う事業

ウ．シアン化ナトリウムを用いて、電気めっきを行う事業

エ．砒(ひ)素化合物たる毒物を用いて、しろありの防除を行う事業

	ア	イ	ウ	エ
☐ 1．	正	正	誤	誤
2．	誤	誤	正	誤
3．	誤	正	誤	正
4．	正	誤	正	正

【12】以下の記述のうち、省令第4条の4で規定されている、毒物又は劇物の製造所の設備の基準に関する正誤について、正しい組み合わせを一つ選びなさい。

ア．毒物又は劇物を貯蔵する場所が性質上かぎをかけることができないものであるときは、その周囲に、堅固なさくを設けなければならない。

イ．毒物又は劇物の貯蔵設備は、毒物又は劇物とその他の物とを区分できなくてもよい。

ウ．毒物又は劇物の運搬用具は、毒物又は劇物が飛散し、漏れ、又はしみ出るおそれがないものでなければならない。

エ．毒物又は劇物を陳列する場所にかぎをかける設備がなければならない。

	ア	イ	ウ	エ
☐ 1．	正	誤	正	正
2．	正	誤	誤	正
3．	誤	誤	正	誤
4．	誤	正	誤	正

【13】特定毒物研究者に関する以下の記述のうち、正しいものを一つ選びなさい。

☐ 1．特定毒物研究者は、主たる研究所の所在地を変更した場合は、30日以内に、その主たる研究所の所在地の都道府県知事にその旨を届け出なければならない。

2．特定毒物研究者は、特定毒物を製造又は輸入してはならない。

3．特定毒物研究者の許可は5年ごとの更新を受けなければその効力を失う。

4．特定毒物研究者は、何人も特定毒物を譲り渡してはならない。

【14】以下のうち、毒物に該当するものを一つ選びなさい。

☐ 1．塩化水素　　2．シアン化ナトリウム
3．フェノール　　4．水酸化ナトリウム

【15】以下の記述のうち、法の規定により毒物劇物営業者が行う手続きとして、誤っているものを一つ選びなさい。

☐ 1．毒物又は劇物の販売業の登録を受けた者のうち、毒物又は劇物を直接に取り扱わない店舗は、毒物劇物取扱責任者を置く必要はない。
2．毒物又は劇物の販売業の登録を受けた者は、登録票の記載事項に変更を生じたときは、登録票の書換え交付を申請することができる。
3．毒物又は劇物の販売業の登録を受けた者が、毒物又は劇物を廃棄する場合、あらかじめ保健所に届け出なければならない。

【16】以下の記述について、正しいものには○を、誤っているものには×をそれぞれ選びなさい。

☐ A．毒物劇物営業者及び特定毒物研究者は、その取扱いに係る毒物又は劇物が盗難にあい、又は紛失したときは、直ちに、その旨を警察署に届け出なければならない。

☐ B．毒物又は劇物の販売を同一県内の複数の店舗で行う場合、そのうちの一店舗が代表して毒物又は劇物の販売業の登録を受ければよい。

☐ C．毒物又は劇物の製造業者は、毒物又は劇物の販売業の登録を受けなくても、自ら製造した毒物又は劇物を、他の毒物劇物営業者に販売・授与することができる。

☐ D．20歳未満の者は毒物劇物取扱責任者となることができない。

☐ E．毒物又は劇物の製造業者は、毒物劇物取扱責任者を置いたときは、15日以内に、その製造所の所在地の都道府県知事にその毒物劇物取扱責任者の氏名を届け出なければならない。

☐ F．薬剤師は、一般販売業の登録を受けた店舗において、毒物劇物取扱責任者になることができる。

☐ G．毒物劇物営業者は、硫酸タリウムを含有する製剤たる劇物については、あせにくい黒色で着色する方法により着色したものでなければ、これを農業用として販売し、又は授与してはならない。

☐ H．特定毒物研究者は、特定毒物を学術研究以外の用途に供してはならない。

☐ I．一般毒物劇物取扱者試験に合格した者は、農業用品目販売業の登録を受けた店舗において、毒物劇物取扱責任者になることができない。

☐ J．「特定毒物」は、すべて毒物である。

〔基礎化学〕

【17】以下の記述について、正しいものには○を、誤っているものには×をそれぞれ選びなさい。

☐ A．気体から液体を経ることなく直接固体へ変化する物質は存在しない。

☐ B．窒素原子Nの最外殻電子の数は、リン原子Pの最外殻電子の数と異なる。

☐ C．イオン化エネルギーが大きい原子ほど、陽イオンになりやすい。

☐ D．アンモニウムイオンの4つのN－H結合は、すべて同等で、どれが配位結合であるかは区別できない。

☐ E．気体の種類に関係なく、同温・同圧で、同数の分子は同体積を占める。

☐ F．強酸を純水で希釈しても、pHが7より大きくなることはない。

☐ G．塩酸をアンモニア水で中和滴定する場合、pH指示薬としてフェノールフタレインを用いることが適当である。

☐ H．銅は希塩酸には溶けないが、希硫酸には溶ける。

【18】化学結合に関する以下の記述について、（　）に入る最も適当な字句を1～3の中からそれぞれ一つ選びなさい。［改］

塩化ナトリウムは、原子番号11のナトリウム原子が1個の電子を放出して（A）と同じ電子配置の陽イオンになり、原子番号17の塩素原子が1個の電子を受け取って（B）と同じ電子配置の陰イオンとなり、これらの静電気的な引力によりイオン結合している。

一方、二酸化炭素の結合は、原子番号6の炭素原子と原子番号8の酸素原子が電子を（C）ずつ出し合う（D）である。

どちらの結合の場合も、結合により（E）と同じ電子配置になるものが多い。

☐	A	1．ヘリウム	2．ネオン	3．アルゴン
☐	B	1．ネオン	2．アルゴン	3．クリプトン
☐	C	1．1個	2．2個	3．3個
☐	D	1．配位結合	2．共有結合	3．金属結合
☐	E	1．アルカリ土類金属	2．貴ガス	3．ハロゲン

【19】60℃の塩化カリウム飽和水溶液400gを20℃まで冷却すると、何gの塩化カリウムの結晶が析出するか、最も適当なものを一つ選びなさい。ただし、水100gに対する塩化カリウムの溶解度（g）を60℃で45.5、20℃で34.0とする。

☐ 1．31.6　　2．34.3

3．46.0　　4．83.6

【20】エタノールを完全燃焼させたところ、44gの二酸化炭素が生成した。このとき燃焼したエタノールの質量は何gか、最も適当なものを一つ選びなさい。ただし、原子量はH＝1、C＝12、O＝16とする。

☐ 1．23　　2．32
3．46　　4．64

【21】正確に10倍に薄めた希塩酸10mLを、0.10mol/Lの水酸化ナトリウム水溶液で滴定したところ、中和までに8.0mLを要した。薄める前の希塩酸の濃度は何mol/Lか、最も適当なものを一つ選びなさい。

☐ 1．0.080　　2．0.16
3．0.40　　4．0.80

【22】次のアからウの塩の水溶液をpHの大きい順に並べたものはどれか、最も適当なものを一つ選びなさい。ただし、濃度はいずれも0.1mol/Lとする。

ア．NaCl
イ．$NaHCO_3$
ウ．$NaHSO_4$

☐ 1．ア＞イ＞ウ　　2．イ＞ア＞ウ
3．ウ＞ア＞イ　　4．ウ＞イ＞ア

【23】次の記述のうち、反応が起こらないものとして、最も適当なものを一つ選びなさい。

☐ 1．酢酸鉛（Ⅱ）水溶液に亜鉛粒を入れた。
2．硝酸銀水溶液に鉛粒を入れた。
3．硫酸銅（Ⅱ）水溶液に鉄くぎを入れた。
4．塩化亜鉛水溶液に錫（すず）粒を入れた。

【24】次の化学反応式のうち、下線部の物質が酸化剤としてはたらいているものはどれか、最も適当なものを一つ選びなさい。

☐ 1．$2\underline{K} + 2H_2O \longrightarrow 2KOH + H_2$
2．$2\underline{HCl} + Zn \longrightarrow ZnCl_2 + H_2$
3．$2\underline{H_2S} + SO_2 \longrightarrow 3S + 2H_2O$
4．$\underline{H_2SO_4} + NaCl \longrightarrow NaHSO_4 + HCl$

【25】以下の実験操作に適した方法について、最も適当なものを１～４の中からそれぞれ一つ選びなさい。

☐ A．大豆粉から大豆油をとり出す。

☐ B．原油から灯油や軽油をとり出す。

１．分留　　２．濾(ろ)過　　３．再結晶　　４．抽出

【26】以下の化学式の（　）の中に入る数字の組み合わせとして、正しいものを一つ選びなさい。

$3Cu + (ア) HNO_3 \longrightarrow 3Cu(NO_3)_2 + (イ) NO + (ウ) H_2O$

	ア	イ	ウ
1．	4	8	2
2．	4	2	8
3．	8	4	2
4．	8	2	4

【27】酸と塩基に関する以下の記述のうち、誤っているものを一つ選びなさい。

☐ １．アレニウスの定義では、「塩基とは水に溶けて水酸化物イオンを生じる物質である。」とされている。

２．塩基には青色リトマス紙を赤色に変える性質がある。

３．ブレンステッドの定義では、水は酸としても塩基としてもはたらく。

４．弱酸である酢酸は、強酸である硝酸よりも電離しにくいため、電離度が小さい。

【28】電池に関する以下の記述のうち、誤っているものを一つ選びなさい。

☐ １．電池の放電では、化学エネルギーが電気エネルギーに変換される。

２．電解質水溶液中に２種類の金属板を浸した電池の場合、イオン化傾向の大きい方の金属が負極となる。

３．電池の放電時には、負極では酸化反応が起こり、正極では還元反応が起こる。

４．電流は電子の流れであり、電子と電流の流れる向きは同じである。

【29】実験の安全に関する以下の記述のうち、適当でないものを一つ選びなさい。

☐ １．硝酸が手に付着したときは、直ちに大量の水で洗い流す。

２．濃塩酸は、換気のよい場所で扱う。

３．濃硫酸を希釈するときは、ビーカーに入れた濃硫酸に純水を注ぐ。

４．薬品のにおいをかぐときは、手で気体をあおぎよせる。

〔実地（性質・貯蔵・取扱い方法等）〕

【30】以下のうち、硫酸に関する記述として、誤っているものを一つ選びなさい。

☐ 1．無色の液体で、水との親和性がほとんどない。
2．工業上の用途は極めて広く、肥料、各種化学薬品の製造、石油の精製、塗料、顔料等の製造に用いられ、また乾燥剤あるいは試薬として用いられる。
3．廃棄する場合は、徐々に石灰乳等の攪拌（かくはん）溶液に加えて中和させたあと、多量の水で希釈して処理する。

【31】以下の物質とその性状及び用途に関する組み合わせとして、誤っているものを一つ選びなさい。

☐ 1．酢酸エチル ……………… 揮発性の引火性液体で、果実様の芳香がある。香料、溶剤、有機合成原料として用いられる。
2．アニリン ………………… 新たに蒸留したものは無色であるが、光及び空気により着色してくる。タール中間物の製造原料として重要なものである。
3．ベンゼンチオール …… 青色の風解性の結晶で、水に易溶である。植物用薬品等に用いられる。

【32】以下の物質の性状について、最も適当なものを1～5の中からそれぞれ一つ選びなさい。

☐ A．ジメチルアミン
☐ B．水酸化カリウム
☐ C．三塩化チタン
☐ D．沃（よう）素

1．白色ペレット状または固体で、空気の二酸化炭素、湿気を吸収して潮解する。
2．暗赤紫色、不安定な潮解性の結晶で、500℃以上に加熱すると分解する。
3．銀白色の重い流動性のある液体の金属で、常温でもわずかに揮発する。鉄以外のほとんどの金属と合金をつくる。
4．魚臭様の臭気のある気体で、水に溶け、その水溶液は強いアルカリ性を示す。
5．黒灰色、金属様の光沢がある稜（りょう）板状結晶で、熱すると紫菫（きん）色の蒸気を発生するが、常温でも多少不快な臭気をもつ蒸気を放って揮散する。

【33】 以下の物質の注意事項について、最も適当なものを１～５の中からそれぞれ一つ選びなさい。

☐ A．弗化水素
☐ B．アクリルアミド
☐ C．メタノール
☐ D．黄燐

1．水が加わると大部分の金属、ガラス、コンクリート等を激しく腐食する。
2．自然発火性のため容器に水を満たして貯蔵し、水で覆い密封して運搬する。
3．引火しやすく、またその蒸気は空気と混合して爆発性混合ガスを形成するので、火気は絶対に近づけない。
4．直射日光や高温にさらされると重合・分解等を起こし、アンモニア等を発生する。
5．火災時等、加熱されると141℃付近で熔融し、流れ出し、有機物の蒸気を発生する。

【34】 以下の物質を含有する製剤が劇物の指定から除外される上限の濃度に関する組み合わせとして、正しいものを一つ選びなさい。

☐ 1．モネンシン ………… 10%
2．硝酸 …………………… 15%
3．メタクリル酸 ……… 25%

【35】 以下の物質の鑑定法について、最も適当なものを１～５の中からそれぞれ一つ選びなさい。

☐ A．ベタナフトール
☐ B．水酸化ナトリウム
☐ C．四塩化炭素
☐ D．臭素

1．澱粉糊液を橙黄色に染め、ヨードカリ澱粉紙を藍変し、フルオレッセン溶液を赤変する。
2．水溶液を白金線につけて無色の火炎中に入れると、火炎は著しく黄色に染まり、長時間続く。
3．アルコール性の水酸化カリウムと銅粉とともに煮沸すると、黄赤色の沈殿を生じる。
4．希硝酸に溶かすと無色の液となり、これに硫化水素を通じると、黒色の沈殿を生じる。
5．水溶液にアンモニア水を加えると、紫色の蛍石彩を放つ。

【36】以下の物質の貯蔵方法について、最も適当なものを1～5の中からそれぞれ一つ選びなさい。

☐ A．アクロレイン
☐ B．過酸化水素
☐ C．クロロホルム
☐ D．二硫化炭素

1．少量ならば褐色ガラス瓶、大量ならばカーボイ等を使用し、3分の1の空間を保って貯蔵する。
2．空気と日光によって変質するので、少量のアルコールを加えて分解を防止する。
3．低温でも極めて引火性であるため、いったん開封したものは、蒸留水を混ぜておくと安全である。
4．非常に反応性に富む物質なので、安定剤を加え、空気を遮断して貯蔵する。
5．二酸化炭素と水を強く吸収するので、密栓をして保管する。

【37】以下のうち、エチルパラニトロフェニルチオノベンゼンホスホネイト（別名：EPN）を誤飲した場合の治療として最も適当なものを一つ選びなさい。

☐ 1．チオ硫酸ナトリウムの投与　　2．硫酸アトロピンの投与
3．ペニシラミンの投与

【38】以下の物質が漏えいした場合の応急措置について、最も適当なものを1～5の中からそれぞれ一つ選びなさい。

☐ A．キシレン
☐ B．シクロヘキシルアミン
☐ C．シアン化水素
☐ D．カリウムナトリウム合金

1．漏えいした液は、密閉可能な空容器にできるだけ回収し、そのあとに炭酸水素ナトリウムを散布し、希塩酸等の水溶液を用いて処理し、多量の水を用いて洗い流す。
2．漏えいした液は、重炭酸ナトリウムまたは炭酸ナトリウムと水酸化カルシウムからなる混合物の水溶液で注意深く中和する。
3．漏えいしたボンベ等を多量の水酸化ナトリウム水溶液に容器ごと投入してガスを吸収させ、さらに酸化剤の水溶液で酸化処理を行い、多量の水を用いて洗い流す。
4．多量に漏えいした液は、液の表面を泡で覆い、できるだけ空容器に回収する。
5．漏えいした液は、速やかに乾燥した砂等に吸着させて、灯油または流動パラフィンの入った容器に回収する。

【39】以下の物質と吸入した際の毒性及び保護マスクに関する組み合わせとして、誤っているものを一つ選びなさい。

☐ 1．チメロサール …………… 鼻、のど、気管支の粘膜に炎症を起こし、水銀中毒を起こすことがある。防塵(じん)マスクを着用する。
2．キノリン ………………… 咳、めまい、感覚麻痺、息切れ、チアノーゼを起こすことがある。有機ガス用防毒マスクを着用する。
3．エピクロルヒドリン …… 衰弱感、頭痛、悪心、くしゃみ、腹痛、嘔(おう)吐等を起こすことがある。有機ガス用または青酸用防毒マスクを着用する。

【40】以下のうち、毒性に関する記述として、誤っているものを一つ選びなさい。

☐ 1．塩素は、粘膜接触により刺激症状を呈し、目、鼻、咽喉及び口腔粘膜に障害を与える。
2．トルイジンは、メトヘモグロビン形成能があり、チアノーゼ症状を起こす。
3．三塩化アンチモンは、運動失調等からなるハンター・ラッセル症候群と呼ばれる特異的な症状を呈する。

【41】以下の物質の廃棄方法について、最も適当なものを１～５の中からそれぞれ一つ選びなさい。

☐ A．塩化錫(すず)（Ⅱ）
☐ B．ナトリウム
☐ C．砒(ひ)素
☐ D．クロルピクリン

1．回収法　2．分解法　3．焙(ばい)焼法
4．溶解中和法　5．酸化沈殿法

▶▶正解＆解説……………………………………………………………………

【1】3

〔解説〕取締法第１条（取締法の目的）。

> この法律は、毒物及び劇物について、（ア：保健衛生上）の見地から必要な（イ：取締）を行うことを目的とする。

【2】2

〔解説〕施行令第22条（モノフルオール酢酸アミドを含有する製剤）第２号。

1．施行令第１条（四アルキル鉛を含有する製剤）第２号。

3．施行令第16条（ジメチルエチルメルカプトエチルチオホスフェイトを含有する製剤）第２号。

4．施行令第11条（モノフルオール酢酸の塩類を含有する製剤）第２号。

【3】2

〔解説〕取締法第３条の４（爆発性がある毒物劇物の所持禁止）、施行令第32条の３（発火性又は爆発性のある劇物）。ピクリン酸のほか、ナトリウム、塩素酸塩類及びこれを含有する製剤（塩素酸塩類35％以上を含有するものに限る）、亜塩素酸ナトリウム及びこれを含有する製剤（亜塩素酸ナトリウム30％以上含有するものに限る）が規定されている。

【4】1

〔解説〕取締法第４条（営業の登録）第３項。製造業又は輸入業の登録は５年ごとに、販売業の登録は６年ごとに更新を受けなければ、その効力を失う。

【5】3

〔解説〕取締法第６条（登録事項）において、「販売又は授与しようとする毒物又は劇物の品目」は、販売業の登録事項として定められていない。なお、販売業は登録の種類により販売できる品目が定められている。取締法第４条の２（販売業の登録の種類）第１号、取締法第４条の３（販売品目の制限）第１項、第２項。

1＆2．取締法第６条（登録事項）第１号、第３号。

【6】1

〔解説〕取締法第11条（毒物又は劇物の取扱い）第４項。

> 毒物劇物営業者及び特定毒物研究者は、毒物又は厚生労働省令で定める劇物については、その容器として、（飲食物の容器として通常使用される物）を使用してはならない。

【7】4

〔解説〕取締法第12条（毒物又は劇物の表示）第１項。

> 毒物劇物営業者及び特定毒物研究者は、毒物又は劇物の容器及び被包に、「医薬用外」の文字及び毒物については（ア：赤地に白色）をもって「毒物」の文字、劇物については（イ：白地に赤色）をもって「劇物」の文字を表示しなければならない。

【8】2

〔解説〕毒物又は劇物の使用期限についての規定はない。

1＆3．取締法第12条（毒物又は劇物の表示）第２項。順に、第２号、第１号。

【9】1

〔解説〕ア〜ウ．取締法第14条（毒物又は劇物の譲渡手続）第１項。順に、第３号、第２号、第１号。

エ．使用目的は、書面に記載しておかなければならない事項として規定されていない。

【10】4

〔解説〕取締法第21条（登録が失効した場合等の措置）第１項。

> 毒物劇物営業者、特定毒物研究者又は特定毒物使用者は、その営業の登録若しくは特定毒物研究者の許可が効力を失い、又は特定毒物使用者でなくなったときは、（ア：15）日以内に、（略）、それぞれ現に所有する（イ：特定毒物）の（ウ：品名及び数量）を届け出なければならない。

【11】4

〔解説〕取締法第22条（業務上取扱者の届出等）第１項、施行令第41条、第42条（業務上取扱者の届出）各号。

ア．最大積載量5,000kg以上の自動車（大型自動車）を使用して、水酸化カリウム10％などの施行令 別表第２に掲げる物を運送する事業は、届出が必要。

イ．業務上取扱者の届出は必要ない。

【12】1

〔解説〕ア．施行規則第４条の４（製造所等の設備）第１項第２号ホ。

イ．貯蔵設備は、毒物又は劇物とその他の物とを区分して貯蔵できるものであること。施行規則第４条の４（製造所等の設備）第１項第２号イ。

ウ．施行規則第４条の４（製造所等の設備）第１項第４号。

エ．施行規則第４条の４（製造所等の設備）第１項第３号。

【13】1

〔解説〕取締法第10条（届出）第２項第２号、施行規則第10条の３（特定毒物研究者の届出事項）第１号。

２．特定毒物研究者は、特定毒物を製造又は輸入することができる。取締法第３条の２（特定毒物の禁止規定）第１項、第２項。

３．特定毒物研究者の許可の更新については、規定されていない。

４．「何人も」⇒「毒物劇物営業者、特定毒物研究者又は特定毒物使用者以外の者に」。取締法第３条の２（特定毒物の禁止規定）第７項。

【14】2

〔解説〕取締法 別表第1、第2。シアン化ナトリウム…毒物。

1＆3～4．塩化水素、フェノール、水酸化ナトリウム…劇物。

【15】3

〔解説〕毒物又は劇物を廃棄する際に、保健所への届出が必要という規定はない。取締法第15条の2（廃棄）。

1．取締法第7条（毒物劇物取扱責任者）第1項。

2．施行令第35条（登録票又は許可証の書換え交付）第1項。

【16】A…○ B…× C…○ D…× E…× F…○ G…○
H…○ I…× J…○

〔解説〕A．取締法第17条（事故の際の措置）第2項。

B．毒物又は劇物の販売業の登録は、「店舗ごとに」その店舗の所在地の都道府県知事に申請書を出さなければ、毒物又は劇物を販売することはできない。取締法第4条（営業の登録）第2項。

C．取締法第3条（毒物劇物の禁止規定）第3項。

D．18歳以上であるため、毒物劇物取扱責任者となることができる。取締法第8条（毒物劇物取扱責任者の資格）第2項第1号。

E．「15日以内」⇒「30日以内」。取締法第7条（毒物劇物取扱責任者）第3項。

F．取締法第8条（毒物劇物取扱責任者の資格）第1項第1号。

G．取締法第13条（農業用の劇物）、施行令第39条（着色すべき農業用劇物）第1号、施行規則第12条（農業用劇物の着色方法）。

H．取締法第3条の2（特定毒物の禁止規定）第4項。

I．一般毒物劇物取扱者試験に合格した者は、取締法第8条（毒物劇物取扱責任者の資格）第4項で規定する制限に含まれていないため、毒物劇物を取り扱う全ての製造所、営業所、店舗で、毒物劇物取扱責任者になることができる。

J．取締法第2条（定義）第3項。

【17】A…× B…× C…× D…○ E…○ F…○ G…× H…×

〔解説〕A．気体から液体を経ることなく直接固体へ変化する状態変化を「凝華（旧表記：昇華）」といい、例として、防虫剤などに用いるナフタレンが挙げられる。

B．窒素$_{7}$N原子の電子配置はK殻2個、L殻5個。リン$_{15}$P原子の電子配置はK殻2個、L殻8個、M殻5個。従って、いずれも最外殻には5個の価電子があるため、最外殻電子の数は「等しい」。

C．イオン化エネルギーとは、原子から電子を1個取り去って、1価の陽イオンにするために必要なエネルギーをいい、イオン化エネルギーが「小さい」原子ほど、陽イオンになりやすい。

D．共有結合とは、結合する原子どうしがそれぞれ不対電子を出し合い、共有電子対をつくってできる結合をいい、配位結合とは、片方の原子から非共有電子対が提供され、それを両方の原子が共有してできる結合をいう。これらは、結合のできる過程が異なるだけで、結合そのものは全く同じものであるため、区別することができない。

E．物質１molが占める体積をモル体積といい、ほとんどの気体のモル体積はその種類に関係なく、温度０℃・１気圧のとき、22.4L/molである。

F．強酸を純水でいくら希釈しても、pHは７に近づくだけで７より大きくならない。pH７を超えて塩基性になるということはない。

G．塩酸HCl（強酸）とアンモニア水NH_3 aq（弱塩基）の滴定であるため、中和点は酸性側となる。指示薬は変色域が酸性側（pH3.1～4.4）にある「メチルオレンジ（MO）」を用いる。フェノールフタレイン（PP）は変色域が塩基性側（pH8.0～9.8）にあるため、不適当。

H．水素Hよりもイオン化傾向が小さい銅Cuは、希硫酸H_2SO_4のH^+とは反応しないため溶けないが、酸化力の強い硝酸HNO_3とは反応し、水素以外の気体を発生しながら溶ける。

【18】A…2　B…2　C…2　D…2　E…2

〔解説〕塩化ナトリウムNaClは、原子番号11のナトリウムNa原子が１個の電子を放出して（A：ネオン）と同じ電子配置の陽イオンになり、原子番号17の塩素Cl原子が１個の電子を受け取って（B：アルゴン）と同じ電子配置の陰イオンとなり、これらの静電気的な引力によりイオン結合している。

一方、二酸化炭素CO_2の結合は、原子番号６の炭素C原子と原子番号８の酸素O原子が電子を（C：２個）ずつ出し合う（D：共有結合）である。

どちらの結合の場合も、結合により（E：貴ガス）と同じ電子配置になるものが多い。

A．ナトリウムから電子１個を失ったナトリウムイオンNa^+は、原子番号10で貴ガスのネオンNeと同じ電子配置（K殻２個、L殻８個）となる。

B．塩素が電子１個を受け取った塩化物イオンCl^-は、原子番号18で貴ガスのアルゴンArと同じ電子配置（K殻２個、L殻８個、M殻８個）となる。

C＆D．二酸化炭素は、１つの炭素C原子と２つの酸素O原子が、それぞれの電子を２個ずつ出し合って共有電子対をつくり、結合している。

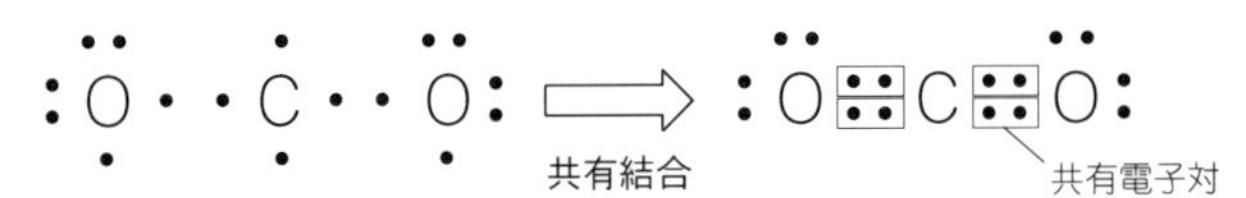

E．閉殻（最外殻に最大数の電子が収容され、極めて安定した電子配置のこと）、もしくは閉殻と同じ状態（最外殻電子の数が８個）である、周期表18族に属する元素を貴ガスという。イオン結合は、電子の受け渡しによって互いに静電気的な引力で結合し、貴ガスと同じ電子配置になって安定する。一方で共有結合は、それぞれの電子を出し合い共有することで、貴ガスと同じ電子配置になって安定する。

【19】1

〔解説〕飽和水溶液とは、100gの水に溶ける物質の限界の質量（溶解度）まで物質が溶けている水溶液をいう。設問より、100gの水が60℃のときの塩化カリウム飽和水溶液の質量は、100＋45.5＝145.5gとなる。また、この水溶液を60℃から20℃まで冷却すると、塩化カリウムの結晶が45.5−34.0＝11.5g析出する。
飽和水溶液が400gのときに析出する結晶を x gとすると、次の比例式で求められる。

$$145.5g : 11.5g = 400g : x\ g$$
$$145.5x = 4600$$
$$x = 31.61\cdots \Rightarrow 31.6\ (g)$$

【20】1

〔解説〕完全燃焼式：$C_2H_5(OH) + 3O_2 \longrightarrow 2CO_2 + 3H_2O$
反応式より、１molのエタノール$C_2H_5(OH)$から２molの二酸化炭素CO_2が生じることがわかる。
エタノールの分子量＝（12×２）＋（１×５）＋16＋１＝46　⇒ 46g＝１mol
二酸化炭素の分子量＝12＋（16×２）＝44　⇒ 44g＝１mol
設問より、二酸化炭素は44g（＝１mol）生成しているため、燃焼したエタノールの質量は23g（＝0.5mol）となる。

【21】4

〔解説〕中和反応式：$HCl + NaOH \longrightarrow NaCl + H_2O$
希塩酸は１価の酸、水酸化ナトリウムは１価の塩基であり、求める濃度を x mLとすると、次の等式が成り立つ。

$$1 \times x\ mol/L \times (10mL / 1000mL) = 1 \times 0.10mol/L \times (8.0mL / 1000mL)$$

両辺に1000をかける。　$x\ mol/L \times 10mL = 0.10mol/L \times 8.0mL$

$$10x = 0.8$$
$$x = 0.08$$

設問は10倍に薄める前の濃度を求めているため、0.08×10＝0.80（mol/L）。

【22】2

〔解説〕ア．NaCl（塩化ナトリウム）は、強酸＋強塩基からなる塩。水溶液中で加水分解せずH^+やOH^-を生じないため、水溶液は「中性」を示し、pHは2番目に大きい。　$HCl + NaOH \longrightarrow NaCl + H_2O$

イ．$NaHCO_3$（炭酸水素ナトリウム）は、電離すると、ナトリウムイオンNa^+と重炭酸イオンHCO_3^-を生じる。　$NaHCO_3 \longrightarrow Na^+ + HCO_3^-$

さらに重炭酸イオンが水と反応して、炭酸H_2CO_3と水酸化物イオンOH^-を生じるため、水溶液は「塩基性」を示し、pHは1番大きい。

$HCO_3^- + H_2O \rightleftarrows H_2CO_3 + OH^-$

ウ．$NaHSO_4$（硫(りゅう)酸水素ナトリウム）は、強酸＋強塩基からなる塩。

$H_2SO_4 + NaOH \longrightarrow NaHSO_4 + H_2O$

水溶液中で加水分解すると水素イオンH^+を生じるため、水溶液は「酸性」を示し、pHは1番小さい。　$NaHSO_4 \rightleftarrows Na^+ + H^+ + SO_4^{2-}$

【23】4

〔解説〕塩化亜鉛水溶液$ZnCl_2$に含まれる亜鉛イオンZn^{2+}のほうが、錫(すず)Snよりもイオン化傾向が大きい（陽イオンになって溶け出す力が強い）ため、反応は起こらない。

1．酢酸鉛（Ⅱ）水溶液$Pb(CH_3COO)_2 \cdot 3H_2O$に含まれる鉛イオン$Pb^{2+}$よりも、亜鉛Znのほうがイオン化傾向が大きい。従って、鉛イオンは鉛Pbに戻って析出し、亜鉛は亜鉛イオンとなって溶け出す反応が起こる。

2．硝(しょう)酸銀水溶液$AgNO_3$に含まれる銀イオンAg^+よりも、鉛のほうがイオン化傾向が大きい。従って、銀イオンは銀Agに戻って析出し、鉛は鉛イオンとなって溶け出す反応が起こる。

3．硫酸銅（Ⅱ）水溶液$CuSO_4 \cdot 5H_2O$に含まれる銅（Ⅱ）イオンCu^{2+}よりも、鉄Feのほうがイオン化傾向が大きい。従って、銅（Ⅱ）イオンは銅Cuに戻って析出し、鉄は鉄（Ⅱ）イオンFe^{2+}となって溶け出す反応が起こる。

【24】2

〔解説〕酸化数のルールを用いると、$2HCl + Zn \longrightarrow ZnCl_2 + H_2$におけるHCl（塩化水素）の酸化数は、左辺のHが「＋1」、右辺のHが「0」となり、Clは変化がない。従って、右方向の反応においてHの酸化数が減少（自身は還元）しているため、HClは「酸化剤」としてはたらいている。

酸化数のルール
①単体中、化合物中の原子の酸化数の総和は「0」
②化合物中の水素H原子またはアルカリ金属（カリウムKなど）の酸化数は「＋1」、酸素O原子の酸化数は「－2」
③イオンの酸化数の総和は、そのイオンの電荷

1．$2K + 2H_2O \longrightarrow 2KOH + H_2$におけるK（カリウム）の酸化数は、左辺が「0」、右辺が「＋1」となり、右方向の反応において酸化数が増加（自身は酸化）しているため、Kは「還元剤」としてはたらいている。

3．$2H_2S + SO_2 \longrightarrow 3S + 2H_2O$における$H_2S$（硫化水素）の酸化数は、Hは変化がなく、左辺のSが「−2」、右辺のSが「0」となる。従って、右方向の反応においてSの酸化数が増加（自身は酸化）しているため、H_2Sは「還元剤」としてはたらいている。

4．$H_2SO_4 + NaCl \longrightarrow NaHSO_4 + HCl$は、酸化還元反応ではなく中和反応であるため、酸化数の変化はない。従って、H_2SO_4（硫酸）は酸化剤、還元剤いずれのはたらきも持たない。

【25】A…4　B…1

〔解説〕A．物質ごとに溶媒への溶けやすさが異なることを利用して、液体または固体の混合物に特定の溶媒を加え、目的の成分だけを溶かし出して分離する操作を「抽出」という。大豆油はヘキサンを溶媒として加えて抽出し、とり出している。

B．2種類以上の混合物から沸点の差を利用して、蒸留（液体を沸騰させ、その蒸気を冷やして液体に分離する操作）により各成分に分離する操作を「分留」という。原油は分留により、石油ガス、ガソリン、灯油、軽油、重油などの製品に分けることができる。

「濾過」は、汚い水に含まれている泥などを取り除く場合に、ろ紙を通して混在する固体粒子を分離する操作をいい、「再結晶」は、温度による溶解度の違いを利用して、固体の物質中の不純物を除く操作をいう。

【26】4

〔解説〕N原子に着目し右辺の（イ）を「2」とすると、右辺のN原子は8個となるため、左辺の（ア）は「8」となる。すると左辺のH原子が8個になるため、右辺の（ウ）は「4」となる。

$3Cu$ +（ア：8）$HNO_3 \longrightarrow 3Cu(NO_3)_2$ +（イ：2）NO +（ウ：4）H_2O

	左辺		右辺		
	3Cu	$8HNO_3$	$3Cu(NO_3)_2$	2NO	$4H_2O$
Cu	3	-	3	-	-
H	-	8	-	-	8
N	-	8	6	2	-
O	-	24	18	2	4

【27】2

〔解説〕塩基には赤色リトマス紙を青色に変える性質があり、酸には青色リトマス紙を赤色に変える性質がある。

【28】4

〔解説〕電流は正極から負極へと流れる。一方、電子e^-は負の電荷を帯びており、負極とは反発するが正極とは引き寄せあうため、負極から正極へと流れる。従って、電流の向きと電子の向きは常に逆方向である。

【29】3

〔解説〕濃硫酸H_2SO_4に水を加えると、吸湿性があるため急激な発熱を起こして水が突沸（突然沸騰を起こすこと）して危険である。従って、純水に濃硫酸を少しずつ注ぐこと。このとき、必ずかき混ぜながら注ぐ。

【30】1

〔解説〕硫酸H_2SO_4は、高濃度になると猛烈に水を吸収して激しく発熱するため、水との親和性がある。

※以下、物質名の後や文章中に記載されている［　］は、物質を見分ける際に特徴となるキーワードを表す。

【31】3

〔解説〕ベンゼンチオールC_6H_6Sは、「無色または淡黄色の透明な液体」で、水に「難溶」である。「医薬、農薬、染料用原料等」に用いられる。

1．酢酸エチル$CH_3COOC_2H_5$［引火性液体］［果実様の芳香］［香料］［溶剤］

2．アニリン$C_6H_5NH_2$［光及び空気により着色］［タール中間物の製造原料］

【32】A…4　B…1　C…2　D…5

〔解説〕A．ジメチルアミン$(CH_3)_2NH$［魚臭様の臭気のある気体］［水溶液は強いアルカリ性］

B．水酸化カリウムKOH［白色ペレット状または固体］［二酸化炭素、湿気を吸収して潮解］

C．三塩化チタン$TiCl_3$［暗赤紫色］［不安定な潮解性の結晶］

D．沃素I_2［黒灰色］［金属様の光沢がある稜板状結晶］［熱すると紫菫色の蒸気］［不快な臭気］

選択肢3は［銀白色の重い流動性のある液体の金属］［鉄以外のほとんどの金属と合金をつくる］から、水銀Hgが考えられる。

【33】A…1　B…4　C…3　D…2

〔解説〕A．弗化水素HF［大部分の金属、ガラス、コンクリート等を激しく腐食］

B．アクリルアミド$CH_2=CHCONH_2$［高温にさらされると重合・分解］［アンモニア等を発生］

C．メタノールCH_3OH［引火しやすい］［空気と混合して爆発性混合ガス］

D．黄燐P_4［自然発火性］［容器に水を満たして貯蔵］［水で覆い密封して運搬］

【34】3

〔解説〕1＆2．毒物劇物の除外上限濃度としてモネンシン$C_{36}H_{62}O_{11}$は「8％」、硝酸HNO_3は「10％」が規定されている。

【35】A…5　B…2　C…3　D…1

〔解説〕A．ベタナフトール$C_{10}H_7OH$［アンモニア水を加える］［紫色の蛍石彩］

B．水酸化ナトリウム$NaOH$［白金線につけて無色の火炎中に入れる］［火炎は著しい黄色］

C．四塩化炭素CCl_4［水酸化カリウムと銅粉とともに煮沸］［黄赤色の沈殿］

D．臭素Br_2［澱粉糊液を橙黄色］［ヨードカリ澱粉紙を藍変］［フルオレッセン溶液を赤変］

選択肢4は［希硝酸に溶かすと無色の液］［硫化水素H_2Sを通じると、黒色の沈殿（硫化鉛PbS）］から、一酸化鉛PbOが考えられる。

【36】A…4　B…1　C…2　D…3

〔解説〕A．アクロレイン$CH_2=CHCHO$［非常に反応性に富む］［安定剤］

B．過酸化水素H_2O_2［少量ならば褐色ガラス瓶］［大量ならばカーボイ等］［3分の1の空間を保って貯蔵］

C．クロロホルム$CHCl_3$［空気と日光によって変質］［少量のアルコールを加えて分解を防止］

D．二硫化炭素CS_2［極めて引火性］［開封したものは蒸留水を混ぜておく］

選択肢5は［二酸化炭素と水を強く吸収］［密栓］から、水酸化カリウムKOH、水酸化ナトリウム$NaOH$が考えられる。

【37】2

〔解説〕EPNは有機燐化合物であるため、硫酸アトロピンやPAMを投与して治療する。

1．チオ硫酸ナトリウムは、シアン化合物、砒素、砒素化合物、水銀の治療に用いられる。

3．ペニシラミンは、鉛・水銀・銅による中毒の治療に用いられる。

【38】A…4　B…1　C…3　D…5

〔解説〕A．キシレン$C_6H_4(CH_3)_2$［液の表面を泡で覆う］

B．シクロヘキシルアミン$C_6H_{13}N$［密閉可能な空容器にできるだけ回収］［炭酸水素ナトリウムを散布］［希塩酸等の水溶液を用いて処理］

C．シアン化水素HCN［ボンベ等を多量の水酸化ナトリウム水溶液に容器ごと投入］［酸化剤の水溶液で酸化処理］

D．カリウムナトリウム合金KNa［流動パラフィン］

選択肢2は［重炭酸ナトリウム（重曹）］［炭酸ナトリウム（ソーダ灰）と水酸化カルシウム（消石灰）からなる混合物の水溶液］［注意深く中和］から、ホスゲン$COCl_2$が考えられる。

【39】3

〔解説〕エピクロルヒドリンC_3H_5ClOは、鼻、喉、気管支などの粘膜を刺激し、腐食する。有機ガス用防毒マスクを着用する。青酸用防毒マスクは誤り。

【40】3

〔解説〕三塩化アンチモン$SbCl_3$は、吐き気や嘔吐(おう)、痙攣(けいれん)を呈して失神するなどアンチモン化合物の毒性をもつ。ハンター・ラッセル症候群は、水俣病で知られるメチル水銀の毒性による症状である。

1．塩素Cl_2［粘膜接触により刺激症状］［口腔粘膜に障害］

2．トルイジン$C_6H_4(NH_2)CH_3$［チアノーゼ症状］

【41】A…3　B…4　C…1　D…2

〔解説〕A．塩化錫(すず)（Ⅱ）（塩化第一錫）$SnCl_2 \cdot 2H_2O$…焙(ばい)焼法（金属化合物は焙焼法で金属に還元し、金属として回収する）。

B．ナトリウムNa…溶解中和法（エタノールを徐々に加えて溶かし、希硫(りゅう)酸等で中和する）。

C．砒(ひ)素As…回収法（金属、半金属はそのまま回収する）。

D．クロルピクリン$CCl_3(NO_2)$…分解法（クロルピクリンにのみ適用される）。

選択肢5の酸化沈殿法は、モノゲルマンGeH_4や、ニッケルカルボニル$Ni(CO)_4$などの廃棄方法である。

7　令和４年度（2022 年）　中国地方

一般受験者数・合格率《参考》

都道府県名	受験者数（人）	合格者数（人）	合格率（%）
広島県	221	55	24.9
山口県	201	61	30.3
岡山県	251	54	21.5
島根県	70	12	17.1
鳥取県	85	17	20.0

〔毒物及び劇物に関する法規〕

【１】法第３条の条文に関する以下の記述の正誤について、正しい組み合わせを一つ選びなさい。

ア．毒物又は劇物の製造業の登録を受けた者は、その製造した毒物又は劇物を毒物劇物営業者以外の者に販売することができる。

イ．毒物又は劇物の輸入業の届出をした者は、販売又は授与の目的で毒物又は劇物を輸入することができる。

ウ．毒物又は劇物の製造業の登録を受けた者は、販売又は授与の目的で毒物又は劇物を製造することができる。

エ．毒物又は劇物の販売業の登録を受けた者は、販売又は授与の目的で毒物又は劇物を運搬することができる。

	ア	イ	ウ	エ
1．	正	正	誤	正
2．	正	誤	正	誤
3．	誤	正	正	誤
4．	誤	誤	正	正

【２】以下の物質を含有する製剤と法第３条の２第５項の規定により品目ごとに政令で定められている用途に関する組み合わせのうち、誤っているものを一つ選びなさい。

1．四アルキル鉛 ……………………… ガソリンへの混入
2．モノフルオール酢酸の塩類 ……… 野ねずみの駆除
3．ジメチルエチルメルカプトエチルチオホスフェイト ……… 倉庫内、コンテナ内又は船倉内におけるねずみ、昆虫等の駆除
4．モノフルオール酢酸アミド ……… かんきつ類、りんご、なし、桃又はかきの害虫の防除

【３】政令第28条に規定されているりん化アルミニウムとその分解促進剤とを含有する製剤の使用者として、誤っているものを一つ選びなさい。

□ 1．農業協同組合
2．日本たばこ産業株式会社
3．石油精製業者（原油から石油を精製することを業とする者をいう。）
4．船長（船長の職務を行う者を含む。）

【４】毒物又は劇物の販売業に関する以下の記述のうち、誤っているものを一つ選びなさい。

□ 1．毒物又は劇物の販売業の登録は、一般販売業、農業用品目販売業、特定毒物販売業の登録に分けられる。
2．一般販売業の登録を受けた者は、全ての毒物又は劇物を販売することができる。
3．農業用品目販売業の登録を受けた者は、農業上必要な毒物又は劇物であって厚生労働省令で定めるものを販売することができる。

【５】省令第４条の４に規定されている毒物又は劇物の製造所の設備の基準に関する以下の記述の正誤について、正しい組み合わせを一つ選びなさい。

ア．毒物又は劇物の製造作業を行う場所は、コンクリート、板張り又はこれに準ずる構造とする等その外に毒物又は劇物が飛散し、漏れ、しみ出若しくは流れ出、又は地下にしみ込むおそれのない構造であること。
イ．毒物又は劇物の製造作業を行う場所は、毒物又は劇物を含有する粉じん、蒸気又は廃水の処理に要する設備又は器具を備えていること。
ウ．貯水池その他容器を用いないで毒物又は劇物を貯蔵する設備は、毒物又は劇物が飛散し、地下にしみ込み、又は流れ出るおそれがないものであること。
エ．毒物又は劇物を貯蔵する場所にかぎをかける設備があること。ただし、その場所が性質上かぎをかけることができないものであるときは、この限りでない。

	ア	イ	ウ	エ
□ 1．	正	正	正	正
2．	正	誤	正	誤
3．	誤	誤	誤	正
4．	誤	正	正	誤

【6】法第８条第１項で規定されている毒物劇物取扱責任者となることができる者として、誤っているものを一つ選びなさい。

☐ 1．医師
2．薬剤師
3．厚生労働省令で定める学校で、応用化学に関する学課を修了した者

【7】法第10条第２項の規定により、特定毒物研究者が、30日以内に主たる研究所の所在地の都道府県知事に届け出なければならない場合に関する記述の正誤について、正しい組み合わせを一つ選びなさい。

ア．特定毒物研究者の住所を変更したとき
イ．主たる研究所の所在地を変更したとき
ウ．主たる研究所の長を変更したとき
エ．特定毒物の品目を変更したとき

	ア	イ	ウ	エ
☐ 1．	正	正	誤	正
2．	正	誤	誤	正
3．	誤	誤	正	誤
4．	誤	正	誤	正

【8】省令第11条の６の規定により、毒物又は劇物の輸入業者が、その輸入した硫酸を含有する製剤たる劇物（住宅用の洗浄剤で液体状のものに限る。）を販売する場合に、その容器及び被包に表示しなければならない事項として、誤っているものを一つ選びなさい。

☐ 1．小児の手の届かないところに保管しなければならない旨
2．使用の際、手足や皮膚、特に眼にかからないように注意しなければならない旨
3．皮膚に触れた場合には、石けんを使ってよく洗うべき旨

【9】省令第12条の規定による、硫酸タリウムを含有する製剤たる劇物の着色方法として、正しいものを一つ選びなさい。

☐ 1．あせにくい赤色で着色する方法
2．あせにくい紫色で着色する方法
3．あせにくい黒色で着色する方法
4．あせにくい白色で着色する方法

【10】以下の記述のうち、政令第40条の規定による毒物又は劇物の廃棄の方法に関する技術上の基準について、正しいものを一つ選びなさい。

☐ 1．中和、加水分解、酸化、還元、稀(き)釈その他の方法により、毒物及び劇物並びに法第11条第２項に規定する政令で定める物のいずれにも該当しない物とすること。
2．ガス体又は揮発性の毒物又は劇物は、保健衛生上危害を生ずるおそれがない場所で、少量ずつ燃焼させること。
3．可燃性の毒物又は劇物は、保健衛生上危害を生ずるおそれがない場所で、少量ずつ放出し、又は揮発させること。

【11】車両を使用して20％のアンモニア水溶液を１回につき5,000kg以上運搬する場合に、省令第13条の６の規定により、車両に備えなければならない保護具として、誤っているものを一つ選びなさい。

☐ 1．保護手袋　　2．保護眼鏡
3．保護衣　　4．保護長ぐつ

【12】以下の記述のうち、政令第40条の９に規定されている毒物劇物営業者が毒物又は劇物を販売等する場合の情報提供について、誤っているものを一つ選びなさい。

☐ 1．毒物劇物営業者は、譲受人に対し、毒物又は劇物の性状及び取扱いに関する情報を提供しなければならない。
2．毒物劇物営業者は、政令第40条の９第１項の規定により提供した毒物又は劇物の性状及び取扱いに関する情報の内容に変更を行う必要が生じたときは、速やかに、譲受人に対し、変更後の当該毒物又は劇物の性状及び取扱いに関する情報を提供しなければならない。
3．提供しなければならない情報の内容には、安定性及び反応性が含まれる。

【13】以下の法の条文について、（ ）の中に入れるべき字句の正しい組み合わせを一つ選びなさい。

第17条 毒物劇物営業者及び（ア）は、その取扱いに係る毒物若しくは劇物又は第11条第２項の政令で定める物が飛散し、漏れ、流れ出し、染み出し、又は地下に染み込んだ場合において、不特定又は多数の者について保健衛生上の危害が生ずるおそれがあるときは、（イ）、その旨を保健所、（ウ）又は消防機関に届け出るとともに、保健衛生上の危害を防止するために必要な応急の措置を講じなければならない。

	ア	イ	ウ
☐ 1．	特定毒物研究者	直ちに	警察署
2．	特定毒物研究者	15日以内に	労働基準監督署
3．	特定毒物使用者	15日以内に	警察署
4．	特定毒物使用者	直ちに	労働基準監督署

【14】以下の法の条文について、（ ）の中に入れるべき字句の正しい組み合わせを一つ選びなさい（なお、２箇所の（ア）内はいずれも同じ字句が入る）。

第19条 都道府県知事は、毒物劇物営業者の有する（ア）が第５条の厚生労働省令で定める基準に適合しなくなったと認めるときは、相当の期間を定めて、その（ア）を当該基準に適合させるために必要な措置をとるべき旨を命ずることができる。

2 前項の命令を受けた者が、その指定された期間内に必要な措置をとらないときは、都道府県知事は、その者の（イ）なければならない。

3 都道府県知事は、毒物若しくは劇物の製造業、輸入業若しくは販売業の毒物劇物取扱責任者にこの法律に違反する行為があったとき、又はその者が毒物劇物取扱責任者として不適当であると認めるときは、その（ウ）に対して、毒物劇物取扱責任者の変更を命ずることができる。

	ア	イ	ウ
☐ 1．	安全管理計画	業務の停止を命じ	毒物劇物営業者
2．	安全管理計画	登録を取り消さ	管理者
3．	設備	業務の停止を命じ	管理者
4．	設備	登録を取り消さ	毒物劇物営業者

【15】以下の記述のうち、法第21条に規定されている登録が失効した場合等の措置として、正しい組み合わせを一つ選びなさい。

ア．特定毒物研究者は、その許可が効力を失ったときは、30日以内に、現に所有する特定毒物の品名及び数量を届け出なければならない。

イ．特定毒物使用者は、特定毒物使用者でなくなった日から起算して30日以内であれば、現に所有する特定毒物を他の特定毒物使用者に譲り渡すことができる。

ウ．毒物劇物営業者は、その営業の登録が効力を失ったときは、15日以内に、現に所有する特定毒物の品名及び数量を届け出なければならない。

エ．毒物劇物営業者は、その営業の登録が効力を失った日から起算して50日以内であれば、現に所有する特定毒物を他の毒物劇物営業者に譲り渡すことができる。

	ア	イ	ウ	エ
☐ 1．	正	正	正	誤
2．	正	誤	誤	正
3．	誤	誤	正	正
4．	誤	正	誤	誤

【16】以下の記述について、正しいものには○を、誤っているものには×をそれぞれ選びなさい。

☐ A．自家消費の目的であれば、毒物又は劇物の製造業の登録又は特定毒物研究者の許可を受けなくとも特定毒物を製造することができる。

☐ B．特定毒物使用者の指定は、6年ごとに更新を受けなければ、その効力を失う。

☐ C．興奮、幻聴又は麻酔の作用を有する毒物又は劇物（これらを含有する物を含む。）であって政令で定めるものは、みだりに摂取し、若しくは吸入し、又はこれらの目的で所持してはならない。

☐ D．引火性、発火性又は爆発性のある毒物又は劇物であって政令で定めるものは、業務その他正当な理由による場合を除いては、所持してはならない。

☐ E．毒物又は劇物の販売業の登録は、同一都道府県内の同一法人が営業する店舗の場合、主たる店舗（本店）が販売業の登録を受けていれば、他の店舗（支店）は、販売業の登録を受けなくても、毒物又は劇物を販売することができる。

☐ F．毒物又は劇物の製造業の登録は、5年ごとに更新を受けなければ、その効力を失う。

☐ G．毒物劇物営業者は、全ての毒物又は劇物の容器及び被包に、その解毒剤の名称を表示しなければ、毒物又は劇物を販売してはならない。

☐ H．毒物劇物営業者が他の毒物劇物営業者に劇物を販売するときは、法第14条第2項の規定による譲渡手続に係る書面の提出を受けなくてもよい。

☐ I．都道府県知事等は、毒物劇物営業者の行う毒物の廃棄の方法が政令で定める基準に適合せず、これを放置した場合、不特定又は多数の者について保健衛生上の危害を生ずるおそれがあると認められるか否かに関わらず、その者に対し必要な措置を講じるよう、命令することができる。

☐ J．電気めっきを行う事業者が、シアン化ナトリウム製剤を取り扱うこととなった場合、あらかじめ、事業場の所在地の都道府県知事等に業務上取扱者の届出をしなければならない。

〔基礎化学〕

【17】 以下の記述について、正しいものには○を、誤っているものには×をそれぞれ選びなさい。

☐ A．銅は、炎色反応で赤紫色を示す。

☐ B．陽子と中性子の質量は、陽子の方がきわめて小さい。

☐ C．周期表の17族の元素をハロゲン元素という。

☐ D．原子が最外殻から電子を放出して陽イオンになるために必要なエネルギーを、原子の電子親和力という。

☐ E．濃度などの割合を示す場合に使われるppmは、10万分の1を表す。

☐ F．水に溶けて酸性を示したり、塩基と反応して塩を生じたりする酸化物を酸性酸化物という。

☐ G．硫酸をアンモニア水で中和滴定する場合、pH指示薬としてメチルオレンジを用いることが適当である。

☐ H．Li、Mg、Alのうち最もイオン化傾向が大きな金属はLiである。

【18】 鉛蓄電池に関する以下の記述について、（　）に入る最も適当な字句を1～3の中からそれぞれ一つ選びなさい。

自動車のバッテリー等に利用されている二次電池に、鉛蓄電池がある。

負極には（A）が、正極には（B）が、電解液には（C）が用いられる。

放電時には酸化還元反応が起こり、両極とも水に溶けにくい白色の（D）が表面に析出する。

鉛蓄電池の起電力はおよそ（E）V（ボルト）である。

☐ A　1．Pb　2．Cu　3．Zn
☐ B　1．ZnO　2．PbO_2　3．CuO
☐ C　1．希硫酸　2．硫酸銅（Ⅱ）水溶液　3．塩化銅（Ⅱ）水溶液
☐ D　1．$CuSO_4$　2．$ZnSO_4$　3．$PbSO_4$
☐ E　1．0.2　2．2　3．20

【19】 0.3mol/Lの水酸化ナトリウム水溶液40mLを中和するために必要な硫酸20mLのモル濃度はいくらか、最も適当なものを一つ選びなさい。

☐ 1．0.3mol/L　2．0.6mol/L　3．0.9mol/L　4．1.2mol/L

【20】 0.1mol/Lのアンモニア水溶液（電離度＝0.01）のpH（水素イオン指数）はいくらか、最も適当なものを一つ選びなさい。

☐ 1．pH＝10　2．pH＝11　3．pH＝12　4．pH＝13

【21】 2molのプロパンに酸素を混合し、完全燃焼させたときに発生する二酸化炭素の質量として、最も適当なものを一つ選びなさい。ただし、原子量はH＝1、C＝12、O＝16とする。

☐ 1．132g　2．198g　3．264g　4．330g

【22】 以下の化学式の（　）の中に入る数字の組み合わせとして、正しいものを一つ選びなさい。

$$2KMnO_4 + 5H_2O_2 + (ア)H_2SO_4 \longrightarrow 2MnSO_4 + (イ)H_2O + (ウ)O_2 + K_2SO_4$$

	ア	イ	ウ
☐ 1．	3	8	5
2．	3	5	8
3．	5	5	8
4．	5	8	5

【23】 分子式C_6H_{14}で表される物質の構造異性体の種類として、正しいものを一つ選びなさい。

☐ 1．3種類　2．4種類
3．5種類　4．6種類

【24】以下の官能基とその名称の組み合わせのうち、正しいものを一つ選びなさい。

☐ 1．$-OH$ ………… ケトン基
2．$-SO_3H$ ……… フェニル基
3．$-CHO$ ……… アルデヒド基
4．$-NH_2$ ……… ニトロ基

【25】以下の現象について、最も適当なものを1～4の中からそれぞれ一つ選びなさい。

☐ A．室温に放置したドライアイスが小さくなる現象
☐ B．氷水を入れたコップの表面に水滴がつく現象

1．凝縮　　2．昇華
3．凝固　　4．融解

【26】コロイドに関する以下の記述のうち、誤っているものを一つ選びなさい。

☐ 1．コロイド溶液に横から強い光線を当てると、コロイド粒子が光を散乱させ、光の通路が輝いて見える現象をチンダル現象という。
2．疎水コロイドに少量の電解質を加えたとき、コロイド粒子が沈殿する現象を塩析という。
3．コロイド粒子が不規則に動く現象をブラウン運動という。
4．セロハン（半透膜）を用いてコロイド溶液中のコロイド粒子を分離・精製する方法を透析という。

【27】反応熱に関する以下の記述のうち、誤っているものを一つ選びなさい。

☐ 1．1molの物質が完全燃焼するときに発生する熱量を燃焼熱という。
2．1molの物質が多量の溶媒に溶けるときに発生または吸収する熱量を溶解熱という。
3．酸と塩基の中和反応によって1molの水が生成するときに発生する熱量を中和熱という。
4．1molの化合物が構成元素の単体から生成するときに発生または吸収する熱量を昇華熱という。

【28】Ag^{+}、Cu^{2+}、Fe^{3+}、Ca^{2+}のイオンを含む混合水溶液からAg^{+}のイオンのみ沈殿させる方法として、最も適当なものを一つ選びなさい。

☐ 1．希塩酸を加える。
2．塩酸を加えて酸性とした後、硫化水素を通じる。
3．アンモニア水を過剰に加える。
4．水酸化ナトリウム水溶液を加える。

【29】以下の化合物のうち、芳香族化合物に該当しないものを一つ選びなさい。

☐ 1．サリチル酸　2．クレゾール
3．アニリン　4．酢酸エチル

〔実地（性質・貯蔵・取扱い方法等）〕

【30】以下のうち、燐(りん)化亜鉛に関する記述として、誤っているものを一つ選びなさい。

☐ 1．暗灰色の結晶または粉末で、乾燥状態では安定しており、水及びアルコールに溶けないが、ベンゼン及び二硫化炭素に可溶である。
2．廃棄する場合は、焼却する、または可溶性塩としたのち活性汚泥で処理をする。
3．嚥(えん)下吸入したときは、胃及び肺で胃酸や水と反応して、有毒ガスを発生することにより中毒症状を呈する。

【31】以下の物質とその性状及び用途に関する組み合わせのうち、誤っているものを一つ選びなさい。

☐ 1．モノクロル酢酸
無色潮解性の結晶で、水よりやや重い。酸化、還元の両作用を有しているので、消毒及び防腐の目的で医療用に供される。
2．S，S－ビス（1－メチルプロピル）＝O－エチル＝ホスホロジチオアート（別名：カズサホス）
硫黄臭のある淡黄色液体であり、水に溶けにくく、有機溶媒に溶けやすい。野菜等のネコブセンチュウ等を防除する農薬として使用されている。
3．キノリン
無色または淡黄色の特有の不快臭をもつ液体で吸湿性があり、界面活性剤として利用される。

【32】以下の物質の性状について、最も適当なものを１～５の中からそれぞれ一つ選びなさい。

☐ A．クレゾール
☐ B．水素化砒(ひ)素
☐ C．フェノール
☐ D．鉛酸カルシウム

1．淡黄褐色の粉末で、水に溶けないが、硝酸に可溶。
2．一般には、異性体の混合物で、無色～黄褐色～ピンクの液体であり、光により暗色となる。
3．無色で不快なニンニク様臭気をもつ気体。水にわずかに溶け、その溶液は中性である。
4．揮発性で、流動性の液体であり、空気中で発煙し、水により分解する。
5．無色の針状晶または結晶性の塊である。空気中では光により、次第に赤色となる。

【33】以下の物質の注意事項について、最も適当なものを１～５の中からそれぞれ一つ選びなさい。

☐ A．弗(ふっ)化トリブチル錫(すず)
☐ B．発煙硫酸
☐ C．無水ヒドラジン
☐ D．重クロム酸アンモニウム

1．200℃付近に加熱するとルミネッセンスを発しながら分解する。
2．空容器の鉄錆(さび)等との接触により爆発することがあるので、回収容器はステンレス製が望ましい。ステンレス製容器がない場合は、水を張った容器に少量ずつ加えて希釈し、回収する。
3．火災時、加熱されると257℃付近で熔(よう)融し、流れ出し、有機物の蒸気を発生する。
4．直接中和剤を散布すると発熱し、酸が飛散することがある。
5．水、二酸化炭素、ハロゲン化炭化水素と激しく反応するので、これらと接触させない。

【34】以下の物質とその用途に関する組み合わせのうち、誤っているものを一つ選びなさい。

☑ 1．酢酸エチル ………… 香料、溶剤、有機合成原料として使用される。
2．硫化バリウム ……… 工業用に発光顔料、リトポン原料として使用される。
3．シアン化銀 ………… 光電管、半導体に使用される。

【35】以下の物質の鑑定法について、最も適当なものを１～５の中からそれぞれ一つ選びなさい。

☑ A．メチルスルホナール
☑ B．硫酸
☑ C．一酸化鉛
☑ D．ホルマリン

1．硝酸を加え、さらにフクシン亜硫酸溶液を加えると、藍紫色を呈する。
2．木炭とともに熱すると、メルカプタンの臭気を放つ。
3．希釈水溶液に塩化バリウムを加えると白色の沈殿を生じるが、この沈殿は塩酸や硝酸に溶けない。
4．アルコール性の水酸化カリウムと銅紛とともに煮沸すると、黄赤色の沈殿を生じる。
5．希硝酸に溶かすと無色の液となり、これに硫化水素を通じると黒色の沈殿を生じる。

【36】以下の物質の貯蔵方法について、最も適当なものを１～５の中からそれぞれ一つ選びなさい。

☑ A．黄燐（りん）
☑ B．四塩化炭素
☑ C．アクリルアミド
☑ D．三酸化二砒（ひ）素

1．空気に触れると発火しやすいので、水中に沈めて瓶に入れ、さらに砂を入れた缶中に固定して、冷暗所に貯蔵する。
2．少量ならばガラス瓶に密栓し、大量ならば木樽に入れて貯蔵する。
3．純品は空気と日光によって変質するため、少量のアルコールを加えて分解を防止し、冷暗所に貯蔵する。
4．蒸気は空気より重く、低所に滞留するため、地下室等の換気の悪い場所には貯蔵しない。
5．高温または紫外線下では容易に重合するため、冷暗所に貯蔵する。

【37】ラベルのはがれた試薬びんに入っている物質を調べたところ、下枠の情報が得られた。以下のうち、その物質として最も適当なものを一つ選びなさい。

・単斜晶系板状の結晶である。
・水には可溶であるが、アルコールには難溶である。
・水溶液は中性である。
・加熱すると分解して気体を発生する。
・有機物と接触して摩擦すると、爆発する。

□　1．塩素酸カリウム　　2．蓚酸カリウム　　3．水酸化カリウム

【38】以下の物質が少量漏えいした場合の応急措置について、最も適当なものを1～5の中からそれぞれ一つ選びなさい。

□　A．硝酸
□　B．クロルスルホン酸
□　C．アンモニア水
□　D．ジメチル硫酸

1．漏えいした液は、土砂等に吸着させて取り除くか、またはある程度水で徐々に希釈したあと、消石灰、ソーダ灰等で中和し、多量の水を用いて洗い流す。
2．漏えいした液は、布で拭きとるかまたはそのまま風にさらして蒸発させる。
3．漏えいした液は、アルカリ水溶液で分解したあと、多量の水を用いて洗い流す。
4．漏えいした液は、ベントナイト、活性白土、石膏等を振りかけて吸着させ空容器に回収したあと、多量の水で洗い流す。
5．漏えいの箇所は、濡れむしろ等で覆い、遠くから多量の水をかけて洗い流す。

【39】以下の物質と吸入した際の毒性及び保護マスクに関する組み合わせのうち、誤っているものを一つ選びなさい。

□　1．メチルエチルケトン
　　鼻、のどの刺激、めまい、嘔吐が起こり、重症の場合は、昏睡や意識不明となる。有機ガス用防毒マスクを着用する。

　2．塩化チオニル
　　鼻、のど、気管支等の粘膜を激しく刺激し、炎症を起こし、重症の場合は、肺水腫を起こす。酸性ガス用防毒マスクを着用する。

　3．ブロムメチル
　　鼻、のど、気管支等の粘膜を激しく刺激し、重症の場合は、血色素尿を排泄することがある。防塵マスクを着用する。

【40】以下の物質の毒性とその措置に関する記述として、最も適当なものを一つ選びなさい。

☐ 1．塩化バリウムを経口摂取すると、消化管より吸収され、数分後から数時間以内に高度の低カリウム血症を起こすため、硫酸ナトリウムを経口投与し、胃洗浄を行う。

2．トルイジンは、コリンエステラーゼの阻害により、アセチルコリンの蓄積を起こし、神経系が過度の刺激状態になるため、特異的拮抗薬として、PAMを投与する。

3．重クロム酸カリウムは、初期症状としては平滑筋の急激な収縮により血圧が上昇し、長期暴露では不可逆性の腎障害が起こるため、１％硫酸ナトリウム液を用いた胃洗浄を行う。

【41】以下の物質の廃棄方法について、最も適当なものを１～５の中からそれぞれ一つ選びなさい。

☐ A．クロルピクリン
☐ B．蓚（しゅう）酸
☐ C．三硫化二砒（ひ）素
☐ D．燐（りん）化水素

1．ナトリウム塩としたあと、活性汚泥で処理する。
2．水に溶かし、硫化ナトリウム水溶液を加えて沈殿させ、さらにセメントを用いて固化し、埋立処分する。
3．多量の次亜塩素酸ナトリウムと水酸化ナトリウムの混合水溶液に吹き込んで吸収させ、酸化分解したあと、多量の水で希釈して処理する。
4．少量の界面活性剤を加えた亜硫酸ナトリウムと炭酸ナトリウムの混合溶液中で、攪拌（かくはん）し分解させたあと、多量の水で希釈して処理する。
5．セメントを用いて固化し、溶出試験を行い、溶出量が判定基準以下であることを確認して埋立処分する。

▶▶正解&解説……………………………………………………………………………………

【1】4

〔解説〕ア．毒物劇物営業者以外の者に毒物又は劇物を販売することができるのは、販売業の登録を受けた者である。取締法第３条（毒物劇物の禁止規定）第３項。

イ．「届出をした者」⇒「登録を受けた者」。取締法第３条（毒物劇物の禁止規定）第２項。

ウ．取締法第３条（毒物劇物の禁止規定）第１項。

エ．取締法第３条（毒物劇物の禁止規定）第３項。

【2】3

〔解説〕かんきつ類、りんご、なしなどの害虫の防除に用いられる。施行令第16条（ジメチルエチルメルカプトエチルチオホスフェイトを含有する製剤）第２号。

1．施行令第１条（四アルキル鉛を含有する製剤）第２号。

2．施行令第11条（モノフルオール酢酸の塩類を含有する製剤）第２号。

4．施行令第22条（モノフルオール酢酸アミドを含有する製剤）第２号。

【3】3

〔解説〕石油精製業者は、四アルキル鉛を含有する製剤の使用者である。施行令第１条（四アルキル鉛を含有する製剤）第１号。

1～2&4．施行令第28条（りん化アルミニウムとその分解促進剤とを含有する製剤）第１号イ～ハ。りん化アルミニウムとその分解促進剤とを含有する製剤は、燻(くん)蒸により倉庫内若しくはコンテナ内のねずみ、昆虫等の駆除に用いられる。

【4】1

〔解説〕「特定毒物販売業」⇒「特定品目販売業」。特定毒物とは毒物であって取締法 別表第３に掲げるものをいい、特定品目とは厚生労働省令（施行規則 別表第２）で定める毒物又は劇物のことをいう。販売業の登録の種類に「特定毒物販売業」は定められていない。取締法第４条の２（販売業の登録の種類）第１～３号。

2．取締法第４条の２（販売業の登録の種類）第１号、取締法第４条の３（販売品目の制限）第１項、第２項。販売業は登録の種類により販売できる品目が定められているが、一般販売業の登録を受けた者は販売品目の制限が定められていないため、全ての毒物劇物を販売できる。

3．取締法第４条の３（販売品目の制限）第１項。

【5】1

〔解説〕ア&イ．施行規則第４条の４（製造所等の設備）第１項第１号イ、ロ。

ウ&エ．施行規則第４条の４（製造所等の設備）第１項第２号ハ、ニ。

【6】1

〔解説〕毒物劇物取扱責任者になることができるのは、①薬剤師、②応用化学に関する学課を修了した者、③都道府県知事が行う毒物劇物取扱者試験に合格した者であり、医師は含まれない。取締法第８条（毒物劇物取扱責任者の資格）第１項第１～３号。

【7】1

〔解説〕ア．取締法第10条（届出）第２項第１号。

イ＆エ．取締法第10条（届出）第２項第２号、施行規則第10条の３（特定毒物研究者の届出事項）第１号、第３号。

【8】3

〔解説〕皮膚に触れた場合に石けんを使ってよく洗うべき旨は、ジメチルー２・２ージクロルビニルホスフェイト（別名：DDVP）を含有する製剤（衣料用の防虫剤に限る）を販売する場合に必要な表示事項である。施行規則第11条の６（取扱及び使用上特に必要な表示事項）第３号ニ。

１＆２．施行規則第11条の６（取扱及び使用上特に必要な表示事項）第２号イ、ロ。

【9】3

〔解説〕取締法第13条（農業用の劇物）、施行令第39条（着色すべき農業用劇物）第２号、施行規則第12条（農業用劇物の着色方法）。

【10】1

〔解説〕施行令第40条（廃棄の方法）第１号。廃棄方法の［中和］［加水分解］［酸化］［還元］［稀釈］の５項目は覚えておく必要がある。

２．「燃焼」⇒「放出し、又は揮発」。施行令第40条（廃棄の方法）第２号。

３．「放出し、又は揮発」⇒「燃焼」。施行令第40条（廃棄の方法）第３号。

【11】2

〔解説〕20％のアンモニア水溶液を１回につき5,000kg以上運搬する場合、車両に備えなければならない保護具は、保護手袋、保護長ぐつ、保護衣、アンモニア用防毒マスクである。施行令第40条の５（運搬方法）第２項第３号、施行規則第13条の６（毒物又は劇物を運搬する車両に備える保護具）、別表第５。

【12】2

〔解説〕「情報を提供しなければならない」⇒「情報を提供するよう努めなければならない」。施行令第40条の９（毒物劇物営業者等による情報の提供）第２項。

１．施行令第40条の９（毒物劇物営業者等による情報の提供）第１項。

３．施行規則第13条の12（毒物劇物営業者等による情報の提供）第10号。

【13】1

〔解説〕取締法第17条（事故の際の措置）第1項。

> 毒物劇物営業者及び（ア：特定毒物研究者）は、その取扱いに係る毒物若しくは劇物又は第11条第2項の政令で定める物が飛散し、（略）、不特定又は多数の者について保健衛生上の危害が生ずるおそれがあるときは、（イ：直ちに）、その旨を保健所、（ウ：警察署）又は消防機関に届け出るとともに、保健衛生上の危害を防止するために必要な応急の措置を講じなければならない。

【14】4

〔解説〕取締法第19条（登録の取消等）第1項～第3項。

> 都道府県知事は、毒物劇物営業者の有する（ア：設備）が第5条の厚生労働省令で定める基準に適合しなくなったと認めるときは、相当の期間を定めて、その（ア：設備）を当該基準に適合させるために必要な措置をとるべき旨を命ずることができる。
> 2　（略）、都道府県知事は、その者の（イ：登録を取り消さ）なければならない。
> 3　（略）、その（ウ：毒物劇物営業者）に対して、毒物劇物取扱責任者の変更を命ずることができる。

【15】3

〔解説〕ア＆ウ．毒物劇物営業者、特定毒物研究者又は特定毒物使用者は、その登録若しくは許可が効力を失ったときは、「15日以内」に、現に所有する特定毒物の品名及び数量を届け出なければならない。取締法第21条（登録が失効した場合等の措置）第1項。

イ＆エ．毒物劇物営業者、特定毒物研究者又は特定毒物使用者は、その登録若しくは許可が効力を失った日から起算して「50日以内」であれば、現に所有する特定毒物を他の毒物劇物営業者、特定毒物研究者又は特定毒物使用者に譲り渡すことができる。取締法第21条（登録が失効した場合等の措置）第2項。

【16】A…×　B…×　C…×　D…○　E…×　F…○　G…×　H…○　I…×　J…×

〔解説〕A．自家消費の目的であっても、毒物又は劇物の製造業の登録又は特定毒物研究者の許可を受けた者でなければ、特定毒物を製造してはならない。取締法第3条の2（特定毒物の禁止規定）第1項。

B．特定毒物使用者とは、特定毒物を使用することができる者として、品目ごとに政令で指定する者をいい、更新に関する規定はない。取締法第3条の2（特定毒物の禁止規定）第3項。

C．「幻聴」⇒「幻覚」。取締法第3条の3（シンナー乱用の禁止）。

D．取締法第3条の4（爆発性がある毒物劇物の所持禁止）。

E．毒物又は劇物の販売業の登録は、店舗ごとにその店舗の所在地の都道府県知事に申請書を出さなければ、毒物又は劇物を販売することはできない。取締法第4条（営業の登録）第2項。

F．取締法第４条（営業の登録）第３項。

G．「全ての毒物又は劇物」⇒「厚生労働省令で定める毒物又は劇物」。取締法第12条（毒物又は劇物の表示）第２項第３号、施行規則第11条の５（解毒剤に関する表示）。

H．毒物劇物営業者が他の毒物劇物営業者に劇物を販売するときは、その都度必要事項を書面（帳簿）に記載する必要があるが、譲渡手続に係る書面の提出は不要である。取締法第14条（毒物又は劇物の譲渡手続）第１項、第２項。

I．「認められるか否かに関わらず」⇒「認められるときは」。取締法第15条の３（回収等の命令）。

J．「あらかじめ」⇒「30日以内に」。取締法第22条（業務上取扱者の届出等）第１項、施行令第41条、第42条（業務上取扱者の届出）各号。

【17】A…×　B…×　C…○　D…×　E…×　F…○　G…○　H…○

〔解説〕A．銅Cuの炎色反応は「青緑色」である。赤紫色を示すのはカリウムK。

B．陽子と中性子の質量は、「ほぼ等しい」。

D．原子が最外殻から電子を放出して陽イオンになるために必要なエネルギーを「イオン化エネルギー」という。電子親和力とは、原子が電子を１個受け取って陰イオンになるために必要なエネルギーをいう。

E．濃度などの割合を示す場合に使われるppmは、「100万分の１」を表す。

【18】A…1　B…2　C…1　D…3　E…2

〔解説〕自動車のバッテリー等に利用されている二次電池に、鉛蓄電池がある。負極には（A：Pb（鉛））が、正極には（B：PbO_2（酸化鉛（Ⅳ））が、電解液には（C：希硫酸（りゅう））が用いられる。放電時には酸化還元反応が起こり、両極とも水に溶けにくい白色の（D：$PbSO_4$（硫酸鉛（Ⅱ））が表面に析出する。鉛蓄電池の起電力はおよそ（E：2）V（ボルト）である。

負極：$Pb + SO_4^{2-} \longrightarrow PbSO_4 + 2e^-$（酸化）

正極：$PbO_2 + 4H^+ + SO_4^{2-} + 2e^- \longrightarrow PbSO_4 + 2H_2O$（還元）

【19】1

〔解説〕中和反応式：$2NaOH + H_2SO_4 \longrightarrow Na_2SO_4 + 2H_2O$

水酸化ナトリウムは１価の塩基、硫酸は２価の酸であり、求める濃度をx mol/Lとすると、次の等式が成り立つ。

$1 \times 0.3\text{mol/L} \times (40\text{mL}/1000\text{mL}) = 2 \times x\ \text{mol/L} \times (20\text{mL}/1000\text{mL})$

両辺に1000をかける。　$0.3\text{mol/L} \times 40\text{mL} = 2x\ \text{mol/L} \times 20\text{mL}$

$40x = 12$

$x = 0.3\ (\text{mol/L})$

【20】2

〔解説〕アンモニア水溶液は１価の塩基である。電離度が0.01であるため、アンモニア水溶液中の水酸化物イオン濃度［OH^-］は次のとおり。

$1 \times 0.01 \times 0.1 mol/L = 0.001 mol/L \quad \Rightarrow 1.0 \times 10^{-3} mol/L$

水のイオン積［H^+］［OH^-］$= 1.0 \times 10^{-14} (mol/L)^2$ より、

$[H^+] \times 1.0 \times 10^{-3} mol/L = 1.0 \times 10^{-14} (mol/L)^2$

$$[H^+] = \frac{1.0 \times 10^{-14} (mol/L)^2}{1.0 \times 10^{-3} mol/L}$$

$$= 1.0 \times 10^{-11} mol/L$$

乗数の数がpHの値をあらわすため、pH＝11となる。

【21】3

〔解説〕プロパンの燃焼反応式：$C_3H_8 + 5O_2 \longrightarrow 3CO_2 + 4H_2O$

１molのプロパンが５molの酸素と反応し、３molの二酸化炭素と４molの水を生成する。プロパンが２molのときの二酸化炭素を x とすると、次の比例式で求められる。

$1 : 3 = 2 : x$

$x = 6$

従って、二酸化炭素を６mol生成するとわかる。

二酸化炭素の原子量が12＋16×２＝44であるため、44×６mol＝264gとなる。

【22】1

〔解説〕S原子の数に着目すると右辺は３個であるため、左辺の（ア）は「３」となる。すると左辺のH原子が16個になるため、右辺の（イ）は「８」となる。また、左辺のO原子が30個であるため、右辺の（ウ）は「５」となる。

$2KMnO_4 + 5H_2O_2 +$（ア：３）H_2SO_4

$\longrightarrow 2MnSO_4 +$（イ：８）$H_2O +$（ウ：５）$O_2 + K_2SO_4$

	左辺			右辺			
	$2KMnO_4$	$5H_2O_2$	$3H_2SO_4$	$2MnSO_4$	$8H_2O$	$5O_2$	K_2SO_4
K	2	-	-	-	-	-	2
Mn	2	-	-	2	-	-	-
O	8	10	12	8	8	10	4
H	-	10	6	-	16	-	-
S	-	-	3	2	-	-	1

【23】3

〔解説〕分子式C_6H_{14}はヘキサンである。アルカンの構造異性体の数は次のとおり。

アルカンの名称	プロパン	ブタン	ペンタン	ヘキサン	ヘプタン
分子式	C_3H_8	C_4H_{10}	C_5H_{12}	C_6H_{14}	C_7H_{16}
構造異性体の数	0	2	3	5	9

【24】3

〔解説〕1．ヒドロキシ基 … $-OH$、ケトン基 … $-CO-$

2．スルホ基 … $-SO_3H$、フェニル基 … C_6H_5-

4．アミノ基 … $-NH_2$、ニトロ基 … $-NO_2$

【25】A…2　B…1

〔解説〕A．ドライアイス（固体）が小さくなる現象（気体に変化）は昇華。

B．気体が氷水によって冷やされ、コップの表面に水滴がつく現象（液体に変化）は凝縮。

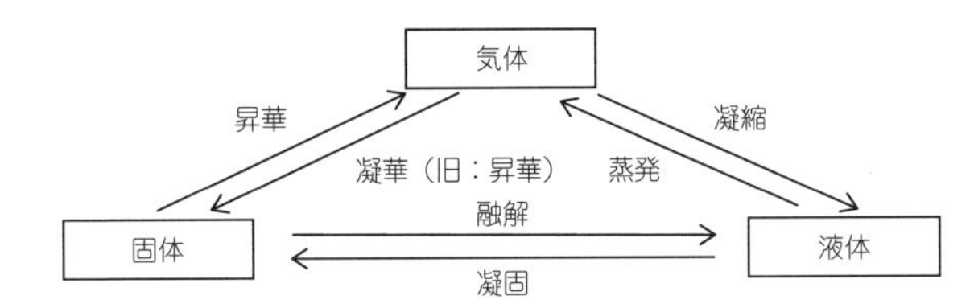

【26】2

〔解説〕疎水コロイドに少量の電解質を加えたとき、コロイド粒子が沈殿する現象を「凝析」という。塩析とは、親水コロイドに多量の電解質を加えたときにコロイド粒子が沈殿する現象をいう。

【27】4

〔解説〕1 molの化合物が構成元素の単体から生成するときに発生または吸収する熱量を「生成熱」という。昇華熱とは、固体が直接気体になるときに吸収する熱量をいう。

【28】1

〔解説〕希塩酸HClによって、銀イオンAg^+は塩化銀AgClの白色沈殿をつくる。

2．塩酸HClを加えて酸性とした後、硫(りゅう)化水素H_2Sによって、銅（Ⅱ）イオンCu^{2+}は硫化銅（Ⅱ）CuSの黒色沈殿をつくる。

3．アンモニア水NH_3 aqを過剰に加えると、鉄（Ⅲ）イオンFe^{3+}は水酸化鉄（Ⅲ）の赤褐色沈殿をつくる。

4．濃度が高かった場合、水酸化ナトリウム水溶液NaOHを加えると、カルシウムイオンCa^{2+}が白色沈殿をつくる場合がある。

【29】 4

〔解説〕 酢酸エチル$CH_3COOC_2H_5$は、酢酸（カルボン酸）とエタノール（アルコール）が縮合して生じた化合物のエステルである。

【30】 2

〔解説〕 燐化亜鉛Zn_3P_2を廃棄する場合は、焼却する「燃焼法」、または多量の次亜塩素酸ナトリウム水溶液と水酸化ナトリウムの混合溶液を撹拌しながら少量ずつ加えて酸化分解する「酸化法」で処理する。

※以下、物質名の後や文章中に記載されている［ ］は、物質を見分ける際に特徴となるキーワードを表す。

【31】 1

〔解説〕 モノクロル酢酸$CH_2ClCOOH$は無色潮解性の結晶。ただし、「酸化、還元の両作用を有しているので、消毒及び防腐の目的で医療用に供される」は、過酸化水素H_2O_2に関する記述である。

2．カズサホス$C_{10}H_{23}O_2PS_2$［硫黄臭のある淡黄色液体］［水に溶けにくい］［野菜等のネコブセンチュウ等を防除する農薬］

3．キノリンC_9H_7N［無色または淡黄色の液体］［吸湿性］［界面活性剤］

【32】 A…2 B…3 C…5 D…1

〔解説〕 A．クレゾール$C_6H_4(OH)CH_3$［異性体の混合物］［無色～黄褐色～ピンクの液体］

B．水素化砒素AsH_3［無色のニンニク様臭気をもつ気体］［水にわずかに溶ける］

C．フェノールC_6H_5OH［無色の針状晶］［空気中で光により次第に赤色］

D．鉛酸カルシウム$2CaO \cdot PbO_2$［淡黄褐色の粉末］［水に溶けない］［硝酸に可溶］

【33】 A…3 B…4 C…2 D…1

〔解説〕 A．弗化トリブチル錫$C_{12}H_{27}FSn$［加熱されると257℃付近で熔融］［有機物の蒸気］

B．発煙硫酸$H_2S_2O_7$［直接中和剤を散布すると発熱］

C．無水ヒドラジンH_4N_2［鉄錆等との接触により爆発］［ステンレス製容器］

D．重クロム酸アンモニウム$(NH_4)_2Cr_2O_7$［ルミネッセンスを発しながら分解］

選択肢5は［水、二酸化炭素、ハロゲン化炭化水素と激しく反応］から、ナトリウムNaが考えられる。

【34】3

〔解説〕シアン化銀$AgCN$の用途は、鍍金、試薬などである。

1．酢酸エチル$CH_3COOC_2H_5$［香料］［溶剤］［有機合成原料］

2．硫化バリウムBaS［発光顔料］［リトポン原料］

【35】A…2　B…3　C…5　D…1

〔解説〕A．メチルスルホナール$C_8H_{18}O_4S_2$［木炭とともに熱する］［メルカプタンの臭気］

B．硫酸H_2SO_4［塩化バリウム］［白色の沈殿］［この沈殿は塩酸や硝酸に溶けない］

C．一酸化鉛PbO［硫化水素を通じる］［黒色の沈殿］

D．ホルマリン$HCHO$ aq［フクシン亜硫酸溶液］［藍紫色］

選択肢4は［水酸化カリウムと銅粉とともに煮沸］［黄赤色の沈殿］から、四塩化炭素CCl_4が考えられる。

【36】A…1　B…4　C…5　D…2

〔解説〕A．黄燐P_4［水中に沈めて瓶に入れる］［砂を入れた缶中に固定］

B．四塩化炭素CCl_4［蒸気は空気より重い］［低所に滞留］［換気の悪い場所には貯蔵しない］

C．アクリルアミド$CH_2=CHCONH_2$［高温または紫外線下では容易に重合］

D．三酸化二砒素As_2O_3［少量ならばガラス瓶に密栓］［大量ならば木樽に入れて貯蔵］

選択肢3は［純品は空気と日光によって変質］［少量のアルコールを加えて分解を防止］から、クロロホルム$CHCl_3$が考えられる。

【37】1

〔解説〕2．蓚酸カリウム$(COOH)_2 \cdot 2K$［白色の結晶］［風解性で加熱すると無水塩］［水溶液は弱塩基性］

3．水酸化カリウムKOH［白色の結晶］［水分と二酸化炭素を吸収して潮解］［水、アルコールに溶ける］［水溶液は強アルカリ性］

【38】A…1　B…4　C…5　D…3

〔解説〕A．硝酸HNO_3［消石灰、ソーダ灰等で中和］

B．クロルスルホン酸$ClSO_3H$［ベントナイト、活性白土、石膏等を振りかけて吸着］［空容器に回収］

C．アンモニア水NH_3 aq［濡れむしろ等で覆う］［遠くから多量の水をかけて洗い流す］

D．ジメチル硫酸$(CH_3)_2SO_4$［アルカリ水溶液で分解］

選択肢2は［布で拭きとる］［風にさらして蒸発させる］から、クロルピクリン$CCl_3(NO_2)$が考えられる。

【39】3

〔解説〕ブロムメチル（臭化メチル）CH_3Brは、蒸気を吸入した場合、頭痛、目や鼻孔の刺激、呼吸困難をきたす。人工呼吸器または臭化メチル燻（くん）蒸用防毒マスクを着用する。選択肢は［鼻、のど、気管支等の粘膜を激しく刺激］［血色素尿］から、砒（ひ）素Asが考えられる。

【40】1

〔解説〕塩化バリウム$BaCl_2 \cdot 2H_2O$［数分後から数時間以内に高度の低カリウム血症］［硫（りゅう）酸ナトリウムを経口投与］

2．トルイジン$C_6H_4(NH_2)CH_3$の毒性は、吸入した場合チアノーゼなどが起こる。選択肢は［コリンエステラーゼの阻害］［PAMを投与］から、有機燐（りん）化合物が考えられる。

3．重クロム酸カリウム$K_2Cr_2O_7$の毒性は、粘膜や皮膚の刺激性が大きい。

【41】A…4　B…1　C…5　D…3

〔解説〕A．クロルピクリン$CCl_3(NO_2)$…分解法［少量の界面活性剤］［混合溶液］クロルピクリンにのみ適用する。

B．蓚（しゅう）酸$(COOH)_2 \cdot 2H_2O$…活性汚泥法［活性汚泥で処理］

C．三酸化二砒素As_2O_3…固化隔離法［セメントを用いて固化］

D．燐化水素（ホスフィン）PH_3…酸化法［次亜塩素酸ナトリウムと水酸化ナトリウムの混合水溶液］［吹き込んで吸収］［酸化分解］

選択肢2は［硫化ナトリウム水溶液を加えて沈殿］［セメントを用いて固化］より、沈殿隔離法である。水銀化合物の廃棄方法として用いられる。

8 令和3年度（2021年） 中国地方

一般受験者数・合格率《参考》

都道府県名	受験者数（人）	合格者数（人）	合格率（%）
広島県	246	110	44.7
山口県	179	92	51.4
岡山県	235	68	28.9
島根県	60	21	35.0
鳥取県	40	19	47.5

〔毒物及び劇物に関する法規〕

【1】以下の法の条文について、（　）の中に入れるべき字句の正しい組み合わせを一つ選びなさい。

第1条　この法律は、毒物及び劇物について、保健衛生上の見地から必要な（ア）を行うことを目的とする。

第2条

2　この法律で「劇物」とは、別表第2に掲げる物であって、医薬品及び（イ）以外のものをいう。

第3条

2　毒物又は劇物の輸入業の登録を受けた者でなければ、毒物又は劇物を（ウ）の目的で輸入してはならない。

	ア	イ	ウ
1.	取締	飲食物	貯蔵又は販売
2.	取締	医薬部外品	販売又は授与
3.	規制	飲食物	販売又は授与
4.	規制	医薬部外品	貯蔵又は販売

【2】特定毒物に関する以下の記述のうち、正しいものを一つ選びなさい。

1. 特定毒物使用者は、特定毒物であれば、どのような用途でも使用することができる。
2. 毒物若しくは劇物の製造業者は、特定毒物を輸入することができる。
3. 特定毒物研究者は、毒物劇物営業者に特定毒物を譲り渡すことができる。

【3】以下のうち、法第3条の3で「みだりに摂取し、若しくは吸入し、又はこれらの目的で所持してはならない」と規定されるもの及び法第3条の4で「業務その他正当な理由による場合を除いては、所持してはならない」と規定されるものとして、正しい組み合わせを一つ選びなさい。

	法第3条の3	法第3条の4
☐ 1.	トルエンを含有する接着剤	ニトロベンゼン
2.	メタノールを含有するシンナー	ピクリン酸
3.	酢酸エチルを含有する塗料	ベンゼン
4.	エタノールを含有するシーリング用の充てん料	ナトリウム

【4】法第4条の規定による営業の登録に関する以下の記述のうち、正しいものを一つ選びなさい。

☐ 1. 毒物又は劇物製造業の登録は、毒物又は劇物の製造を行う製造所ごとに行う。

2. 毒物又は劇物販売業の登録は、5年ごとに更新を受けなければ、その効力を失う。

3. 毒物又は劇物製造業の登録は、地方厚生局長が行う。

【5】毒物又は劇物の交付に関する以下の記述の正誤について、正しい組み合わせを一つ選びなさい。

ア. 毒物劇物営業者は、親の承諾があれば、17歳の者に毒物又は劇物を交付しても良い。

イ. 毒物劇物営業者は、大麻の中毒者には毒物又は劇物を交付してはならない。

ウ. 毒物劇物営業者は、塩素酸塩類の交付を受ける者の氏名及び住所を確認した後でなければ交付してはならない。

	ア	イ	ウ
☐ 1.	誤	誤	正
2.	正	正	正
3.	正	正	誤
4.	誤	正	正

【6】毒物又は劇物の廃棄に関する以下の記述の正誤について、正しい組み合わせを一つ選びなさい。

ア．廃棄の方法について政令で定める技術上の基準に従わなければ、廃棄してはならない。

イ．ガス体又は揮発性の毒物又は劇物は、技術上の基準として、保健衛生上危害を生ずるおそれがない場所で、少量ずつ放出し、又は揮発させること。

ウ．技術上の基準として、中和、加水分解、酸化、還元、稀釈その他の方法により、毒物及び劇物並びに法第11条第２項に規定する政令で定める物のいずれにも該当しない物とすること。

	ア	イ	ウ
1．	正	誤	正
2．	正	正	正
3．	誤	誤	正
4．	正	正	誤

【7】以下の法の条文について、（　）の中に入れるべき字句の正しい組み合わせを一つ選びなさい。

第17条　毒物劇物営業者及び特定毒物研究者は、その取扱いに係る毒物若しくは劇物又は第11条第２項の政令で定める物が飛散し、漏れ、流れ出し、染み出し、又は（ア）場合において、（イ）について保健衛生上の危害が生ずるおそれがあるときは、直ちに、その旨を（ウ）、警察署又は消防機関に届け出るとともに、保健衛生上の危害を防止するために必要な応急の措置を講じなければならない。

	ア	イ	ウ
1．	蒸発した	従業員	保健所
2．	蒸発した	不特定又は多数の者	厚生労働省
3．	地下に染み込んだ	従業員	厚生労働省
4．	地下に染み込んだ	不特定又は多数の者	保健所

【8】毒物劇物監視員に関する以下の記述のうち、正しいものを一つ選びなさい。

1．毒物劇物監視員は、特定毒物研究者の研究所に立ち入り、帳簿その他の物件を検査し、関係者を身体検査することができる。

2．毒物劇物監視員は、犯罪捜査のために毒物劇物輸入業者の営業所に立入検査することはできない。

3．毒物劇物監視員は、毒物劇物販売業者の店舗から試験のため必要な最小限度の分量に限り、毒物及び劇物を収去することができ、その疑いのある物は収去できない。

【9】法第22条第1項の規定により、業務上、毒物又は劇物を取り扱う場合、その事業場の所在地の都道府県知事（その事業場の所在地が保健所を設置する市又は特別区の区域にある場合においては、市長又は区長。）に届出を行わなければならない事業として、正しい組み合わせを一つ選びなさい。

ア．砒(ひ)素化合物を用いてしろありの防除を行う事業

イ．1,000Lの容器を積載した大型自動車で20％硫酸水溶液を運送する事業

ウ．無機シアン化合物を用いて試験検査を行う事業

エ．砒(ひ)素化合物を用いて電気めっきを行う事業

☐ 1．ア、イ　　2．ア、ウ
　3．イ、エ　　4．ウ、エ

【10】規則第13条の6の規定により、車両を使用して、10％の水酸化ナトリウム水溶液を1回につき5,000kg以上運搬する場合、車両に備えなければならない保護具として、誤っているものを一つ選びなさい。

☐ 1．保護手袋　　2．保護眼鏡
　3．普通ガス用防毒マスク　　4．保護衣

令和3年度　中国

【11】毒物又は劇物製造業者が製造した塩化水素を含有する製剤たる劇物（住宅用の洗浄剤で液体状のものに限る。）を販売する場合、法第12条第2項の規定により、必要な表示事項の正誤について、正しい組み合わせを一つ選びなさい。

ア．小児の手の届かないところに保管しなければならない旨

イ．使用直前に開封し、包装紙等は直ちに処分すべき旨

ウ．眼に入った場合は、直ちに流水でよく洗い、医師の診断を受けるべき旨

エ．居間等人が常時居住する室内では使用してはならない旨

	ア	イ	ウ	エ
☐ 1．	正	誤	正	誤
2．	誤	誤	誤	正
3．	正	正	誤	誤
4．	誤	正	誤	正

【12】法第10条の規定により、毒物又は劇物の販売業者が、30日以内に都道府県知事に届け出なければならない事項の正誤について、正しい組み合わせを一つ選びなさい。

ア．店舗の営業時間の変更

イ．店舗の名称の変更

ウ．氏名（法人にあっては、その名称）の変更

エ．店舗における営業の廃止

	ア	イ	ウ	エ
☐ 1．	正	正	誤	正
2．	正	正	正	誤
3．	誤	誤	正	誤
4．	誤	正	正	正

【13】法第14条の規定による毒物又は劇物の譲渡手続に関する以下の記述の正誤について、正しい組み合わせを一つ選びなさい。

ア．毒物劇物営業者以外の者が劇物を購入するときは、譲受人が必要事項を記載して押印した書面を提出する。

イ．毒物劇物営業者は、譲渡手続に係る書面を販売又は授与の日から３年間保管しなければならない。

ウ．毒物劇物営業者以外の者が劇物の購入時に提出する書面には、劇物の名称及び数量、販売の年月日、譲受人の住所、譲受人の氏名、譲受人の年齢を記載する。

	ア	イ	ウ
☐ 1．	正	正	誤
2．	正	誤	誤
3．	誤	正	誤
4．	誤	誤	正

【14】政令第40条の6の規定により、毒物又は劇物を車両を使用して、又は鉄道によって運搬する場合で、当該運搬を他に委託するときの荷送人の通知義務に関する以下の記述のうち、正しいものを一つ選びなさい。

☐ 1．荷送人は、運送人に対し、あらかじめ、必要事項を記載した書面を交付しなければならない。

2．書面の交付に代えて、当該書面に記載すべき事項を電子情報処理組織を使用する方法により提供することは、書面を交付したものとはみなされない。

3．荷送人の通知義務を要しない毒物又は劇物の数量は、1回の運搬につき5,000kg以下である。

【15】毒物劇物営業者が毒物又は劇物を販売し、又は授与するときの情報提供に関する以下の記述のうち、誤っているものを一つ選びなさい。［改］

☐ 1．毒物劇物営業者は、譲受人に対し、毒物又は劇物の性状及び取扱いに関する情報を提供しなければならない。

2．提供する情報には、暴露の防止及び保護のための措置が含まれる。

3．情報の提供は、譲受人の同意があれば、後日、必要事項が保存されている電磁的記録媒体を送付することでも良い。

【16】以下の記述について、正しいものには○を、誤っているものには×をそれぞれ選びなさい。

☐ A．この法律で「特定毒物」に指定されているものは、すべて毒物にも指定されている。

☐ B．授与の目的であれば、毒物又は劇物の製造業の登録を受けずに毒物又は劇物を製造してよい。

☐ C．特定毒物研究者の許可期間は、6年間である。

☐ D．毒物又は劇物を販売しようとする者は、その店舗ごとに登録を受けなければならない。

☐ E．毒物又は劇物の運搬用具は、毒物又は劇物が飛散し、漏れ、又はしみ出るおそれがないものであること。

☐ F．毒物に関し相当の知識を持ち、かつ、学術研究上特定毒物を製造し、又は使用することを必要とする者でなければ、特定毒物研究者の許可は与えられない。

☐ G．農業用品目毒物劇物取扱者試験に合格した者は、農業用品目販売業及び特定品目販売業の店舗の毒物劇物取扱責任者となることができる。

☐ H．毒物劇物営業者は、有機燐（りん）化合物及びこれを含有する製剤の容器及び被包に、名称、成分、含量及び解毒剤の名称の表示をしなければ販売し、又は授与してはならない。

☐ I．毒物又は劇物販売業の店舗においては、毒物又は劇物を陳列する場所にかぎをかける設備があること。ただし、その場所が性質上かぎをかけることができないものであるときは、この限りではない。

☐ J．毒物劇物取扱責任者を変更したときには、30日以内に毒物劇物取扱責任者の氏名を届け出なければならない。

〔基礎化学〕

【17】以下の記述について、正しいものには○を、誤っているものには×をそれぞれ選びなさい。［改］

☐ A．酸性水溶液は青色リトマス紙を赤色に変える。

☐ B．陽イオンと陰イオンの静電気的引力による結合を共有結合という。

☐ C．ナトリウム原子は電子を２個受け入れて２価の陽イオンとなる。

☐ D．ベンゼン分子は６つの二重結合をもつ。

☐ E．周期表の３族から12族の元素を遷移元素という。

☐ F．アンモニア分子は三角錐形であり、極性分子である。

☐ G．酢酸を水酸化ナトリウムで中和滴定する場合、指示薬としてメチルオレンジを用いることが適当である。

☐ H．ハロゲンの単体は原子番号が大きくなるにつれて沸点・融点が低くなり、逆に反応性・酸化力は大きくなる。

【18】オゾンに関する以下の記述について、（　）に入る最も適当な字句を下欄の１～３の中からそれぞれ一つ選びなさい。

オゾンは酸素の同素体である。

製法は、酸素に（A）を当てるか、乾いた空気中での無声放電によって、酸素をオゾンに変化させる。

性質としては、特有のにおいがある（B）の（C）である。

さらに、強い（D）作用や殺菌作用をもち、空気や飲料水の殺菌、動物性繊維の漂白などに利用されている。

また、湿ったヨウ化カリウムデンプン紙を（E）にし、空気中のオゾン検出に用いられる。

		1	2	3
☐	A	1．電波	2．γ線	3．紫外線
☐	B	1．淡青色	2．黄色	3．無色
☐	C	1．固体	2．気体	3．液体
☐	D	1．潮解	2．脱水	3．酸化
☐	E	1．緑色	2．赤色	3．青紫色

【19】炭素、水素、酸素からなる有機化合物8.00mgを完全燃焼させると、二酸化炭素（CO_2）15.28mgと水（H_2O）9.36mgを生じた。この化合物の組成式で、最も適当なものを一つ選びなさい。ただし、原子量はH＝1.0、C＝12.0、O＝16.0とする。

☐ 1．CH_2O　　2．C_2H_6O
3．C_3H_8O　　4．$C_4H_{10}O$

【20】0.01mol/Lの塩酸のpH（水素イオン指数）はいくらか、最も適当なものを一つ選びなさい。

☐ 1．pH＝1　　2．pH＝2
3．pH＝13　　4．pH＝14

【21】凝固点が−0.20℃のグルコース（$C_6H_{12}O_6$）の水溶液を作りたい。水370gに何gのグルコースを溶かせばよいか、最も適当なものを一つ選びなさい。ただし、水のモル凝固点降下は1.85K・kg /molとし、グルコースの分子量は180とする。

☐ 1．1.8g　　2．3.6g
3．7.2g　　4．14.4g

【22】以下の分子のうち、シス−トランス異性体が存在するものを一つ選びなさい。

☐ 1．$CH_2=CHCH_2CH_3$　　2．$CHCl=CCl_2$
3．$CH_3CH=CHCH_3$　　4．$CH_2=C(CH_3)_2$

【23】エネルギーの大きい順に並べたとき、正しいものを一つ選びなさい。

☐ 1．X線　＞紫外線＞赤外線
2．X線　＞赤外線＞紫外線
3．紫外線＞赤外線＞X線
4．紫外線＞X線　＞赤外線

【24】以下の物質の組み合わせのうち、混ざり合わないものを一つ選びなさい。

☐ 1．水………メタノール
2．水………ジエチルエーテル
3．塩酸……硫酸
4．酢酸……メタノール

【25】以下の作業の名称について、最も適当なものを下欄の1〜4の中からそれぞれ一つ選びなさい。

☐ A．特定の溶媒を使い、目的の物質だけを溶かして分離すること
☐ B．固体混合物から、直接気体になりやすい物質を分離すること

1．抽出　　2．昇華
3．分留　　4．再結晶

【26】以下の物質の水溶液のうち、pH（水素イオン指数）が最も大きいものを一つ選びなさい。ただし、濃度はいずれも0.1mol/Lとする。

☐ 1．$CaCl_2$　　2．$NaHCO_3$
3．$KHSO_4$　　4．Na_2CO_3

【27】気体と物質量に関する以下の記述のうち、正しいものを一つ選びなさい。ただし、気体は理想気体とする。

☐ 1．同温・同圧の気体の密度は、分子量に比例する。
2．100℃、1気圧を標準状態という。
3．標準状態で1 molの気体の体積は33.4Lである。
4．標準状態で1 molの気体の質量は気体の種類に関係なく同じである。

【28】鉄とその化合物に関する以下の記述のうち、最も適当なものを一つ選びなさい。

☐ 1．鉄は周期表の6族に属する金属である。
2．純粋な鉄はやわらかく、展性・延性に富むが磁性を持たない。
3．鉄は酸化数＋2または＋3の化合物を作る。
4．酸化鉄（Ⅱ）を還元すると酸化鉄（Ⅲ）が得られる。

【29】セッケンに関する以下の記述のうち、誤っているものを一つ選びなさい。

☐ 1．油脂に水酸化ナトリウム水溶液を加えて加熱するとセッケンとグリセリンが生じる。
2．セッケン分子は疎水性部分と親水性部分からできている。
3．セッケン水は塩基性であるから、塩基性に弱い動物性繊維の洗浄には不適当である。
4．セッケンを水に溶かすと水の表面張力を増加させる。

〔実地（性質・貯蔵・取扱い方法等）〕

【30】以下のうち、水酸化ナトリウムに関する記述として、誤っているものを一つ選びなさい。

☐ 1．水溶液は爆発性でも引火性でもないが、アルミニウム、錫（すず）、亜鉛などの金属を腐食して水素ガスを発生し、これが空気と混合して引火爆発することがある。
2．廃棄する場合は、消石灰の攪拌（かくはん）溶液に加えて中和させたあと、多量の水で希釈して、上澄液のみを流す。
3．水溶液が眼に入った場合は、結膜や角膜が激しくおかされ、失明する危険性が高いため、直ちに多量の水で15分間以上洗い流し、速やかに医師の手当てを受ける。

【31】 以下の物質とその性状及び用途に関する組み合わせのうち、誤っているものを一つ選びなさい。

□ 1．クレゾール

　一般には異性体の混合物で、無色～黄褐色～ピンクの液体である。消毒、殺菌、木材の防腐剤、合成樹脂可塑剤として用いられる。

2．重クロム酸カリウム

　無色の油状液体で空気中では発煙し、アンモニア様の強い臭気をもつ。強い還元剤でロケット燃料に使用される。

3．硫酸銅（Ⅱ）

　五水和物は青色ないし群青色の大きい結晶、顆粒または粉末で、空気中ではゆるやかに風解する。工業用に電解液用、媒染剤、農薬として使用されるほか、試薬としても用いられる。

【32】 以下の物質の性状について、最も適当なものを１～５の中からそれぞれ一つ選びなさい。

□ A．弗（ふっ）化水素

□ B．沃（よう）素

□ C．シアン化カルシウム

□ D．弗（ふっ）化スルフリル

1．無色の気体。アセトン、クロロホルムに可溶。

2．無色透明の液体。果実様の芳香を放つ。引火性。

3．黒灰色、金属様の光沢がある稜（りょう）板状結晶。常温でも多少不快な臭気を有する蒸気を放って揮散。

4．無色または白色の粉末。水、熱湯に難溶。湿った空気中では徐々に分解して、ガスが発生。

5．無色の気体または無色の液体。気体は空気より重い。空気中の水や湿気と作用して白煙を生じ、強い腐食性を示す。強い刺激性があり、水に易溶。

【33】以下の物質の注意事項について、最も適当なものを１～５の中からそれぞれ一つ選びなさい。

□　A．沃(よう)化水素酸
□　B．メタクリル酸
□　C．三酸化二ヒ素
□　D．キシレン

1．大部分の金属、コンクリート等を腐食する。この物質自体に爆発性や引火性はないが、金属と反応してガスを発生し、このガスが空気と混合して引火爆発するおそれがある。
2．火災等で強熱されると発生する煙霧は、少量の吸入であっても強い溶血作用がある。
3．重合防止剤が添加されているが、加熱、直射日光、過酸化物、鉄錆(さび)等により重合がはじまり、爆発することがある。
4．可燃物と混合すると常温でも発火することがあり、200℃付近に加熱するとルミネッセンスを発しながら分解する。
5．引火しやすく、また、その蒸気は空気と混合して爆発性混合ガスとなるので火気は絶対に近づけず、静電気に対する対策を十分考慮する。

【34】以下の物質とその用途に関する組み合わせのうち、最も適当なものを一つ選びなさい。

□　1．アセトニトリル……　有機合成出発原料、合成繊維の溶剤
　　2．弗(ふっ)化水素酸…………　試薬・医療検体の防腐剤、エアバッグのガス発生剤
　　3．ジボラン……………　タール中間物の製造原料、医薬品、染料の製造原料

【35】以下の物質の鑑定法について、最も適当なものを１～５の中からそれぞれ一つ選びなさい。

□　A．ニコチン
□　B．クロルピクリン
□　C．塩化亜鉛
□　D．メタノール

1．水に溶かし、硝酸銀を加えると、白色の沈殿を生じる。
2．サリチル酸と濃硫酸とともに熱すると、芳香を生じる。
3．熱すると酸素を発生し、さらに塩酸を加えて熱すると塩素を発生する。
4．ホルマリン１滴を加えたのち、濃硝酸１滴を加えると、ばら色を呈する。
5．水溶液に金属カルシウムを加え、これにベタナフチルアミン及び硫酸を加えると、赤色の沈殿を生じる。

【36】以下の物質の貯蔵方法について、最も適当なものを1～5の中からそれぞれ一つ選びなさい。

☐ A．ベタナフトール
☐ B．シアン化ナトリウム
☐ C．カリウム
☐ D．ピクリン酸

1．空気に触れると発火しやすいので、水中に沈めて瓶に入れ、さらに砂を入れた缶中に固定して、冷暗所に貯蔵する。
2．光を遮り少量ならばガラス瓶、多量ならばブリキ缶または鉄ドラム缶を用い、酸類とは離して、風通しのよい乾燥した冷所に密封して貯蔵する。
3．空気中にそのまま貯蔵することはできないので、通常石油中に貯蔵する。
4．空気や光線に触れると赤変するため、遮光して貯蔵する。
5．火気に対し安全で隔離された場所に、硫黄、ヨード、ガソリン、アルコール等と離して貯蔵する。鉄、銅、鉛等の金属容器を使用しない。

【37】以下の物質を含有する製剤と、それらが劇物の指定から除外される濃度に関する組み合わせのうち、誤っているものを一つ選びなさい。

☐ 1．硫酸タリウム ……… 1％以下
2．クロム酸鉛 ………… 70％以下
3．過酸化尿素 ………… 17％以下

【38】以下の物質が漏えいまたは飛散した場合の応急措置について、最も適当なものを1～5の中からそれぞれ一つ選びなさい。

☐ A．硝酸銀
☐ B．塩化カドミウム
☐ C．硫化バリウム
☐ D．黄燐（りん）

1．飛散したものは空容器にできるだけ回収し、そのあとを硫酸第一鉄の水溶液を加えて処理し、多量の水で洗い流す。
2．飛散したものは空容器にできるだけ回収し、そのあとを食塩水を用いて処理し、多量の水で洗い流す。
3．少量の漏えいした液は、速やかに蒸発するので周辺に近づかないようにする。
4．漏出したものの表面を速やかに土砂または多量の水で覆い、水を満たした容器に回収する。
5．飛散したものは空容器にできるだけ回収し、そのあとを消石灰、ソーダ灰等の水溶液を用いて処理し、多量の水で洗い流す。

【39】以下の物質とその毒性に関する組み合わせのうち、誤っているものを一つ選びなさい。

☐ 1．無機シアン化合物………ミトコンドリアの呼吸酵素（シトクロム酸化酵素）の阻害作用が誘発されるため、エネルギー消費の多い中枢神経に影響が現れる。
2．メタノール………………頭痛、めまい、嘔吐(おう)、下痢、腹痛等を起こし、致死量に近ければ麻酔状態になり、視神経がおかされ、目がかすみ、失明することがある。
3．四塩化炭素………………メトヘモグロビン形成能があり、チアノーゼ症状を起こす。

【40】以下の物質と中毒時の主な措置に関する組み合わせのうち、誤っているものを一つ選びなさい。

☐ 1．酸化第二水銀………ジメルカプロール（BAL）の投与
2．パラチオン…………0.1％過マンガン酸カリウム溶液、硫酸銅の投与
3．蓚(しゅう)酸…………………大量摂取時には、牛乳や水を飲ませて吐かせる

【41】以下の物質の廃棄方法について、最も適当なものを下欄の１～５の中からそれぞれ一つ選びなさい。

☐ A．ニッケルカルボニル
☐ B．亜硝酸ナトリウム
☐ C．硝酸亜鉛
☐ D．酸化カドミウム

1．水に溶かし、消石灰、ソーダ灰等の水溶液を加えて処理し、沈殿濾(ろ)過して埋立処分する。
2．セメントで固化し、溶出試験を行い、溶出量が判定基準以下であることを確認して埋立処分する。
3．そのまま再生利用するため、蒸留する。
4．物質を水溶液とし、攪拌(かくはん)下のスルファミン酸溶液に徐々に加えて分解させたあと中和し、多量の水で希釈して処理する。
5．多量のベンゼンに溶解し、スクラバーを具備した焼却炉の火室へ噴霧し、焼却する。

▶▶正解＆解説

【1】2

〔解説〕取締法第１条（取締法の目的）。

> この法律は、毒物及び劇物について、保健衛生上の見地から必要な（ア：取締）を行うことを目的とする。

取締法第２条（定義）第２項。

> この法律で「劇物」とは、別表第2に掲げる物であって、医薬品及び（イ：医薬部外品）以外のものをいう。

取締法第３条（毒物劇物の禁止規定）第２項。

> 毒物又は劇物の輸入業の登録を受けた者でなければ、毒物又は劇物を（ウ：販売又は授与）の目的で輸入してはならない。

【2】3

〔解説〕取締法第３条の２（特定毒物の禁止規定）第７項。

1．特定毒物使用者は、特定毒物を品目ごとに政令で定める用途以外に使用してはならない。取締法第３条の２（特定毒物の禁止規定）第５項。

2．毒物若しくは劇物の輸入業者又は特定毒物研究者でなければ、特定毒物を輸入してはならない。取締法第３条の２（特定毒物の禁止規定）第２項。

【3】2

〔解説〕取締法第３条の３（シンナー乱用の禁止）、施行令第32条の２（興奮、幻覚又は麻酔の作用を有する物）では、トルエン、酢酸エチル又はトルエン又はメタノールを含有するシンナー等が規定されている。

取締法第３条の４（爆発性がある毒物劇物の所持禁止）、施行令第32条の３（発火性又は爆発性のある劇物）では、亜塩素酸ナトリウム及びこれを含有する製剤（亜塩素酸ナトリウムを30%以上含有するものに限る）、塩素酸塩類及びこれを含有する製剤（塩素酸塩類を35%以上含有するものに限る）、ナトリウム、ピクリン酸が規定されている。

【4】1

〔解説〕取締法第４条（営業の登録）第１項。

2．「５年ごと」⇒「６年ごと」。取締法第４条（営業の登録）第３項。

3．「地方厚生局長」⇒「都道府県知事」。取締法第４条（営業の登録）第１項。

【5】4

〔解説〕ア．18歳未満の者には毒物又は劇物を交付できない。取締法第15条（毒物又は劇物の交付の制限等）第１項第１号。

イ．取締法第15条（毒物又は劇物の交付の制限等）第１項第３号。

ウ．取締法第15条（毒物又は劇物の交付の制限等）第２項、施行令第32条の３（発火性又は爆発性のある劇物）。

【6】2

〔解説〕ア．取締法第15条の２（廃棄）。

イ．施行令第40条（廃棄の方法）第２号。

ウ．施行令第40条（廃棄の方法）第１号。廃棄方法の［中和］［加水分解］［酸化］［還元］［稀釈］の５項目は覚えておく必要がある。

【7】4

〔解説〕取締法第17条（事故の際の措置）第１項。

> （略）、漏れ、流れ出し、染み出し、又は（ア：地下に染み込んだ）場合において、（イ：不特定又は多数の者）について保健衛生上の危害が生ずるおそれがあるときは、直ちに、その旨を（ウ：保健所）、警察署又は消防機関に届け出るとともに、保健衛生上の危害を防止するために必要な応急の措置を講じなければならない。

【8】2

〔解説〕取締法第18条（立入検査等）第１項、第４項。

1．毒物劇物監視員は、身体検査を行うことはできない。

3．毒物劇物監視員は、毒物及び劇物、政令で定める物若しくはその疑いのある物を収去することができる。

【9】1

〔解説〕取締法第22条（業務上取扱者の届出等）第１項、施行令第41条、第42条（業務上取扱者の届出）各号。

ア＆エ．砒（ひ）素化合物たる毒物及びこれを含有する製剤を用いて「しろありの防除」を行う場合、業務上取扱者の届出が必要となる。

ウ．無機シアン化合物たる毒物及びこれを含有する製剤を用いて「電気めっき又は金属熱処理」を行う場合、業務上取扱者の届出が必要となる。

【10】3

〔解説〕10％の水酸化ナトリウム水溶液を１回につき5,000kg以上運搬する場合、車両に備えなければならない保護具は、保護手袋、保護眼鏡、保護長ぐつ、保護衣である。施行令第40条の５（運搬方法）第２項第３号、施行規則第13条の６（毒物又は劇物を運搬する車両に備える保護具）、別表第５。

【11】1

〔解説〕ア＆ウ．施行規則第11条の６（取扱及び使用上特に必要な表示事項）第２号イ、ハ。

イ＆エ．選択肢の記述は、ジメチル－２・２－ジクロルビニルホスフェイト（別名：DDVP）を含有する製剤（衣料用の防虫剤に限る）を販売する場合に必要な表示事項である。施行規則第11条の６（取扱及び使用上特に必要な表示事項）第３号ロ、ハ。

令和3年度　中国

【12】4

〔解説〕ア．店舗の営業時間の変更は、届け出なければならない事項に含まれていない。

イ．取締法第10条（届出）第１項第３号、施行規則第10条の２（営業者の届出事項）第１号。

ウ．取締法第10条（届出）第１項第１号。

エ．取締法第10条（届出）第１項第４号。

【13】2

〔解説〕ア．取締法第14条（毒物又は劇物の譲渡手続）第２項、施行規則第12条の２（毒物又は劇物の譲渡手続に係る書面）。

イ．「３年間」⇒「５年間」。取締法第14条（毒物又は劇物の譲渡手続）第４項。

ウ．「譲受人の年齢」⇒「譲受人の職業」。取締法第14条（毒物又は劇物の譲渡手続）第１項第１～３号。

【14】1

〔解説〕施行令第40条の６（荷送人の通知義務）第１項。

２．当該運送人の承諾を得ていれば、当該書面に記載すべき事項を電子情報処理組織を使用する方法により提供することができる。施行令第40条の６（荷送人の通知義務）第２項。

３．「5,000kg以下」⇒「1,000kg以下」。施行令第40条の６（荷送人の通知義務）第１項、施行規則第13条の７（荷送人の通知義務を要しない毒物又は劇物の数量）。

【15】3

〔解説〕「後日」⇒「販売、授与するときまでに」。施行令第40条の９（毒物劇物営業者等による情報の提供）第１項、施行規則第13条の11（毒物劇物営業者等による情報の提供）第２号。

１．施行令第40条の９（毒物劇物営業者等による情報の提供）第１項。

２．施行規則第13条の12（毒物劇物営業者等による情報の提供）第８号。

【16】A…○　B…×　C…×　D…○　E…○　F…○　G…×
H…○　I…×　J…○

〔解説〕A．取締法第２条（定義）第３項。

B．毒物又は劇物の製造業の登録を受けた者でなければ、毒物又は劇物を販売又は授与の目的で製造してはならない。取締法第３条（毒物劇物の禁止規定）第１項。

C．特定毒物研究者の許可について、有効期限に関する規定はない。研究の廃止を届け出たときに、許可の効力を失う。

D．取締法第４条（営業の登録）第２項。

E．施行規則第４条の４（製造所等の設備）第１項第４号。

F．取締法第６条の２（特定毒物研究者の許可）第２項。

G．農業用品目毒物劇物取扱者試験に合格した者は、農業用品目のみを取り扱う輸入業の営業所、農業用品目販売業の店舗においてのみ、毒物劇物取扱責任者となることができる。取締法第８条（毒物劇物取扱責任者の資格）第４項。

H．取締法第12条（毒物又は劇物の表示）第２項第１～３号、施行規則第11条の５（解毒剤に関する表示）。

I．陳列する場所に「ただし、その場所が性質上かぎをかけることができないものであるときは、この限りではない」という例外規定はない。施行規則第４条の４（製造所等の設備）第１項第３号、第２項。

J．取締法第７条（毒物劇物取扱責任者）第３項。

【17】A…○　B…×　C…×　D…×　E…○　F…○　G…×　H…×

〔解説〕B．陽イオンと陰イオンの静電気的引力による結合を「イオン結合」という。共有結合とは、互いに電子を共有してできる結合をいう。

C．ナトリウムNa原子は「電子を１個失って１価の陽イオンNa^+」となる。

D．ベンゼンC_6H_6分子は「３つ」の二重結合をもつ。

F．アンモニアNH_3分子は三角錐形の極性分子である。

G．弱酸の酢酸を強塩基の水酸化ナトリウムで中和滴定する場合、中和点のpHは塩基性側に偏るため、pH指示薬は変色域が塩基性側（pH8.0～9.8）にあるフェノールフタレイン（PP）を用いる。メチルオレンジ（MO）は変色域が酸性側（pH3.1～4.4）にあるため、適さない。

H．ハロゲンの単体は原子番号が「小さくなる」につれて沸点・融点が低くなり、逆に反応性・酸化力は大きくなる。酸化力の大きい順番に並べると、
フッ素F_2 ＞ 塩素Cl_2 ＞ 臭素Br_2 ＞ ヨウ素I_2 となる。

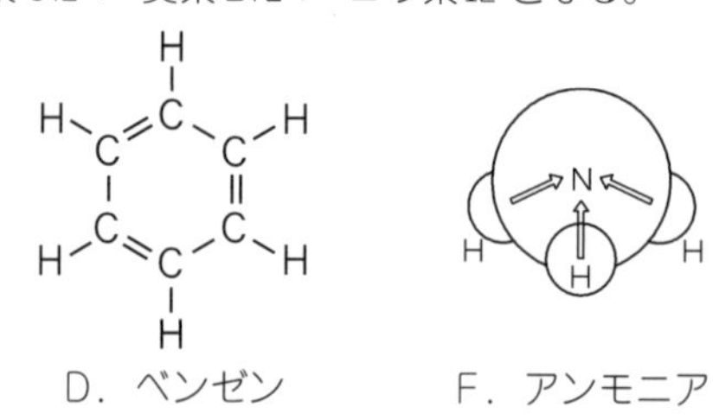

D．ベンゼン　　F．アンモニア

【18】A…３　B…１　C…２　D…３　E…３

〔解説〕オゾンO_3は酸素O_2の同素体である。製法は、酸素に（A：紫外線）を当てるか、乾いた空気中での無声放電によって、酸素をオゾンに変化させる。性質としては、特有のにおいがある（B：淡青色）の（C：気体）である。さらに、強い（D：酸化）作用や殺菌作用をもち、空気や飲料水の殺菌、動物性繊維の漂白などに利用されている。また、湿ったヨウ化カリウムデンプン紙を（E：青紫色）にし、空気中のオゾン検出に用いられる。

A～D．$3O_2 \longrightarrow 2O_3$

E．ヨウ化カリウムデンプン紙は、微量の酸化剤と反応して青紫色を呈する指示薬である。

【19】2

〔解説〕この設問では、完全な化学反応式をつくる必要はない。有機化合物と二酸化炭素に注目する。なお、設問より二酸化炭素の分子量は44である。

1．$CH_2O + □O_2 \longrightarrow CO_2 + □H_2O$

CH_2Oの分子量は30であるため、試料を８mgとすると約0.27mol。CO_2は0.27molの場合、44×0.27＝11.88mgとなる。

2．$C_2H_6O + □O_2 \longrightarrow 2CO_2 + □H_2O$

C_2H_6Oの分子量は46であるため、試料を８mgとすると約0.17mol。CO_2は0.17molの場合、44×0.17×２＝14.96mgとなる。

3．$C_3H_8O + □O_2 \longrightarrow 3CO_2 + □H_2O$

C_3H_8Oの分子量は60であるため、試料を８mgとすると約0.13mol。CO_2は0.13molの場合、44×0.13×３＝17.16mgとなる。

4．$C_4H_{10}O + □O_2 \longrightarrow 4CO_2 + □H_2O$

$C_4H_{10}O$の分子量は74であるため、試料を８mgとすると約0.11mol。CO_2は0.11molの場合、44×0.11×4＝19.36mgとなる。

従って、設問の二酸化炭素15.28mgに一番近いものは「２」となり、この化合物はC_2H_6Oとなる。

【20】2

〔解説〕塩酸HClは１価の酸である。電離度は１であるため、塩酸中の水素イオン濃度［H^+］は、１×0.01mol/L×１＝1.0×10^{-2}mol/L。

乗数の数がpHの値をあらわすため、pH＝２となる。

【21】3

〔解説〕凝固点降下Δtは、溶液の質量モル濃度m（mol/kg）に比例することから、凝固点降下Δt＝比例定数K×溶液の質量モル濃度mの式を用いる。

水の凝固点が０℃であることから、凝固点降下Δt＝0.20。

水のモル凝固点降下が1.85K・kg/molであることから、K＝1.85。

$0.20 = 1.85 \times m \Rightarrow m \fallingdotseq 0.108$（mol/kg）

水の質量は370g＝0.37kgであり、グルコースの物質量は180×0.37＝66.6。

従って、0.108×66.6＝7.1928≒7.2（g）となる。

【22】 3

〔解説〕 $CH_3CH=CHCH_3$…2－ブテン。2－ブテンには2個のメチル基が二重結合に対して同じ側にあるシス－2－ブテンと、反対側にあるトランス－2－ブテンとが存在する。このように、二重結合に対する置換基の立体配置の違いに基づく異性体を、シス－トランス異性体（幾何異性体）という。この異性体は、炭素原子間のC＝C結合が回転できないために生じる。

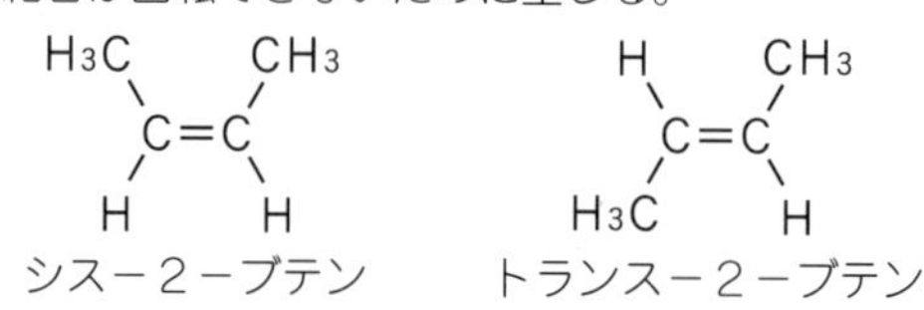

1．$CH_2=CHCH_2CH_3$…1－ブテン。

2．$CHCl=CCl_2$…トリクロロエチレン。

4．$CH_2=C(CH_3)_2$…2－メチルプロペン。

【23】 1

〔解説〕 X線、紫外線、赤外線は全て電磁波の一種である。電磁波とは、電界（電場）と磁界（磁場）が相互に作用しながら空間を伝播する波のことをいう。電流が時間的に変化したり、電界や磁界が空間的に変化したりすると電磁波が発生する。1秒間に一周期の波が伝播する回数を「周波数（単位：Hz)」といい、波長が短くなる（周波数が高くなる）ほど電磁波のエネルギーは高くなる。

エネルギーの大きい（波長が短い）ものから、電離放射線（γ（ガンマ）線やX線）＞ 紫外線 ＞ 可視光線（人間の目に見える光）＞ 赤外線 ＞ 電波（携帯電話などから発生している電磁波）となる。

【24】 2

〔解説〕 ジエチルエーテル$C_4H_{10}O$は水H_2Oに溶けにくく水よりも密度が低いため、ジエチルエーテルが上層、水が下層となり混ざり合わない。

1．水H_2OとメタノールCH_3OHはともに極性分子であり、性質がよく似ていることから、混ざり合いやすい。

3．塩酸HClは1価の強酸、硫酸H_2SO_4は2価の強酸であり、溶解度によっては多少の塩化水素HClが発生する。

4．酢酸CH_3COOH（カルボン酸）とメタノールCH_3OH（アルコール）が縮合してエステル化する。また、これに硫酸などを加えて加熱すると、酢酸メチルCH_3COOCH_3を生成する。

【25】 A…1　B…2

〔解説〕 3．分留…2種類以上の混合物から沸点の差を利用して、蒸留により各成分に分離する操作。

4．再結晶…温度による溶解度の違いを利用して、固体の物質中の不純物を除く操作。

【26】4

〔解説〕Na_2CO_3（炭酸ナトリウム）は電離すると、ナトリウムイオンNa^+と炭酸イオンCO_3^{2-}を生じる。　$Na_2CO_3 \longrightarrow 2Na^+ + CO_3^{2-}$

次に炭酸イオンが水と反応して、重炭酸イオンHCO_3^-と水酸化物イオンOH^-を生じる。　$CO_3^{2-} + H_2O \rightleftarrows HCO_3^- + OH^-$

さらに重炭酸イオンが水と反応して、炭酸H_2CO_3と水酸化物イオンを生じる。

$HCO_3^- + H_2O \rightleftarrows H_2CO_3 + OH^-$

従って、塩基性を示す。また、選択肢２の炭酸水素ナトリウムに比べて水酸化物イオンの生じる数が多いため、選択肢の中で一番塩基性が強くpH（水素イオン指数）は大きくなる。

1．$CaCl_2$（塩化カルシウム）は、強酸の塩酸HClと強塩基の水酸化カルシウム$Ca(OH)_2$が反応して生成される中性の物質である。

$2HCl + Ca(OH)_2 \longrightarrow CaCl_2 + 2H_2O$

2．$NaHCO_3$（炭酸水素ナトリウム）は電離すると、ナトリウムイオンNa^+と重炭酸イオンHCO_3^-を生じる。　$NaHCO_3 \longrightarrow Na^+ + HCO_3^-$

さらに重炭酸イオンが水と反応して、炭酸H_2CO_3と水酸化物イオンOH^-を生じるため、塩基性を示す。　$HCO_3^- + H_2O \rightleftarrows H_2CO_3 + OH^-$

3．$KHSO_4$（硫(りゅう)酸水素カリウム）は、強酸の硫酸H_2SO_4と強塩基の水酸化カリウムKOHが反応して生成される中性の物質である硫酸カリウムK_2SO_4が、完全に反応をする前の段階で生成される物質である。

$H_2SO_4 + KOH \longrightarrow KHSO_4 + H_2O$

$KHSO_4 + KOH \longrightarrow K_2SO_4 + H_2O$

硫酸水素カリウムは電離すると、カリウムイオンK^+と水素イオンH^+と硫酸イオンSO_4^{2-}を生じるため、酸性を示す。

$KHSO_4 \longrightarrow K^+ + H^+ + SO_4^{2-}$

【27】1

〔解説〕同温・同圧の気体の密度は、分子量に比例する…アボガドロの法則。

2．「０℃」、１気圧を標準状態という。

3．標準状態で１molの気体の体積は「22.4L」である。

4．標準状態で１molの気体の「体積」は気体の種類に関係なく同じである。

【28】3

〔解説〕鉄は酸化数＋２では酸化鉄（Ⅱ）、＋３では酸化鉄（Ⅲ）といった化合物を作る。

1．鉄は周期表の「８族」に属する金属である。

2．純粋な鉄にも磁性は存在する。

4．「酸化鉄（Ⅲ）Fe_2O_3」を還元すると「酸化鉄（Ⅱ）FeO」が得られる。

【29】4

〔解説〕セッケンを水に溶かすと、水になじみにくい疎水基の部分を内側に向け、水になじみやすい親水基の部分を外側に向けて集まり、コロイド粒子（ミセル）をつくる。セッケンのように、分子中に疎水基と親水基の両方を合わせもつ物質を界面活性剤といい、水の表面張力を低下させる作用がある。

【30】2

〔解説〕水酸化ナトリウム$NaOH$を廃棄する場合は、水を加えて希薄な水溶液とし、酸で中和させた後、多量の水で稀釈して処理する「中和法」で廃棄する。

※以下、物質名の後や文章中に記載されている［ ］は、物質を見分ける際に特徴となるキーワードを表す。

【31】2

〔解説〕重クロム酸カリウム$K_2Cr_2O_7$…橙赤色の柱状結晶。強力な酸化剤で工業用の酸化剤として使用される。

選択肢は［無色の油状液体］［アンモニア様の強い臭気］［強い還元剤］［ロケット燃料］から、ヒドラジンH_4N_2が考えられる。

【32】A…5　B…3　C…4　D…1

〔解説〕A．弗（ふっ）化水素HF［無色の気体または無色の液体］［空気中の水や湿気と作用して白煙を生じる］［強い腐食性］

B．沃（よう）素I_2［黒灰色、金属様の光沢がある稜（りょう）板状結晶］［多少不快な臭気を有する蒸気］

C．シアン化カルシウム$Ca(CN)_2$［無色または白色の粉末］［湿った空気中では徐々に分解して、ガスが発生］

D．弗化スルフリルSO_2F_2［無色の気体］［アセトン、クロロホルムに可溶］

選択肢２は［無色透明の液体］［果実様の芳香］［引火性］から、酢酸エチル$CH_3COOC_2H_5$が考えられる。

【33】A…1　B…3　C…2　D…5

〔解説〕A．沃（よう）化水素酸HI aq［大部分の金属、コンクリート等を腐食］［金属と反応してガスを発生］［ガスが空気と混合して引火爆発］

B．メタクリル酸$CH_2=C(CH_3)COOH$［重合防止剤が添加］

C．三酸化二ヒ素As_2O_3［強熱されると発生する煙霧］［強い溶血作用］

D．キシレン$C_6H_4(CH_3)_2$［引火しやすい］［蒸気は空気と混合して爆発性混合ガス］

選択肢４は［可燃物と混合すると常温でも発火］［200℃付近に加熱］［ルミネッセンスを発しながら分解］から、重クロム酸アンモニウム$(NH_4)_2Cr_2O_7$が考えられる。ルミネッセンスとは発熱を伴わない光、冷光をいう。

【34】 1

〔解説〕 2．弗（ふっ）化水素酸HF aqは、「ガラスのつや消し」に用いられる。選択肢は［試薬・医療検体の防腐剤］［エアバッグのガス発生剤］から、アジ化ナトリウムNaN_3が考えられる。

3．ジボランB_2H_6は、「特殊材料ガス」に用いられる。選択肢は［タール中間物の製造原料］［医薬品］［染料の製造原料］から、アニリン$C_6H_5NH_2$が考えられる。

【35】 A…4　B…5　C…1　D…2

〔解説〕 A．ニコチン$C_{10}H_{14}N_2$［ホルマリン1滴］［濃硝（しょう）酸1滴］［ばら色を呈する］

B．クロルピクリン$CCl_3(NO_2)$［水溶液に金属カルシウム］［ベタナフチルアミン及び硫（りゅう）酸］［赤色の沈殿］

C．塩化亜鉛$ZnCl_2$［硝酸銀］［白色の沈殿］

D．メタノールCH_3OH［サリチル酸と濃硫酸］［芳香を生じる］

選択肢3は［熱すると酸素を発生］［塩酸を加えて熱すると塩素を発生］から、塩素酸カリウム$KClO_3$が考えられる。

【36】 A…4　B…2　C…3　D…5

〔解説〕 A．ベタナフトール$C_{10}H_7OH$［空気や光線に触れると赤変］

B．シアン化ナトリウムNaCN［酸類とは離す］［風通しのよい乾燥した冷所に密封して貯蔵］

C．カリウムK［通常石油中に貯蔵］

D．ピクリン酸$C_6H_2(OH)(NO_2)_3$［硫黄、ヨード、ガソリン、アルコール等と離して貯蔵］［鉄、銅、鉛等の金属容器を使用しない］

選択肢1は［水中に沈めて瓶に入れる］［砂を入れた缶中に固定］から、黄燐（りん）P_4が考えられる。

【37】 1

〔解説〕 硫酸タリウムTl_2SO_4の含有量が0.3％以下の製剤であり、黒色に着色され、かつ、トウガラシエキスを用いて著しくからく着味されているものは、劇物から除外される。

【38】 A…2　B…5　C…1　D…4

〔解説〕 A．硝酸銀$AgNO_3$［空容器に回収］［食塩水を用いて処理］

B．塩化カドミウム$CdCl_2 \cdot 2.5H_2O$［空容器に回収］［消石灰、ソーダ灰等の水溶液を用いて処理］

C．硫化バリウムBaS［空容器に回収］［硫酸第一鉄の水溶液を加えて処理］

D．黄燐P_4［表面を速やかに土砂または多量の水で覆う］［水を満たした容器に回収］

選択肢3は［速やかに蒸発するので周辺に近づかない］から、クロルメチル（塩化メチル）CH_3Clが考えられる。

【39】3

〔解説〕四塩化炭素CCl_4は、はじめ頭痛、悪心などをきたし、また黄疸のように角膜が黄色となり、しだいに尿毒症様をきたす。

選択肢は［メトヘモグロビン形成］［チアノーゼ］より、アニリン$C_6H_5NH_2$の毒性であると考えられる。

【40】2

〔解説〕パラチオン$C_{10}H_{14}NO_5PS$は有機燐系殺虫剤であるため、中毒時には硫酸アトロピンやPAMを解毒剤として用いる。

【41】A…5　B…4　C…1　D…2

〔解説〕A．ニッケルカルボニル$Ni(CO)_4$…燃焼法［ベンゼンに溶解］［火室へ噴霧し焼却］

B．亜硝酸ナトリウム$NaNO_2$…分解法［撹拌下のスルファミン酸溶液］［分解させたあと中和］

C．硝酸亜鉛$Zn(NO_3)_2$・$6H_2O$…沈殿法［消石灰］［沈殿濾過］

D．酸化カドミウムCdO…隔離法［セメントで固化］

選択肢３は［そのまま再生利用］より回収法である。水銀Hgや砒素Asの廃棄方法として用いられる。

9 令和５年度（2023年） 香川県

一般受験者数・合格率《参考》	受験者数（人）	合格者数（人）	合格率（%）
	119	49	41.2

〔毒物及び劇物に関する法規〕

【１】毒物及び劇物取締法第１条及び第２条の規定に関する次の記述について、正誤の正しい組み合わせを一つ選びなさい。

A．この法律は、毒物及び劇物について、保健衛生上の見地から必要な取締を行うことを目的とする。

B．この法律で「毒物」とは、別表第２に掲げる物であって、医薬品及び危険物以外のものをいう。

C．この法律で「特定毒物」とは、毒物であって、別表第３に掲げるものをいう。

	A	B	C
☐ 1．	正	正	誤
2．	誤	誤	正
3．	正	誤	正
4．	誤	誤	誤
5．	正	正	正

【２】次の物質のうち、「毒物」に該当するものはどれか。正しいものを一つ選びなさい。

☐ 1．クロロホルム　2．四塩化炭素　3．硝酸
4．黄燐（りん）　5．硫酸タリウム

【３】特定毒物に関する次の記述について、誤っているものを一つ選びなさい。

☐ 1．特定毒物使用者は、特定毒物を品目ごとに毒物及び劇物取締法施行令で定める用途以外の用途に供してはならない。

2．特定毒物使用者は、その使用することができる特定毒物以外の特定毒物を譲り受け、又は所持してはならない。

3．特定毒物研究者は、学術研究のため特定毒物を製造することができる。

4．特定毒物研究者は、学術研究であっても特定毒物を輸入することができない。

【4】毒物及び劇物取締法第３条の４に規定する引火性、発火性又は爆発性のある毒物及び劇物であって毒物及び劇物取締法施行令で定めるものとして、正しいものを一つ選びなさい。

☐ １．ピクリン酸　　２．酢酸エチル
３．過塩素酸　　４．トルエン

【5】毒物及び劇物の営業の登録に関する次の記述について、正誤の正しい組み合わせを一つ選びなさい。

A．毒物又は劇物の販売業は、店舗ごとに登録を受ける必要がある。

B．毒物又は劇物の製造業の登録は、６年ごとに更新を受けなければその効力を失う。

C．特定品目販売業の登録を受けた者は、特定毒物を販売することができる。

D．毒物又は劇物の製造業の登録を受けようとする者は、その製造所の所在地の都道府県知事に申請書を提出しなくてはならない。

	A	B	C	D
☐ １．	誤	誤	正	正
２．	正	誤	誤	正
３．	正	正	誤	誤
４．	正	正	正	誤
５．	誤	正	正	正

【6】毒物及び劇物取締法施行規則第４条の４第２項に規定する、毒物劇物販売業の店舗の設備の基準として、正しい組み合わせを一つ選びなさい。

A．毒物又は劇物を陳列する場所は、換気が十分であり、かつ、清潔であること。

B．毒物又は劇物の運搬用具は、毒物又は劇物が飛散し、漏れ、又はしみ出るおそれがないものであること。

C．毒物又は劇物を含有する粉じん、蒸気又は廃水の処理に要する設備又は器具を備えていること。

D．毒物又は劇物を貯蔵する場所が性質上かぎをかけることができないものであるときは、その周囲に、堅固なさくが設けてあること。

☐ １．A、B　　２．A、C
３．B、D　　４．C、D

【7】次の文は、毒物及び劇物取締法の条文の抜粋である。次の（　）に当てはまる字句として、正しい組み合わせを選びなさい。

（毒物劇物取扱責任者の資格）

第8条

2　次に掲げる者は、前条の毒物劇物取扱責任者となることができない。

一　（A）未満の者

二　心身の障害により毒物劇物取扱責任者の業務を適正に行うことができない者として厚生労働省令で定めるもの

三　麻薬、大麻、あへん又は（B）の中毒者

四　毒物若しくは劇物又は薬事に関する罪を犯し、罰金以上の刑に処せられ、その執行を終り、又は執行を受けることがなくなった日から起算して（C）を経過していない者

	A	B	C
☐ 1．	20歳	覚せい剤	5年
2．	18歳	覚せい剤	3年
3．	20歳	アルコール	3年
4．	18歳	アルコール	5年
5．	20歳	危険ドラッグ	5年

【8】次のうち、毒物及び劇物取締法第10条及び毒物及び劇物取締法施行規則第10条の2の規定により、毒物劇物営業者がその事由が生じてから30日以内に届け出なければならない事項として、定められていないものを一つ選びなさい。

☐ 1．毒物劇物営業者が法人であって、その主たる事務所の所在地を変更したとき。

2．毒物又は劇物を貯蔵する設備の重要な部分を変更したとき。

3．当該製造所、営業所又は店舗における営業を廃止したとき。

4．毒物又は劇物の製造業者が、登録を受けた毒物又は劇物以外の毒物又は劇物を製造するとき。

【9】毒物及び劇物取締法第12条の規定により、毒物劇物営業者が毒物又は劇物の容器及び被包へ表示しなければならない事項に関して、正しいものを一つ選びなさい。

☐ 1．毒物については「医薬用外」の文字及び黒地に白色をもって「毒物」の文字
2．毒物については「医薬用外」の文字及び赤地に白色をもって「毒物」の文字
3．劇物については「医薬用外」の文字及び赤地に白色をもって「劇物」の文字
4．劇物については「医薬用外」の文字及び黒地に白色をもって「劇物」の文字

【10】次のうち、毒物劇物取締法第12条及び同法施行規則第11条の５の規定に基づき、毒物劇物営業者が、その容器又は被包に解毒剤の名称を表示しなければ、販売又は授与してはならない毒物又は劇物として、正しいものを一つ選びなさい。

☐ 1．有機燐(りん)化合物及びこれを含有する製剤たる毒物及び劇物
2．無機シアン化合物及びこれを含有する製剤たる毒物
3．セレン化合物及びこれを含有する製剤たる毒物
4．砒(ひ)素化合物及びこれを含有する製剤たる毒物
5．有機シアン化合物及びこれを含有する製剤たる劇物

【11】次のうち、毒物及び劇物の製造業者が製造したジメチル－２・２－ジクロルビニルホスフェイト（別名：DDVP）を含有する製剤（衣料用の防虫剤に限る。）を販売するとき、その容器及び被包に表示しなければならない事項として、毒物及び劇物取締法施行規則で<u>定められていないもの</u>を一つ選びなさい。

☐ 1．小児の手の届かないところに保管しなければならない旨
2．使用直前に開封し、包装紙等は直ちに処分すべき旨
3．使用の際、特に皮膚に触れないよう注意しなければならない旨
4．居間等人が常時居住する室内では使用してはならない旨
5．皮膚に触れた場合には、石けんを使ってよく洗うべき旨

【12】毒物劇物営業者が、燐(りん)化亜鉛を含有する製剤たる劇物を農業用として販売する場合、着色する方法として正しいものを一つ選びなさい。

☐ 1．あせにくい赤色で着色する方法
2．鮮明な黄色で着色する方法
3．あせにくい青色で着色する方法
4．鮮明な赤色で着色する方法
5．あせにくい黒色で着色する方法

【13】次の文は、毒物及び劇物取締法の条文の抜粋である。次の（　）に当てはまる字句として、正しい組み合わせを一つ選びなさい。

（毒物又は劇物の譲渡手続）

第14条　毒物劇物営業者は、毒物又は劇物を他の毒物劇物営業者に販売し、又は授与したときは、（A）、次に掲げる事項を書面に記載しておかなければならない。

一　毒物又は劇物の名称及び（B）

二　販売又は授与の（C）

三　譲受人の氏名、（D）及び住所（法人にあっては、その名称及び主たる事務所の所在地）

	A	B	C	D
1．	その都度	性状	目的	年齢
2．	その都度	数量	年月日	職業
3．	あらかじめ	数量	年月日	年齢
4．	その都度	数量	目的	職業
5．	あらかじめ	性状	目的	年齢

【14】次のうち、毒物劇物営業者が、毒物又は劇物を販売し、又は授与するとき、原則として、譲受人に対し提供しなければならない情報の内容として、毒物及び劇物取締法施行規則第13条の12で定められていないものを一つ選びなさい。

1．盗難・紛失時の措置
2．応急措置
3．暴露の防止及び保護のための措置
4．安定性及び反応性
5．輸送上の注意

【15】毒物及び劇物取締法第22条の規定により、業務上取扱者の届出が必要な事業者について、正しい組み合わせを一つ選びなさい。

A．シアン化ナトリウムを使用して、電気めっきを行う事業者
B．無機水銀たる毒物を取り扱う金属熱処理を行う事業者
C．硫酸を使用して理科の実験を行う中学校
D．砒（ひ）素化合物たる毒物を取り扱うしろありの防除を行う事業者

1．A、B　　2．A、C　　3．A、D
4．B、D　　5．C、D

【16】次のうち、毒物及び劇物取締法施行令第40条の規定により、毒物及び劇物の廃棄方法として、正しいものを一つ選びなさい。

☐ 1．中和、加水分解、酸化、還元、稀釈その他の方法により、毒物及び劇物並びに法第11条第２項に規定する政令で定める物のいずれにも該当しない物とする。

2．可燃性の毒物又は劇物は、保健衛生上危害を生ずるおそれがない場所で、一気に燃焼させる。

3．ガス体又は揮発性の毒物又は劇物は、保健衛生上危害を生ずるおそれがない場所で、少量ずつ燃焼させる。

4．地下水を汚染するおそれがない場所であれば地中に埋めてもよい。

【17】次のうち、毒物劇物営業者が、その取扱いに係る毒物又は劇物を紛失したときに、直ちにその旨を届け出なければならない機関として毒物及び劇物取締法第17条第２項で定められているものはどこか。正しいものを一つ選びなさい。

☐ 1．市役所（役場）　2．都道府県の薬務主管課　3．消防機関

4．警察署　5．労働基準監督署

【18】次の文は、毒物及び劇物取締法施行規則の条文の抜粋である。次の（　）に当てはまる数字として、正しい組み合わせを一つ選びなさい。［改］

（交替して運転する者の同乗）

第13条の４　令第40条の５第２項第１号の規定により交替して運転する者を同乗させなければならない場合は、運転の経路、交通事情、自然条件その他の条件から判断して、次の各号のいずれかに該当すると認められる場合とする。

一　１の運転者による連続運転時間（１回がおおむね連続10分以上で、かつ、合計が（A）分以上の運転の中断をすることなく連続して運転する時間をいう。）が、（B）時間（高速自動車国道又は自動車専用道路のサービスエリア又はパーキングエリア等に駐車又は停車できないため、やむを得ず１の運転者による連続運転時間が（B）時間を超える場合にあっては（B）時間30分）を超える場合

二　１の運転者による運転時間が、２日（始業時刻から起算して48時間をいう。）を平均し１日当たり（C）時間を超える場合

	A	B	C
☐ 1．	30	4	8
2．	30	4	9
3．	30	6	8
4．	60	6	9
5．	60	6	8

【19】 次のうち、「塩素」を、車両を用いて１回につき5,000kg以上運搬する場合に、備えなければならない保護具として毒物及び劇物取締法施行規則に定められているものはどれか。正しいものを一つ選びなさい。

☐ 1．普通ガス用防毒マスク
2．普通ガス用防毒マスク、保護手袋
3．普通ガス用防毒マスク、保護手袋、保護長ぐつ
4．普通ガス用防毒マスク、保護手袋、保護長ぐつ、保護衣
5．普通ガス用防毒マスク、保護手袋、保護長ぐつ、保護衣、保護眼鏡

【20】 次の文は、毒物及び劇物取締法の条文の抜粋である。次の（　）に当てはまる字句として、正しい組み合わせを一つ選びなさい。

（立入検査等）

第18条　（A）は、（B）上必要があると認めるときは、毒物劇物営業者若しくは特定毒物研究者から必要な報告を徴し、又は薬事監視員のうちからあらかじめ指定する者に、これらの者の製造所、営業所、店舗、研究所その他業務上毒物若しくは劇物を取り扱う場所に立ち入り、帳簿その他の物件を（C）させ、関係者に質問させ、若しくは試験のため必要な最小限度の分量に限り、毒物、劇物、第11条第２項の政令で定める物若しくはその疑いのある物を（D）させることができる。

	A	B	C	D
☐ 1．	厚生労働大臣	保健衛生	捜査	収去
2．	司法警察員	犯罪捜査	捜査	調査
3．	都道府県知事	保健衛生	捜査	収去
4．	都道府県知事	犯罪捜査	検査	調査
5．	都道府県知事	保健衛生	検査	収去

〔基礎化学〕

【21】下の表は原子番号、元素名、元素記号、原子量の表である。次の設問に答えなさい。

原子番号	元素名	元素記号	原子量
1	水素	H	1
2	ヘリウム	He	4
3	リチウム	Li	7
4	ベリリウム	Be	9
5	ホウ素	B	11
6	炭素	C	12
7	窒素	N	14
8	酸素	O	16
9	フッ素	F	19
10	ネオン	Ne	20

原子番号	元素名	元素記号	原子量
11	ナトリウム	Na	23
12	マグネシウム	Mg	24
13	アルミニウム	Al	27
14	ケイ素	Si	28
15	リン	P	31
16	硫黄	S	32
17	塩素	Cl	35.5
18	アルゴン	Ar	40
19	カリウム	K	39
20	カルシウム	Ca	40

（A）表にある第3周期の元素のうち、二価の陽イオンになりやすい元素は何か。

☐ 1．Li　2．Be　3．Mg　4．Al　5．S

（B）表にある第3周期の元素のうち、一価の陰イオンになりやすい元素は何か。

☐ 1．Cl　2．O　3．F　4．P　5．Na

（C）表にある第3周期の元素のうち、イオン化エネルギーの最も小さい元素は何か。

☐ 1．Li　2．Be　3．B　4．Na　5．Mg

（D）表にある第3周期の元素のうち、電子親和力の最も大きい元素は何か。

☐ 1．O　2．F　3．Na　4．Cl　5．Ne

（E）表にある第3周期の元素のうち、最も化学的に安定な元素は何か。

☐ 1．Ar　2．Na　3．S　4．Cl　5．Ne

【22】次の化合物にあてはまる分子として、最も適するものを１～５からそれぞれ選びなさい。

☐ A．直線形の無極性分子
☐ B．直線形の極性分子
☐ C．折れ線形の極性分子
☐ D．三角錐形の極性分子
☐ E．正四面体形の無極性分子

1．CO_2　2．CCl_4　3．HCl
4．H_2S　5．NH_3

【23】メタンCH_4に関する次の設問の答えを選びなさい。ただし、H＝1、C＝12、O＝16、アボガドロ定数を6.0×10^{23}/molとして計算しなさい。

（A）メタン分子１molの質量は何gか。

☐ 1．14g　2．16g　3．18g
4．20g　5．24g

（B）メタン分子１molのなかに、水素原子が何個含まれているか。

☐ 1．2.4×10^{23}個　2．3.6×10^{23}個　3．6.0×10^{23}個
4．2.4×10^{24}個　5．3.6×10^{24}個

（C）メタン分子１molを完全燃焼させたときに生じる水は何gか。

☐ 1．９g　2．18g　3．36g
4．45g　5．54g

（D）メタン８gを完全燃焼させたときに生じる二酸化炭素の体積は、標準状態で何Lか。

☐ 1．1.1L　2．5.6L　3．11.2L
4．22.4L　5．56L

（E）標準状態で89.6Lのメタンは標準状態で何molか。

☐ 1．４mol　2．８mol　3．10mol
4．12mol　5．14mol

【24】 次の反応で発生した気体の捕集方法として、適当なものを１～３からそれぞれ選びなさい。

☐ A．過酸化水素水と酸化マンガン（Ⅳ）の反応により発生した酸素。
☐ B．塩化アンモニウムと水酸化カルシウムの反応により発生したアンモニア。
☐ C．塩化ナトリウムと濃硫酸の反応により発生した塩化水素。
☐ D．硫化鉄（Ⅱ）と希硫酸の反応により発生した硫化水素。
☐ E．銅と希硝酸の反応により発生した一酸化窒素。

１．水上置換　　２．下方置換　　３．上方置換

【25】 次のそれぞれの性質について、エタノールにあてはまるものを１、ジエチルエーテルにあてはまるものを２、いずれにもあてはまるものを３、いずれにもあてはならないものを４として、それぞれ選びなさい。

☐ A．水によく溶ける。
☐ B．常温で無色の液体である。
☐ C．引火しやすい揮発性の液体で麻酔作用がある。
☐ D．還元性が強い。
☐ E．単体のナトリウムと反応しない。

〔実地（性質・貯蔵・取扱い方法等）〕

【26】 次の物質を含有する製剤について、劇物として取り扱いを受けなくなる濃度を選びなさい。なお、同じ番号を何度選んでもよい。

☐ A．水酸化カリウム
☐ B．ふっ化ナトリウム
☐ C．亜塩素酸ナトリウム
☐ D．フェノール

１．２％以下　　２．５％以下　　３．６％以下
４．10％以下　　５．25％以下

【27】次の物質の貯蔵方法として、最も適するものを選びなさい。

☐ A．ベタナフトール
☐ B．黄燐（りん）
☐ C．アクリルニトリル
☐ D．クロロホルム

1．できるだけ直接空気に触れることを避け、窒素のような不活性ガスの雰囲気の中に貯蔵する。
2．空気に触れると発火しやすいので、水中に沈めて瓶に入れ、さらに砂を入れた缶中に固定して、冷暗所に貯蔵する。
3．空気中にそのまま保存することはできないため、通常石油中に保管する。冷所で雨水等の漏れが絶対にない場所に保存する。
4．冷暗所に貯蔵する。純品は空気と日光によって変質するので、少量のアルコールを加えて分解を防止する。
5．空気や光線に触れると赤変するため、遮光して保管する。

【28】次の物質の漏えい又は飛散した場合の応急措置として、最も適するものを選びなさい。

☐ A．エチレンオキシド
☐ B．ブロムメチル
☐ C．硝酸銀
☐ D．臭素

1．付近の着火源となるものは速やかに取り除く。漏えいしたボンベ等を多量の水に容器ごと投入して気体を吸収させ、処理し、その処理液を多量の水で希釈して流す。
2．多量に漏えいした場合、漏えい箇所や漏えいした液には水酸化カルシウムを十分に散布し、むしろ、シート等を被せ、その上にさらに水酸化カルシウムを散布して吸収させる。漏えい容器には散水しない。
3．多量に漏えいした場合、漏えいした液は、土砂等でその流れを止め、液が広がらないようにして蒸発させる。
4．付近の着火源となるものは速やかに取り除く。多量に漏えいした場合、漏えいした液は、活性白土、砂、おが屑等でその流れを止め、過マンガン酸カリウム水溶液（５％）又はさらし粉で十分に処理する。
5．飛散したものは空容器にできるだけ回収し、そのあと食塩水を用いて塩化物とし、多量の水で洗い流す。

【29】次の物質の人体に対する代表的な毒性・中毒症状として、最も適するものを選びなさい。

☐ A．スルホナール
☐ B．水銀
☐ C．四塩化炭素
☐ D．ニコチン

1．吸入した場合、めまい、頭痛、吐き気をおぼえ、重症な場合は、嘔吐（おうと）、意識不明などを起こす。
2．多量に蒸気を吸入すると呼吸器、粘膜を刺激し、重症の場合は肺炎を起こす。
3．皮膚や粘膜につくと火傷を起こし、その部分は白色となる。経口摂取した場合には口腔・咽喉、胃に高度の灼熱感を訴え、悪心、嘔吐（おうと）、めまいを起こし、失神、虚脱、呼吸麻痺（ひ）で倒れる。尿は暗赤色を呈する。
4．猛烈な神経毒である。急性中毒では、よだれ、吐き気、悪心、嘔吐（おうと）があり、次いで脈拍緩徐不整となり、発汗、瞳孔縮小、意識喪失、呼吸困難、痙攣（けいれん）をきたす。
5．嘔吐（おうと）、めまい、胃腸障害、腹痛、下痢または便秘等を起こし、運動失調、麻痺（ひ）、腎臓炎、尿量減退、ポルフィリン尿（尿が赤色を呈する）として現れる。

【30】次の物質の廃棄方法として、最も適するものを選びなさい。

☐ A．アンモニア
☐ B．ニトロベンゼン
☐ C．塩化亜鉛
☐ D．過酸化水素水

1．水で希薄な水溶液とし、酸（希塩酸、希硫酸等）で中和させた後、多量の水で希釈して処理する。
2．おが屑と混ぜて焼却するか、又は可燃性溶剤（アセトン、ベンゼン等）に溶かし焼却炉の火室へ噴霧し焼却する。
3．水に溶かし、水酸化カルシウム、炭酸カルシウム等の水溶液を加えて処理し、沈澱濾過して埋立処分する。
4．多量の水で希釈して処理する。
5．セメントを用いて固化し、溶出試験を行い、溶出量が判定基準以下であることを確認して埋立処分する。

【31】次の物質に関する記述について、最も適するものを選びなさい。

☐ A．硫酸タリウム

☐ B．ロテノン

☐ C．蓚（しゅう）酸

☐ D．二硫化炭素

1．無色の結晶。水には溶けにくいが、熱湯には溶ける。0.3％以下を含有し、黒色に着色され、かつ、トウガラシエキスを用いて著しくからく着味されているものは普通物である。

2．白色の固体。水、アルコールに可溶、熱を発する。空気中に放置すると、水分と二酸化炭素を吸収して潮解する。水溶液に酒石酸溶液を過剰に加えると、白色結晶性の沈殿を生成する。

3．本来は無色透明の麻酔性芳香をもつ液体であるが、ふつう市場にあるものは、不快な臭気をもっている。有毒で、長く吸入すると麻酔作用が現れる。

4．２モルの結晶水を有する無色、稜柱状の結晶。乾燥空気中で風化する。加熱すると昇華、急に加熱すると分解する。水溶液は、過マンガン酸カリウムの溶液の赤紫色を消す。

5．デリス根に含有される成分であり、斜方六面体結晶である。水に溶けにくく、ベンゼン、アセトンに可溶である。酸素によって分解し効力を失うので空気と光線を遮断して貯蔵する必要がある。

【32】次の物質に関する記述について、最も適するものを選びなさい。

☐ A．2・2'－ジピリジリウム－1・1'－エチレンジブロミド（別名：ジクワット）

☐ B．ジメチル－2・2－ジクロルビニルホスフェイト（別名：DDVP、ジクロルボス）

☐ C．重クロム酸カリウム

☐ D．沃（よう）化メチル

1．無色又は淡黄色透明の液体。エーテル様の臭気がある。空気中で光により一部分解して、褐色になる。

2．刺激性で、微臭のある比較的揮発性の無色油状の液体である。水には難溶であるが、一般の有機溶媒や石油系溶剤には可溶である。

3．淡黄色の吸湿性結晶。中性、酸性下で安定であるが、アルカリ性では不安定である。腐食性を有する。除草剤として使用される。

4．純品は無色の油状体。催涙性、強い粘膜刺激臭を有する。熱には比較的に不安定で、180℃以上に熱すると分解するが、引火性はない。また、金属腐食性が大きい。

5．橙赤色の柱状結晶。水に溶けるが、アルコールには溶けない。強力な酸化剤である。

【33】次に記述する性状に該当する物質として、最も適するものを選びなさい。

☐ A．白色又は淡黄色のロウ様半透明の結晶性固体。ニンニク臭を有する。水には不溶であるが、ベンゼン、二硫化炭素に可溶である。空気中では非常に酸化されやすく、放置すると50℃で発火する。

☐ B．金属光沢を持つ銀白色の軟らかい固体。水と激しく反応する。また、白金線に試料をつけて溶融炎で熱し、炎の色を見ると青紫色となる。

☐ C．無色透明の結晶。光によって分解して黒変する。強力な酸化剤であり、また腐食性がある。この物質を水に溶かして塩酸を加えると、白色の沈殿を生成する。

☐ D．銀白色の光沢を有する金属。常温では軟らかい固体。空気中では容易に酸化される。また、白金線に試料をつけて溶融炎で熱し、炎の色を見ると黄色になる。

1．アジ化ナトリウム　　2．黄燐（りん）　　3．カリウム
4．硝酸銀　　5．ナトリウム

【34】次に記述する性状に該当する物質として、最も適するものを選びなさい。

☐ A．常温、常圧においては無色の刺激臭を有する気体。水、メタノール、エタノール、エーテルに易溶である。湿った空気中で激しく発煙する。冷却すると無色の液体及び固体となる。

☐ B．無色透明の液体。芳香族炭化水素特有の臭いを有する。水に不溶。引火しやすい。

☐ C．無色、窒息性の気体。水により徐々に分解される。ベンゼン、酢酸等に溶けやすい。樹脂、染料等の原料に用いられる。

☐ D．無色透明の液体。果実様の芳香を有する。水に可溶。蒸気は空気より重く、引火性がある。

1．塩化水素　2．塩素　3．キシレン
4．酢酸エチル　5．ホスゲン

【35】次の文章は、物質に関して記述したものである。（　）内に最も適する語句を選びなさい。

クロム酸ナトリウムは、（A）の結晶で、（B）を有する。また、水には可溶であり、その液に硝酸バリウムを加えると、黄色の沈殿を生じる。

☐ A　1．白色　2．黄色　3．橙赤色
4．赤色　5．緑色

☐ B　1．揮発性　2．爆発性　3．粘稠性
4．潮解性　5．昇華性

【36】次の文章は、物質に関して記述したものである。（　）内に最も適する語句を選びなさい。

S･S－ビス（1－メチルプロピル）＝O－エチル＝ホスホロジチオアート（別名：カズサホス）は（A）（B）の液体で、水に溶けにくいが、有機溶媒に溶けやすい性質をもつ。

☐ A　1．無臭の　2．アーモンド臭のある
3．アンモニア臭のある　4．硫黄臭のある
5．エステル臭のある

☐ B　1．無色　2．赤色　3．淡黄色
4．紫色　5．白色

▶▶正解&解説 ……………………………………………………………………………

【1】3

〔解説〕A．取締法第１条（取締法の目的）。

B．この法律で「毒物」とは、「別表第１」に掲げる物であって、医薬品及び「医薬部外品」以外のものをいう。取締法第２条（定義）第１項。

C．取締法第２条（定義）第３項。

【2】4

〔解説〕取締法　別表第１、第２。

クロロホルム、四塩化炭素、硝(しょう)酸、硫(りゅう)酸タリウム…劇物。

【3】4

〔解説〕特定毒物研究者は、学術研究のために特定毒物を輸入することができる。取締法第３条の２（特定毒物の禁止規定）第２項。

1．取締法第３条の２（特定毒物の禁止規定）第５項。

2．取締法第３条の２（特定毒物の禁止規定）第11項。

3．取締法第３条の２（特定毒物の禁止規定）第１項。

【4】1

〔解説〕取締法第３条の４（爆発性がある毒物劇物の所持禁止）、施行令第32条の３（発火性又は爆発性のある劇物）。ピクリン酸のほか、ナトリウム、亜塩素酸ナトリウム及びこれを含有する製剤（亜塩素酸ナトリウム30%以上を含有するものに限る）、塩素酸塩類及びこれを含有する製剤（塩素酸塩類35%以上を含有するものに限る）が規定されている。

【5】2

〔解説〕A．取締法第４条（営業の登録）第２項。

B．「６年ごと」⇒「５年ごと」。取締法第４条（営業の登録）第３項。

C．特定品目とは厚生労働省令（施行規則 別表第２）で定める毒物又は劇物のことをいい、特定毒物とは毒物であって取締法 別表第３に掲げるものをいう。従って、特定品目販売業の登録を受けた者が特定毒物を販売することはできない。取締法第２条（定義）第３項、取締法第４条の３（販売品目の制限）第２項。

D．取締法第４条（営業の登録）第２項。

【6】3

〔解説〕A．規定されていない。

B．施行規則第４条の４（製造所等の設備）第１項第４号、第２項。

C．製造作業を行う場所の規定であって、販売業の店舗には適用されない規定である。施行規則第４条の４（製造所等の設備）第１項第１号ロ、第２項。

D．施行規則第４条の４（製造所等の設備）第１項第２号ニ、第２項。

【7】2

〔解説〕取締法第８条（毒物劇物取扱責任者の資格）第２項第１～４号。

> 一　（A：18歳）未満の者
> 二　（略）
> 三　麻薬、大麻、あへん又は（B：覚せい剤）の中毒者
> 四　（略）又は執行を受けることがなくなった日から起算して（C：３年）を経過していない者

【8】4

〔解説〕製造業者は、登録を受けた毒物又は劇物以外の毒物又は劇物を製造しようとするときは、あらかじめ登録の変更を受けなければならない。取締法第９条（登録の変更）第１項。

1～3．取締法第10条（届出）第１項第１～２号、第４号。

【9】2

〔解説〕毒物劇物営業者は、毒物又は劇物の容器及び被包に、「医薬用外」の文字及び、毒物については赤地に白色をもって「毒物」の文字、劇物については白地に赤色をもって「劇物」の文字を表示しなければならない。取締法第12条（毒物又は劇物の表示）第１項。

【10】1

〔解説〕取締法第12条（毒物又は劇物の表示）第２項第３号、施行規則第11条の５（解毒剤に関する表示）。有機燐(りん)化合物及びこれを含有する製剤たる毒物及び劇物の容器及び被包には、解毒剤の名称（２－ピリジルアルドキシムメチオダイド（PAM）の製剤及び硫(りゅう)酸アトロピンの製剤）を表示しなければならない。

【11】3

〔解説〕使用の際、特に皮膚に触れないよう注意しなければならない旨は規定されていない。

1～2＆4～5．施行規則第11条の６（取扱及び使用上特に必要な表示事項）第３号イ～ニ。

【12】5

〔解説〕取締法第13条（農業用の劇物）、施行令第39条（着色すべき農業用劇物）第２号、施行規則第12条（農業用劇物の着色方法）。燐化亜鉛及び硫酸タリウムを含有する製剤たる劇物については、あせにくい黒色で着色しなければ、これを農業用として販売し、又は授与してはならない。

【13】2

〔解説〕取締法第14条（毒物又は劇物の譲渡手続）第１項第１～３号。

> 毒物劇物営業者は、毒物又は劇物を他の毒物劇物営業者に販売し、又は授与したときは、（A：その都度）、次に掲げる事項を書面に記載しておかなければならない。
> 一　毒物又は劇物の名称及び（B：数量）
> 二　販売又は授与の（C：年月日）
> 三　譲受人の氏名、（D：職業）及び住所（法人にあっては、その名称及び主たる事務所の所在地）

【14】1

〔解説〕盗難・紛失時の措置については規定されていない。

2～5．施行規則第13条の12（毒物劇物営業者等による情報の提供）第４号、第８号、第10号、第13号。

【15】3

〔解説〕取締法第22条（業務上取扱者の届出等）第１項、施行令第41条、第42条（業務上取扱者の届出）各号。

B．「無機シアン化合物たる毒物及びこれを含有する製剤」を使用して電気めっきを行う場合は、業務上取扱者の届出が必要となる。

C．届出の必要はない。

【16】1

〔解説〕施行令第40条（廃棄の方法）第１号。廃棄方法の［中和］［加水分解］［酸化］［還元］［稀釈］の５項目は覚えておく必要がある。

2．「一気に燃焼させる」⇒「少量ずつ燃焼させること」。施行令第40条（廃棄の方法）第３号。

3．「少量ずつ燃焼させる」⇒「少量ずつ放出し、又は揮発させること」。施行令第40条（廃棄の方法）第２号。

4．地下水を汚染するおそれがない場所であれば地中に埋めてもよいが、地下１m以上の地中に確実に埋めなければならない。施行令第40条（廃棄の方法）第４号。

【17】4

〔解説〕取締法第17条（事故の際の措置）第２項。

【18】2

〔解説〕施行規則第13条の４（交替して運転する者の同乗）第１～２号。

> 一　１の運転者による連続運転時間（１回がおおむね連続10分以上で、かつ、合計が（A：30）分以上の運転の中断をすることなく連続して運転する時間をいう。）が、（B：4）時間（（略）やむを得ず１の運転者による連続運転時間が（B：4）時間を超える場合にあっては（B：4）時間30分）を超える場合
> 二　１の運転者による運転時間が、２日（始業時刻から起算して48時間をいう。）を平均し１日当たり（C：9）時間を超える場合

※下線部は法改正により令和６年４月１日から適用される箇所のため、注意が必要。

【19】4

〔解説〕施行令第40条の5（運搬方法）第2項第3号、施行規則第13条の6（毒物又は劇物を運搬する車両に備える保護具）、別表第5。

【20】5

〔解説〕取締法第18条（立入検査等）第1項。

（A：都道府県知事）は、（B：保健衛生）上必要があると認めるときは、（略）帳簿その他の物件を（C：検査）させ、関係者に質問させ、若しくは試験のため必要な最小限度の分量に限り、毒物、劇物、第11条第2項の政令で定める物若しくはその疑いのある物を（D：収去）させることができる。

【21】A…3　B…1　C…4　D…4　E…1

〔解説〕第2周期と第3周期を表にすると以下のとおりとなる。

	1族	2族		13族	14族	15族	16族	17族	18族
第2周期	Li	Be	～	B	C	N	O	F	Ne
第3周期	Na	Mg		Al	Si	P	S	Cl	Ar
	アルカリ金属	アルカリ土類金属						ハロゲン	貴ガス

（A）原子は電子を放出すると陽イオンになる。マグネシウム$_{12}Mg$原子の電子配置はK殻2個、L殻8個、M殻2個のため、最外殻は2個の価電子がある。この価電子2個を放出して、二価（陽子の数が電子の数より2個多い）の陽イオンであるマグネシウムイオンMg^{2+}となる。マグネシウムイオンの電子配置はネオンNe原子と同じなため、化学的に安定する。
なお、LiとBeは第2周期の元素であり、Alは三価の陽イオンになりやすく、Sは二価の陰イオンになりやすい。

（B）原子は電子を受け取ると陰イオンになる。塩素$_{17}Cl$原子は、電子配置がK殻2個、L殻8個、M殻7個のため、最外殻は7個の価電子がある。電子を1個受け取ると、一価（電子の数が陽子の数より1個多い）の陰イオンである塩化物イオンCl^-となる。塩化物イオンの電子配置はアルゴンAr原子と同じなため、化学的に安定する。
なお、OとFは第2周期の元素であり、Pは単原子イオンにはならず、Naは一価の陽イオンになりやすい。

（C）原子から電子を1個取り去るのに必要なエネルギーをイオン化エネルギーという。アルカリ金属であるナトリウムNaの価電子の数は1個であり、特にイオン化エネルギーが小さく、容易に陽イオンとなる。

（D）原子が電子を1個受け取るときに放出されるエネルギーを電子親和力という。ハロゲンである塩素Clの価電子の数は7個であり、特に電子親和力が大きく、容易に陰イオンとなる。

（E）化学的に安定とは、最外殻が閉殻しているか最外殻電子が８個ある場合である。貴ガスであるアルゴンArの最外殻電子は８個であり、電子配置は閉殻と同じく安定している。

【22】 A…１　B…３　C…４　D…５　E…２

〔解説〕A．直線形の無極性分子　B．直線形の極性分子　C．折れ線形の極性分子

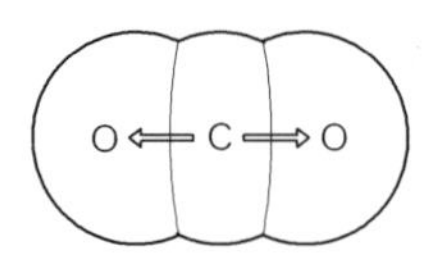

CO_2（二酸化炭素）

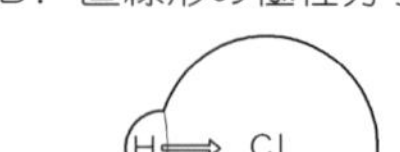
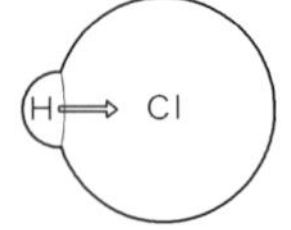

HCl（塩化水素）

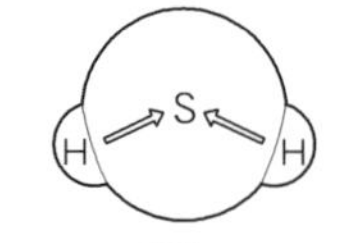

H_2S（硫(りゅう)化水素）

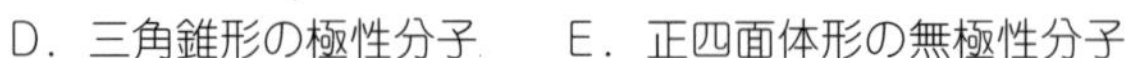
D．三角錐形の極性分子　E．正四面体形の無極性分子

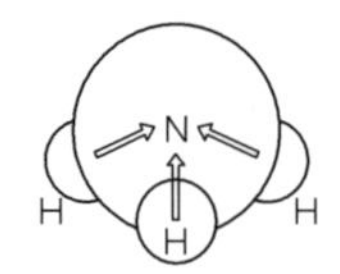

NH_3（アンモニア）

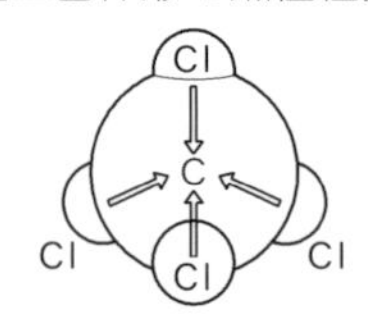

CCl_4（四塩化炭素）

【23】 A…２　B…４　C…３　D…３　E…１

〔解説〕（A）メタンの物質量は、CH_4＝12＋（１×４）＝16（g）

（B）アボガドロ定数より、１molあたり6.0×10^{23}個の分子が含まれる。メタン分子１molには４個の水素分子が含まれるため、
$6.0\times10^{23}\times4=24\times10^{23}=2.4\times10^{24}$（個）

（C）メタンの完全燃焼　$CH_4 + 2O_2 \longrightarrow CO_2 + 2H_2O$
　水の物質量は、H_2O＝（１×２）＋16＝18（g）。完全燃焼式より、メタン１molのとき水２molが生じる（係数が２倍）ため、18×２＝36（g）。

（D）（A）のメタン１mol＝16gより、８g＝0.5mol。（C）の完全燃焼式より、メタン１molのとき二酸化炭素１molが生じる（係数が同じ）ため、設問の場合、二酸化炭素は0.5mol生じる。気体の体積１mol＝22.4Lより、二酸化炭素0.5molの体積は22.4×0.5＝11.2L。

（E）気体の体積１mol＝22.4Lより、89.6／22.4＝４mol。

【24】 A…１　B…３　C…２　D…２　E…１

〔解説〕A＆E．酸素O、一酸化窒素NOは、水に不溶であるため、水に溶けにくい気体の捕集法である「水上置換法」で捕集する。

B．アンモニアNH_3は、水に溶けやすく空気より軽い気体であるため、「上方置換法」で捕集する。

C＆D．塩化水素HCl、硫化水素H_2Sは、水に溶けやすく空気より重い気体であるため、「下方置換法」で捕集する。

【25】A…1　B…3　C…2　D…4　E…2

〔解説〕

	エタノールC_2H_5OH	ジエチルエーテル $C_2H_5-O-C_2H_5$
A.	あてはまる（水によく溶ける）	あてはまらない（水に溶けにくい）
B.	あてはまる（常温で無色の液体）	あてはまる（常温で無色の液体）
C.	あてはまらない（揮発性の液体）	あてはまる（引火しやすい揮発性の液体で、麻酔作用がある）
D.	あてはまらない（酸化して、アセトアルデヒドCH_3CHOとなる）	あてはまらない（空気中で徐々に酸化され、危険な過酸化物となる）
E.	あてはまらない（ナトリウムと反応して、ナトリウムエトシキドC_2H_5ONaとなる）	あてはまる（単体のナトリウムと反応しない）

※以下、物質名の後や文章中に記載されている［　］は、物質を見分ける際に特徴となるキーワードを表す。

【26】A…2　B…3　C…5　D…2

〔解説〕毒物及び劇物指定令第２条（劇物）第１項。

A．水酸化カリウムKOH…５％以下を含有するものは劇物から除外される。

B．ふっ化ナトリウムNaF…６％以下を含有するものは劇物から除外される。

C．亜塩素酸ナトリウム$NaClO_2$…25％以下を含有するものは劇物から除外される。

D．フェノールC_6H_5OH…５％以下を含有するものは劇物から除外される。

【27】A…5　B…2　C…1　D…4

〔解説〕A．ベタナフトール$C_{10}H_7OH$［空気や光線に触れると赤変］

B．黄燐（りん）P_4［水中に沈めて瓶に入れる］［砂を入れた缶中に固定］

C．アクリルニトリル$CH_2=CHCN$［窒素のような不活性ガスの雰囲気の中］

D．クロロホルム$CHCl_3$［純品は空気と日光によって変質］［少量のアルコールを加える］

選択肢３は［通常石油中に保管］［冷所で雨水等の漏れが絶対にない場所］から、ナトリウムNaが考えられる。

【28】A…1　B…3　C…5　D…2

〔解説〕A．エチレンオキシドC_2H_4O［漏えいしたボンベ等］［多量の水に容器ごと投入して気体を吸収］

B．ブロムメチル（臭化メチル）CH_3Br［液が広がらないようにして蒸発］

C．硝（しょう）酸銀$AgNO_3$［空容器にできるだけ回収］［食塩水を用いて塩化物］

D．臭素Br_2［水酸化カルシウムを十分に散布］［むしろ、シート等］

選択肢４は［過マンガン酸カリウム水溶液（５％）］［さらし粉］から、四アルキル鉛（なまり）PbR_4が考えられる。

【29】 A…5　B…2　C…1　D…4

〔解説〕A．スルホナール$C_7H_{16}O_4S_2$［ポルフィリン尿（尿が赤色を呈する）］

B．水銀Hg［蒸気を吸入すると呼吸器、粘膜を刺激］［肺炎］

C．四塩化炭素CCl_4［めまい、頭痛、吐き気］［重症な場合は嘔吐、意識不明］

D．ニコチン$C_{10}H_{14}N_2$［猛烈な神経毒］

選択肢３は［皮膚や粘膜につくと火傷を起こし、その部分は白色］［尿は暗赤色］から、フェノールC_6H_5OHが考えられる。

【30】 A…1　B…2　C…3　D…4

〔解説〕A．アンモニアNH_3…中和法［酸（希塩酸、希硫酸等）で中和］［多量の水で希釈］

B．ニトロベンゼン$C_6H_5NO_2$…燃焼法［可燃性溶剤］［火室へ噴霧し焼却］

C．塩化亜鉛$ZnCl_2$…沈殿法［沈澱濾過して埋立処分］

D．過酸化水素水H_2O_2 aq…希釈法［多量の水で希釈］

選択肢５は［セメントを用いて固化］から固化隔離法であり、砒素Asやセレン Seなどの廃棄方法である。

【31】 A…1　B…5　C…4　D…3

〔解説〕A．硫酸タリウムTl_2SO_4［0.3％以下を含有］［黒色に着色］［トウガラシエキス］

B．ロテノン$C_{23}H_{22}O_6$［斜方六面体結晶］［酸素によって分解し効力を失う］

C．蓚酸$(COOH)_2 \cdot 2H_2O$［２モルの結晶水］［無色、稜柱状の結晶］［乾燥空気中で風化］

D．二硫化炭素CS_2［麻酔性芳香をもつ液体］［市場にあるものは不快な臭気］

選択肢２は［白色の固体］［空気中に放置すると水分と二酸化炭素を吸収］［酒石酸溶液］［白色結晶性の沈殿］から、水酸化カリウムKOHが考えられる。

【32】 A…3　B…2　C…5　D…1

〔解説〕A．ジクワット$C_{12}H_{12}Br_2N_2$［淡黄色の吸湿性結晶］［除草剤］

B．ジクロルボス（DDVP）$C_4H_7Cl_2O_4P$［無色油状の液体］［一般の有機溶媒や石油系溶剤には可溶］

C．重クロム酸カリウム$K_2Cr_2O_7$［橙赤色の柱状結晶］［強力な酸化剤］

D．沃化メチルCH_3I［透明の液体］［空気中で光により一部分解して褐色］

選択肢４は［無色の油状体］［催涙性、強い粘膜刺激臭］［熱には比較的に不安定］から、クロルピクリン$CCl_3(NO_2)$が考えられる。

【33】A…2　B…3　C…4　D…5

〔解説〕A．黄燐(りん)P_4［白色又は淡黄色のロウ様半透明の結晶性固体］［ニンニク臭］［放置すると50℃で発火］

B．カリウムK［銀白色の軟らかい固体］［炎は青紫色］

C．硝酸銀(しょう)$AgNO_3$［無色透明の結晶］［光によって分解して黒変］［強力な酸化剤］

D．ナトリウムNa［銀白色の光沢を有する金属］［炎は黄色］

アジ化ナトリウムNaN_3は、［無色無臭の結晶］で、［急に加熱すると爆発する危険性］がある。

【34】A…1　B…3　C…5　D…4

〔解説〕A．塩化水素HCl［刺激臭を有する気体］［湿った空気中で激しく発煙］［冷却すると無色の液体及び固体］

B．キシレン$C_6H_4(CH_3)_2$［無色透明の液体］［芳香族炭化水素特有の臭い］［引火しやすい］

C．ホスゲン$COCl_2$［窒息性の気体］［樹脂、染料等の原料］

D．酢酸エチル$CH_3COOC_2H_5$［無色透明の液体］［果実様の芳香］［蒸気は空気より重い］［引火性］

塩素Cl_2は、［黄緑色の気体］で［酸化力及び毒性が強い］。

【35】A…2　B…4

〔解説〕クロム酸ナトリウム$Na_2CrO_4 \cdot 10H_2O$は、（A：黄色）の結晶で、（B：潮解性）を有する。また、水には可溶であり、その液に硝酸バリウムを加えると、黄色の沈殿を生じる。

【36】A…4　B…3

〔解説〕S・S－ビス（1－メチルプロピル）＝O－エチル＝ホスホロジチオアート（別名：カズサホス）$C_{10}H_{23}O_2PS_2$は（A：硫黄臭のある）（B：淡黄色）の液体で、水に溶けにくいが、有機溶媒に溶けやすい性質をもつ。

10 令和４年度（2022年） 香川県

一般受験者数・合格率《参考》	受験者数（人）	合格者数（人）	合格率（%）
	101	24	23.8

〔毒物及び劇物に関する法規〕

【1】次の記述は、毒物及び劇物取締法の条文の一部である。（　）内にあてはまる語句として正しいものをそれぞれ一つ選びなさい。

ア．この法律は、毒物及び劇物について、（A）上の見地から必要な取締を行うことを目的とする。

イ．この法律で「毒物」とは、別表第１に掲げる物であって、医薬品及び（B）以外のものをいう。

ウ．毒物又は劇物の販売業の（C）を受けた者でなければ、毒物又は劇物を販売し、授与し、又は販売若しくは授与の目的で貯蔵し、運搬し、若しくは陳列してはならない。但し、毒物又は劇物の製造業者又は輸入業者が、その製造し、又は輸入した毒物又は劇物を、他の毒物又は劇物の製造業者、輸入業者又は販売業者（以下「毒物劇物営業者」という。）に販売し、授与し、又はこれらの目的で貯蔵し、運搬し、若しくは陳列するときは、この限りでない。

- ☑ A　１．保健衛生　２．環境衛生　３．薬事衛生　４．公衆衛生
- ☑ B　１．危険物　２．指定薬物　３．医薬部外品　４．劇物
- ☑ C　１．承認　２．登録　３．許可　４．認定

【2】次の文は、毒物及び劇物取締法第12条第１項の記述である。（　）内にあてはまる語句として正しいものをそれぞれ一つ選びなさい。

毒物劇物営業者及び特定毒物研究者は、毒物又は劇物の容器及び被包に、「（A）」の文字及び毒物については（B）をもって「毒物」の文字、劇物については（C）をもって「劇物」の文字を表示しなければならない。

- ☑ A　１．医薬部外品　２．危険物　３．取扱注意　４．医薬用外
- ☑ B　１．白地に赤色　２．赤地に白色　３．黒地に白色　４．白地に黒色
- ☑ C　１．白地に赤色　２．赤地に白色　３．黒地に白色　４．白地に黒色

【3】次のうち、毒物及び劇物取締法第3条の3の規定により、興奮、幻覚又は麻酔の作用を有し、みだりに摂取し、若しくは吸入し、又はこれらの目的で所持してはならないものとして毒物及び劇物取締法施行令で定められているものとして正しい組み合わせを一つ選びなさい。

A．ピクリン酸

B．キシレンを含有する塗料

C．ナトリウム

D．酢酸エチルを含有する接着剤

E．トルエン

☐ 1．A、B　2．A、C　3．B、C
4．B、D　5．D、E

【4】毒物及び劇物取締法施行規則第4条の4第2項に基づく、毒物又は劇物の販売業の店舗の設備の基準に関する記述について、正誤の正しい組み合わせを一つ選びなさい。

A．毒物又は劇物とその他の物とを区分して貯蔵できるものであること。

B．毒物又は劇物を貯蔵する場所が性質上かぎをかけることができないものであるときは、その周囲に、関係者以外の立入を禁止する表示があること。

C．毒物又は劇物を陳列する場所にかぎをかける設備があること。ただし、その場所が構造上かぎをかけることができないものであるときは、この限りではない。

D．毒物又は劇物を貯蔵するタンク、ドラムかん、その他の容器は、毒物又は劇物が飛散し、漏れ、又はしみ出るおそれのないものであること。

	A	B	C	D
1．	正	正	正	誤
2．	正	誤	正	正
3．	正	誤	誤	正
4．	誤	正	誤	誤
5．	誤	正	正	誤

【5】次のうち、毒物及び劇物取締法第3条の2第9項の規定により、着色の基準が定められているもので、着色の組み合わせとして正しい組み合わせを一つ選びなさい。

	物質名	着色
A.	四アルキル鉛を含有する製剤	赤色、青色、緑色又は紫色
B.	モノフルオール酢酸の塩類を含有する製剤	深紅色
C.	モノフルオール酢酸アミドを含有する製剤	黄色
D.	ジメチルエチルメルカプトエチルチオホスフェイトを含有する製剤	紅色

☐ 1. A、B　2. A、C　3. B、C
4. B、D　5. C、D

【6】毒物劇物取扱責任者に関する記述について、正誤の正しい組み合わせを一つ選びなさい。

A. 毒物劇物営業者は、毒物劇物取扱責任者を設置するときは、事前に、毒物劇物取扱責任者の氏名を届けなければならない。

B. 毒物劇物営業者は、毒物劇物取扱責任者を変更したときは、15日以内に毒物劇物取扱責任者の氏名を届けなければならない。

C. 18歳未満の者は、毒物劇物取扱責任者になることができない。

D. 都道府県知事が行う毒物劇物取扱者試験に合格した者以外に、薬剤師、厚生労働省令で定める学校で、応用化学に関する学課を修了した者も毒物劇物取扱責任者となることができる。

	A	B	C	D
☐ 1.	正	正	正	正
2.	正	誤	正	誤
3.	正	誤	誤	正
4.	誤	正	誤	誤
5.	誤	誤	正	正

【7】特定毒物に関する記述について、正誤の正しい組み合わせを一つ選びなさい。

A．特定毒物研究者は、特定毒物を使用することはできるが、製造することはできない。

B．特定毒物研究者は、毒物又は劇物の一般販売業者に特定毒物を譲り渡すことができる。

C．特定毒物研究者は、特定毒物使用者に対し、その者が使用することができる特定毒物以外の特定毒物を譲り渡すことができる。

D．特定毒物研究者であれば、特定毒物を輸入することができる。

	A	B	C	D
☐ 1．	正	正	正	誤
2．	正	誤	正	誤
3．	誤	誤	誤	正
4．	誤	正	誤	正
5．	誤	誤	正	正

【8】次の文は、毒物及び劇物取締法第３条の４の記述である。（　）内にあてはまる語句として、正しい組み合わせを一つ選びなさい。

（A）、（B）又は爆発性のある毒物又は劇物であって政令で定めるものは、業務その他正当な理由による場合を除いては、（C）してはならない。

	A	B	C
☐ 1．	揮発性	発火性	所持
2．	引火性	発火性	所持
3．	拡散性	残留性	販売
4．	揮発性	残留性	販売
5．	引火性	残留性	所持

【9】次のうち、毒物又は劇物の製造業者が、その製造した硫酸を含有する製剤たる劇物（住宅用の洗浄剤で液体状のものに限る。）を販売するとき、その容器及び被包に表示しなければならない事項として、毒物及び劇物取締法施行規則で定められていないものの組み合わせを一つ選びなさい。

A．小児の手の届かないところに保管しなければならない旨

B．使用の際、手足や皮膚、特に眼にかからないように注意しなければならない旨

C．使用の際、十分に換気をしなければならない旨

D．眼に入った場合は、直ちに流水でよく洗い、医師の診断を受けるべき旨

E．居間等人が常時居住する室内では使用してはならない旨

☐ 1．A、B　2．A、C　3．B、D
4．C、E　5．D、E

【10】毒物及び劇物取締法第22条の規定により、業務上取扱者の届出が必要な者に関する記述として、正誤の正しい組み合わせを一つ選びなさい。

A．硫酸を使用して、金属熱処理を行う事業者

B．シアン化ナトリウムを使用して、電気めっきを行う事業者

C．砒(ひ)素化合物たる毒物を含有する製剤を使用して、ねずみの防除を行う事業者

D．モノフルオール酢酸アミドを含有する製剤を使用して、かんきつ類の害虫の防除を行う事業者

	A	B	C	D
☐ 1．	正	正	正	誤
2．	正	誤	正	誤
3．	誤	正	誤	正
4．	誤	正	誤	誤
5．	誤	正	正	正

【11】次の文は、毒物及び劇物取締法施行令第8条の記述である。（　）内にあてはまる語句として正しいものを一つ選びなさい。

加鉛ガソリンの製造業者又は輸入業者は、（　）色（第7条の厚生労働省令で定める加鉛ガソリンにあっては、厚生労働省令で定める色）に着色されたものでなければ、加鉛ガソリンを販売し、又は授与してはならない。

☐ 1．赤　2．オレンジ　3．青
4．緑　5．紫

【12】毒物及び劇物取締法施行令及び毒物及び劇物取締法施行規則の規定に照らし、水酸化カリウムを、車両を使用して１回につき5,000kg以上運搬する場合、その運搬方法に関する次の記述について、正誤の正しい組み合わせを一つ選びなさい。[改]

A．0.3m平方の板に地を黒色、文字を白色として「毒」と表示し、車両の前後の見やすい箇所に掲げなければならない。

B．車両には、防毒マスク、ゴム手袋その他事故の際に応急の措置を講ずるために必要な保護具を１人分以上備えること。

C．車両には、運搬する毒物又は劇物の名称、成分及びその含量並びに事故の際に講じなければならない応急の措置の内容を記載した書面を備えること。

D．１人の運転者による運転時間が２日(始業時刻から起算して48時間をいう。)を平均し１日当たり９時間を超えて運搬する場合には、車両１台について運転者のほか交替して運転する者を同乗させること。

	A	B	C	D
☐ 1．	正	正	正	正
2．	正	誤	誤	正
3．	誤	正	誤	誤
4．	正	誤	正	正
5．	誤	正	正	誤

【13】次のうち、毒物及び劇物取締法第10条の規定により、毒物劇物営業者が行う届出に関する記述として、正しいものを一つ選びなさい。

☐ 1．毒物劇物販売業者が、店舗における営業時間を変更したときは、15日以内に届け出なければならない。

2．毒物劇物販売業者が、店舗の所在地を変更する場合は、事前に届け出なければならない。

3．毒物劇物販売業者が、店舗の名称を変更したときは、30日以内に届け出なければならない。

4．毒物又は劇物を製造し、貯蔵し、又は運搬する設備の重要な部分を変更したときは、15日以内に届け出なければならない。

5．法人である毒物劇物販売業者が、代表取締役を変更したときは、30日以内に届け出なければならない。

【14】次のうち、毒物劇物営業者が、毒物又は劇物を販売し、又は授与するとき、原則として、譲受人に対し提供しなければならない情報の内容として、毒物及び劇物取締法施行規則第13条の12で<u>定められていないもの</u>を、一つ選びなさい。

☐ 1．毒物又は劇物の別　　2．不良品が判明した時の連絡先
3．物理的及び化学的性質　　4．取扱い及び保管上の注意
5．毒性に関する情報

【15】毒物及び劇物取締法及び毒物及び劇物取締法施行令の規定に照らし、次の毒物及び劇物の廃棄に関する記述として、<u>誤っているもの</u>を一つ選びなさい。

☐ 1．中和、加水分解、酸化、還元、稀釈その他の方法により、毒物及び劇物並びに法第11条第２項に規定する政令で定める物のいずれにも該当しない物とすること。
2．ガス体又は揮発性の毒物又は劇物は、保健衛生上危害を生ずるおそれがない場所で、少量ずつ放出し、又は揮発させること。
3．可燃性の毒物又は劇物は、保健衛生上危害を生ずるおそれがない場所で、少量ずつ燃焼させること。
4．地下0.5m以上で、かつ、地下水を汚染するおそれがない地中に確実に埋め、海面上に引き上げられ、若しくは浮き上がるおそれがない方法で海水中に沈め、又は保健衛生上危害を生ずるおそれがないその他の方法で処理すること。

【16】次の文は、毒物及び劇物取締法第15条の記述である。（　）に当てはまる語句として、正しい組み合わせを一つ選びなさい。

（毒物又は劇物の交付の制限等）
第15条　毒物劇物営業者は、毒物又は劇物を次に掲げる者に交付してはならない。
一　（A）歳未満の者
二　（B）の障害により毒物又は劇物による保健衛生上の危害の防止の措置を適正に行うことができない者として厚生労働省令で定めるもの
三　麻薬、大麻、あへん又は覚せい剤の中毒者
2　毒物劇物営業者は、厚生労働省令の定めるところにより、その交付を受ける者の氏名及び（C）を確認した後でなければ、第３条の４に規定する政令で定める物を交付してはならない。
3　毒物劇物営業者は、（D）を備え、前項の確認をしたときは、厚生労働省令の定めるところにより、その確認に関する事項を記載しなければならない。
4　毒物劇物営業者は、前項の（D）を、最終の記載をした日から（E）年間、保存しなければならない。

	A	B	C	D	E
☐ 1．	16	身体	年齢	帳簿	2
2．	16	身体	職業	台帳	3
3．	18	身体	職業	帳簿	5
4．	18	心身	住所	帳簿	5
5．	20	心身	住所	台帳	5

〔基礎化学〕

【17】 下の表は原子番号、元素名、元素記号、原子量の表である。次の設問に答えなさい。

原子番号	元素名	元素記号	原子量	原子番号	元素名	元素記号	原子量
1	水素	H	1	11	ナトリウム	Na	23
2	ヘリウム	He	4	12	マグネシウム	Mg	24
3	リチウム	Li	7	13	アルミニウム	Al	27
4	ベリリウム	Be	9	14	ケイ素	Si	28
5	ホウ素	B	11	15	リン	P	31
6	炭素	C	12	16	硫黄	S	32
7	窒素	N	14	17	塩素	Cl	35.5
8	酸素	O	16	18	アルゴン	Ar	40
9	フッ素	F	19	19	カリウム	K	39
10	ネオン	Ne	20	20	カルシウム	Ca	40

（A）表にある第２周期の元素のうち、二価の陽イオンになりやすい元素は何か。

☐ 1．Li　2．Be　3．Mg　4．Al　5．S

（B）表にある第２周期の元素のうち、一価の陰イオンになりやすい元素は何か。

☐ 1．Cl　2．O　3．F　4．P　5．Na

（C）表にある第２周期の元素のうち、イオン化エネルギーの最も小さい元素は何か。

☐ 1．Li　2．Be　3．B　4．Na　5．Mg

（D）表にある第２周期の元素のうち、電子親和力の最も大きい元素は何か。

☐ 1．O　2．F　3．Na　4．Cl　5．Ne

（E）表にある第２周期の元素のうち、最も化学的に安定な元素は何か。

☐ 1．F　2．Na　3．S　4．Cl　5．Ne

【18】 下記の金属元素の塩化物を含む水溶液を白金線の先に付けてバーナーの炎のなかにいれるとき観察される炎の色をそれぞれ選びなさい。

☐ A．カルシウム
☐ B．ナトリウム
☐ C．銅
☐ D．リチウム
☐ E．カリウム

1．橙赤　2．赤　3．青緑
4．赤紫　5．黄

【19】 次の設問の答えをそれぞれ選びなさい。

☐ A．0.1mol/Lの塩酸水溶液のpHの値はいくらか。
☐ B．0.005mol/Lの硫酸水溶液のpHの値はいくらか。
☐ C．1.0×10^{-2}mol/Lの塩酸10mLに水を加えて100mLにした水溶液のpHの値はいくらか。

1．pH 1　2．pH1.5　3．pH 2
4．pH2.5　5．pH 3

【20】 水酸化ナトリウム0.8gを水に溶かして200mLにした水溶液のpHの値はいくらか。H＝1、O＝16、Na＝23として計算しなさい。

☐ 1．pH10　2．pH11　3．pH12
4．pH13　5．pH14

【21】 0.05mol/Lの水酸化ナトリウム水溶液40mLを中和するためには、0.10mol/Lの硫酸は何mL必要か。H＝1、O＝16、Na＝23として計算しなさい。

☐ 1．10mL　2．20mL　3．30mL
4．40mL　5．50mL

【22】次の記述にあてはまる気体をそれぞれ選びなさい。

☐ A．無色・無臭の気体で、水に溶けにくく、血液中のヘモグロビンと強く結合し、酸素の運搬を妨げるため、有毒である。

☐ B．無色、腐卵臭のある気体で、有毒である。水に少し溶け、水溶液は弱い酸性を示す。

☐ C．無色の気体であるが、空気中で速やかに酸化され、赤褐色の気体となる。

☐ D．無色、刺激臭のある有毒な気体で、水溶液は弱い酸性を示す。ヨウ素溶液中に通じると、ヨウ素の色が消える。

☐ E．特異臭のある有毒な気体である。酸素中で無声放電を行うと生成される。強い酸化作用を示し、ヨウ化カリウム水溶液中に通じるとヨウ素を生じる。

1．一酸化炭素　　2．オゾン　　3．硫化水素
4．二酸化硫黄　　5．一酸化窒素

【23】次の記述にあてはまる化合物をそれぞれ選びなさい。

☐ A．フェーリング液を還元する。

☐ B．中性の液体で、ナトリウムと反応して水素を発生する。

☐ C．水には溶けにくい。水酸化ナトリウム水溶液を加えて熱すると、けん化により加水分解される。

☐ D．ヨードホルム反応を示すが、還元性はない。

☐ E．刺激臭のある無色の液体で、弱酸性を示す。

1．酢酸　　2．酢酸エチル　　3．アセトン
4．メタノール　　5．アセトアルデヒド

〔実地（性質・貯蔵・取扱い方法等）〕

【24】次の物質を含有する製剤について、劇物として取り扱いを受けなくなる濃度をそれぞれ選びなさい。なお、同じ番号を何度選んでもよい。

☐ A．ジメチル－4－メチルメルカプト－3－メチルフェニルチオホスフェイト（別名：MPP、フェンチオン）

☐ B．ジメチルアミン

☐ C．ベタナフトール

☐ D．ホルムアルデヒド

1．1％以下　　2．2％以下　　3．5％以下
4．10％以下　　5．50％以下

【25】 次の物質の貯蔵方法として、最も適するものをそれぞれ選びなさい。

☐ A．四塩化炭素

☐ B．ロテノン

☐ C．シアン化ナトリウム

☐ D．二硫化炭素

1．酸素によって分解し、効力を失うため、空気と光線を遮断して貯蔵する。
2．少量ならばガラス瓶、多量ならばブリキ缶又は鉄ドラム缶を用い、酸類とは離して、風通しの良い乾燥した冷所に密封して貯蔵する。
3．空気中にそのまま貯蔵することはできないため、通常石油中に貯蔵する。水分の混入、火気を避けて貯蔵する。
4．可燃性、発熱性、自然発火性のものからは十分に引き離し、直射日光を受けない冷所で貯蔵する。いったん開封したものは、蒸留水を混ぜておくと安全である。
5．亜鉛又はスズメッキをした鋼鉄製容器で保管し、高温に接しない場所に貯蔵する。蒸気は低所に滞留するので、地下室等の換気の悪い場所には貯蔵しない。

【26】 次の物質の漏えい又は飛散した場合の応急措置として、最も適するものをそれぞれ選びなさい。

☐ A．硝酸

☐ B．メチルエチルケトン

☐ C．ピクリン酸

☐ D．クロム酸ナトリウム

1．飛散したものは空容器にできるだけ回収し、そのあとを還元剤（硫酸第一鉄等）の水溶液を散布し、水酸化カルシウム、炭酸ナトリウム等の水溶液で処理した後、多量の水で洗い流す。
2．少量では、漏えいした液は亜硫酸水素ナトリウム水溶液（約10%）で反応させた後、多量の水で十分に希釈して洗い流す。多量では、漏えいした液は、土砂等でその流れを止め、安全な場所に穴を掘るなどしてためる。これに亜硫酸水素ナトリウム水溶液（約10%）を加え、時々撹拌して反応させた後、多量の水で十分に希釈して洗い流す。この際、蒸発したガスが大気中に拡散しないよう霧状の水をかけて吸収させる。
3．多量に漏えいした場合、漏えいした液は土砂等でその流れを止め、これに吸着させるか、又は安全な場所に導いて、遠くから徐々に注水してある程度希釈した後、水酸化カルシウム、炭酸ナトリウム等で中和し多量の水で洗い流す。

4．漏えいした液は、少量では土砂等に吸着させて空容器に回収する。多量では、土砂等でその流れを止め、安全な場所に導き、液の表面を泡で覆い、できるだけ空容器に回収する。

5．飛散したものは空容器にできるだけ回収し、そのあとを多量の水で洗い流す。なお、回収の際は飛散したものが乾燥しないよう、適量の水で散布して行い、また、回収物の保管、輸送に際しても十分に水分を含んだ状態を保つようにする。用具及び容器は金属製のものを使用してはならない。

【27】次の表に挙げる物質について、〔人体に対する代表的な中毒症状〕と、〔中毒時の解毒・治療に用いる薬剤〕として、それぞれ最も適するものを選びなさい。

物質名	中毒症状	解毒・治療に用いる薬剤
☐ 三酸化二砒素（別名：亜砒酸）	（A）	（C）
☐ トリクロルヒドロキシエチルジメチルホスホネイト（別名：トリクロルホン）	（B）	（D）

〔人体に対する代表的な中毒症状〕

1．猛烈な神経毒がある。急性中毒では、よだれ、吐気、悪心、嘔吐があり、ついで脈拍緩徐不整となり、発汗、瞳孔縮小、意識喪失、呼吸困難、痙攣をきたす。

2．血液中のカルシウム分を奪取し、神経系を侵す。急性中毒症状は、胃痛、嘔吐、口腔・咽喉の炎症、腎障害を起こす。

3．皮膚や粘膜につくと火傷を起こし、その部分は白色となる。経口摂取した場合には口腔・咽喉、胃に高度の灼熱感を訴え、悪心、嘔吐、めまいを起こし、失神、虚脱、呼吸麻痺で倒れる。尿は暗赤色を呈する。

4．神経伝達物質のアセチルコリンを分解する酵素であるコリンエステラーゼと結合し、その働きを阻害する。吸入した場合、倦怠感、頭痛、めまい、吐き気、嘔吐、腹痛、下痢、多汗などの症状を呈し、重症の場合には、縮瞳、意識混濁、全身痙攣などを起こすことがある。

5．吸入した場合、鼻、のど、気管支等の粘膜を刺激し、頭痛、めまい、悪心、チアノーゼを起こす。重症な場合には血色素尿を排泄し、肺水腫を生じ、呼吸困難を起こす。

〔中毒時の解毒・治療に用いる薬剤〕

1．ジメルカプロール（別名：BAL）

2．亜硝酸ナトリウム製剤

3．２－ピリジルアルドキシムメチオダイド（別名：PAM）の製剤

4．グルコン酸カルシウム

5．エデト酸カルシウム二ナトリウム

【28】次の物質の廃棄方法として最も適するものを、それぞれ選びなさい。

☐ A．アニリン
☐ B．一酸化鉛
☐ C．臭素
☐ D．弗（ふっ）化水素

1．可溶性溶剤と共に焼却炉の火室へ噴霧し焼却する。
2．水に溶かして水溶液とし、撹拌下のスルファミン酸溶液に徐々に加えて分解させた後中和し、多量の水で希釈して処理する。
3．セメントを用いて固化し、溶出試験を行い、溶出量が判定基準以下であることを確認して埋立処分する。
4．アルカリ水溶液（水酸化カルシウムの懸濁液又は水酸化ナトリウム水溶液）中に少量ずつ滴下し、多量の水で希釈して処理する。
5．多量の水酸化カルシウム水溶液中に吹き込んで吸収させ、中和し、沈澱濾過して埋立処分する。

【29】次の物質に関する記述について、最も適するものをそれぞれ選びなさい。

☐ A．塩化亜鉛
☐ B．アニリン
☐ C．ホルマリン
☐ D．クロム酸カルシウム

1．淡黄色の光沢のある小葉状あるいは針状の結晶。純品は無臭である。温飽和水溶液は、シアン化カリウム溶液によって暗赤色を呈する。
2．純品は無色透明な油状の液体で、特有の臭気を有する。水溶液にさらし粉を加えると、紫色を呈する。
3．白色の結晶で、潮解性を有する。水に溶かし、硝酸銀を加えると、白色の沈殿を生成する。
4．淡赤黄色の粉末。水溶液に硝酸バリウム又は塩化バリウムを加えると、黄色の沈殿を生成する。
5．無色の催涙性を有する透明な液体。刺激臭を有する。硝酸を加え、更にフクシン亜硫酸溶液を加えると藍紫色を呈する。

【30】次の物質に関する記述について、最も適するものをそれぞれ選びなさい。

☐ A．弗(ふっ)化水素酸

☐ B．フェノール

☐ C．トリクロル酢酸

☐ D．硝酸

1．無色の斜方六面形結晶。潮解性で、微弱の刺激臭を有する。水酸化ナトリウム溶液を加えて熱すれば、クロロホルム臭がする。

2．無色の針状結晶あるいは白色の放射状結晶塊で、特異な臭気を有する。空気中で容易に赤変する。水溶液に過クロール鉄液を加えると、紫色を呈する。

3．無色又はわずかに着色した透明の液体で、特有の刺激臭を有する。ロウを塗ったガラス板に針で模様を描いたものに塗ると、ロウで覆われていない模様の部分のみ反応する。

4．極めて純粋な、水分を含まないものは、無色の液体で、特有の臭気を有する。腐食性が激しく、空気に接すると刺激性白霧を発する。銅屑を加えて熱すると、藍色を呈して溶け、その際赤褐色の蒸気を生成する。

5．無色透明、油様の液体。濃い濃度のものは猛烈に水を吸収する。希釈水溶液に塩化バリウムを加えると白色の沈殿を生成する。

【31】次に記述する性状に該当する物質として最も適するものをそれぞれ選びなさい。

☐ A．重い粉末で黄色から赤色までのものがある。水に不溶であるが、酸、アルカリに易溶である。光化学反応を起こす。

☐ B．無色透明の結晶で、水に易溶である。光によって分解して黒変する。強力な酸化剤であり、また腐食性がある。

☐ C．白色、結晶性の硬い固体で、繊維状結晶様の破砕面を現す。水に可溶で、水溶液はアルカリ性を呈する。水と炭酸を吸収する性質が強く、潮解性を有する。

☐ D．２モルの結晶水を有する無色、稜柱状の結晶で、乾燥空気中で風化する。注意して加熱すると昇華するが、急に加熱すると分解する。

1．硝酸銀　　2．蓚(しゅう)酸　　3．重クロム酸カリウム

4．一酸化鉛　　5．水酸化ナトリウム

【32】次に記述する性状に該当する物質として最も適するものをそれぞれ選びなさい。

☐ A．無色の吸湿性結晶。水に可溶である。中性、酸性下で安定であるが、アルカリ性で不安定である。土壌等に強く吸着されて不活性化する性質がある。除草剤として用いる。

☐ B．硫黄臭のある淡黄色の液体。水に難溶であるが、有機溶媒に可溶である。野菜等のネコブセンチュウ等の防除に用いる。

☐ C．無色の気体で、わずかに甘いクロロホルム様の臭いを有する。圧縮又は冷却すると、無色又は淡黄緑色の液体を生成する。果樹、種子、貯蔵食糧等の病害虫の燻蒸に用いる。

☐ D．常温においては窒息性臭気を有する黄緑色の気体。冷却すると、黄色溶液を経て黄白色固体となる。

1．1・1'－ジメチル－4・4'－ジピリジニウムジクロリド（別名：パラコート）
2．S・S－ビス（1－メチルプロピル）＝O－エチル＝ホスホロジチオアート（別名：カズサホス）
3．クロルピクリン
4．塩素
5．ブロムメチル

【33】次の文章は、ニコチンに関して記述したものである。（　）内に最も適する語句を選びなさい。

ニコチンの純品は無色無臭の油状液体である。空気中では速やかに（A）に変化する。ニコチンの硫酸酸性水溶液にピクリン酸溶液を加えると、（B）の結晶が沈殿する。

☐ A　1．黄色　2．白色　3．黒色　4．褐色　5．緑色
☐ B　1．黒色　2．赤色　3．黄色　4．白色　5．青色

【34】次の文章は、燐(りん)化水素に関して記述したものである。（　）内に最も適する語句を選びなさい。

燐(りん)化水素は、（A）の気体で、（B）を有する。自然発火性を有し、酸素及びハロゲンと激しく化合する。

☐ A　1．無色　2．淡黄色　3．淡緑色　4．淡青色　5．淡赤色
☐ B　1．無臭　2．ニンニク臭　3．カビ臭　4．アンモニア臭　5．腐魚臭

▶▶正解&解説

【1】A…1　B…3　C…2

〔解説〕ア. 取締法第1条（取締法の目的）。

> この法律は、毒物及び劇物について、（A：保健衛生）上の見地から必要な取締を行うことを目的とする。

イ. 取締法第2条（定義）第1項。

> この法律で「毒物」とは、別表第1に掲げる物であって、医薬品及び（B：医薬部外品）以外のものをいう。

ウ. 取締法第3条（毒物劇物の禁止規定）第3項。

> 毒物又は劇物の販売業の（C：登録）を受けた者でなければ、毒物又は劇物を販売し、授与し、又は販売若しくは授与の目的で貯蔵し、運搬し、若しくは陳列してはならない。（略）

【2】A…4　B…2　C…1

〔解説〕取締法第12条（毒物又は劇物の表示）第1項。

> （略）、毒物又は劇物の容器及び被包に、「（A：医薬用外）」の文字及び毒物については（B：赤地に白色）をもって「毒物」の文字、劇物については（C：白地に赤色）をもって「劇物」の文字を表示しなければならない。

【3】5

〔解説〕取締法第3条の3（シンナー乱用の禁止）、施行令第32条の2（興奮、幻覚又は麻酔の作用を有する物）。このほか、酢酸エチル、トルエン又はメタノールを含有するシンナー等が規定されている。

【4】3

〔解説〕施行規則第4条の4（製造所等の設備）第2項。毒物又は劇物の輸入業の営業所及び販売業の店舗の設備の基準については、第1項第2～4号までの規定を準用する。

A. 施行規則第4条の4（製造所等の設備）第1項第2号イ。

B.「関係者以外の立入を禁止する表示」⇒「堅固なさくが設けてあること」。施行規則第4条の4（製造所等の設備）第1項第2号ホ。

C. 陳列する場所に「ただし、その場所が性質上かぎをかけることができないものであるときは、この限りではない」という例外規定はない。施行規則第4条の4（製造所等の設備）第1項第3号。

D. 施行規則第4条の4（製造所等の設備）第1項第2号ロ。

【5】4

〔解説〕A.「赤色、青色、黄色又は緑色」に着色する。施行令第２条（四アルキル鉛を含有する製剤）第１号。

B. 施行令第12条（モノフルオール酢酸の塩類を含有する製剤）第２号。

C.「青色」に着色する。施行令第23条（モノフルオール酢酸アミドを含有する製剤）第１号。

D. 施行令第17条（ジメチルエチルメルカプトエチルチオホスフェイトを含有する製剤）第１号。

【6】5

〔解説〕A＆B. 毒物劇物取扱責任者を置き、変更する場合は、いずれも30日以内に毒物劇物取扱責任者の氏名を届け出なければならない。取締法第７条（毒物劇物取扱責任者）第３項。

C. 取締法第８条（毒物劇物取扱責任者の資格）第２項第１号。

D. 取締法第８条（毒物劇物取扱責任者の資格）第１項第１～３号。

【7】4

〔解説〕A. 特定毒物研究者は、学術研究のために特定毒物を製造することができる。取締法第３条の２（特定毒物の禁止規定）第１項。

B. 取締法第３条の２（特定毒物の禁止規定）第７項。

C. 特定毒物研究者は、特定毒物使用者に対し、その者が使用することができる特定毒物以外の特定毒物を譲り渡してはならない。取締法第３条の２（特定毒物の禁止規定）第８項。

D. 取締法第３条の２（特定毒物の禁止規定）第２項。

【8】2

〔解説〕取締法第３条の４（爆発性がある毒物劇物の所持禁止）第１項。

> （A：引火性）、（B：発火性）又は爆発性のある毒物又は劇物であって政令で定めるものは、業務その他正当な理由による場合を除いては、（C：所持）してはならない。

【9】4

〔解説〕A～B＆D. 施行規則第11条の６（取扱及び使用上特に必要な表示事項）第２号イ～ハ。

【10】4

〔解説〕取締法第22条（業務上取扱者の届出等）第１項、施行令第41条、第42条（業務上取扱者の届出）各号。

A.「無機シアン化合物たる毒物及びこれを含有する製剤」を用いて金属熱処理を行う事業では、業務上取扱者の届出が必要となる。

C. 砒素化合物たる毒物及びこれを含有する製剤を用いて「しろありの防除」を行う事業では、業務上取扱者の届出が必要となる。

D. 業務上取扱者の届出は必要ない。

【11】2

〔解説〕施行令第８条（加鉛ガソリンの着色）。

> 加鉛ガソリンの製造業者又は輸入業者は、（オレンジ）色（(略)）に着色されたものでなければ、加鉛ガソリンを販売し、又は授与してはならない。

【12】4

〔解説〕A. 施行令第40条の５（運搬方法）第２項第２号、施行規則第13条の５（毒物又は劇物を運搬する車両に掲げる標識）。

B.「１人分以上」⇒「２人分以上」。施行令第40条の５（運搬方法）第２項第３号。

C. 施行令第40条の５（運搬方法）第２項第４号。

D. 施行令第40条の５（運搬方法）第２項第１号、施行規則第13条の４（交替して運転する者の同乗）第２号。

> 施行規則第13条の４第２号は、法改正により令和６年４月１日から、「運転者１名による運転時間が１日当たり９時間を超える場合」という記述から、「運転者１名による運転時間が2日（始業時刻から起算して48時間）を平均し１日当たり９時間を超える場合」という記述へ変更されるため、注意が必要。

【13】3

〔解説〕取締法第10条（届出）第１項第３号、施行規則第10条の２（営業者の届出事項）第１号。

1＆5. いずれも届出は不要。

2. 店舗を移転する場合は、旧店舗の営業廃止を届け出てから、新たに移転先で登録を受ける必要がある。取締法第10条（届出）第１項第４号、取締法第４条（営業の登録）第１項。

4.「15日以内」⇒「30日以内」。取締法第10条（届出）第１項第２号。

【14】2

〔解説〕施行規則第13条の12（毒物劇物営業者等による情報の提供）各号。

【15】4

〔解説〕「地下0.5m以上」⇒「地下１m以上」。施行令第40条（廃棄の方法）第４号。

１～３．施行令第40条（廃棄の方法）第１～３号。

【16】4

〔解説〕取締法第15条（毒物又は劇物の交付の制限等）第１項第１～３号。

> 一　（A：18）歳未満の者
> 二　（B：心身）の障害により毒物又は劇物による保健衛生上の危害の防止の措置を適正に行うことができない者として厚生労働省令で定めるもの
> 三　（略）

取締法第15条（毒物又は劇物の交付の制限等）第２項～第４項。

> 2　毒物劇物営業者は、（略）、その交付を受ける者の氏名及び（C：住所）を確認した後でなければ、第３条の４に規定する政令で定める物を交付してはならない。
> 3　毒物劇物営業者は、（D：帳簿）を備え、（略）、厚生労働省令の定めるところにより、その確認に関する事項を記載しなければならない。
> 4　毒物劇物営業者は、前項の（D：帳簿）を、最終の記載をした日から（E：5）年間、保存しなければならない。

【17】A…2　B…3　C…1　D…2　E…5

〔解説〕第２周期のみを表にすると以下のとおりとなる。

	1族	2族	～	13族	14族	15族	16族	17族	18族
第２周期	Li	Be		B	C	N	O	F	Ne
	アルカリ金属	アルカリ土類金属						ハロゲン	貴ガス

（A）原子は電子を放出すると陽イオンになる。ベリリウム$_4$Be原子の電子配置はK殻２個、L殻２個のため、最外殻は２個の価電子がある。この価電子２個を放出して、二価（陽子の数が電子の数より２個多い）の陽イオンであるベリリウムイオンBe^{2+}となる。ベリリウムイオンの電子配置はヘリウムHe原子と同じなため、化学的に安定する。

なお、MgとAlとSは第３周期の元素であり、Liは一価の陽イオンになりやすい。

（B）原子は電子を受け取ると陰イオンになる。フッ素$_9$F原子は、電子配置がK殻２個、L殻７個のため、最外殻は７個の価電子がある。電子を１個受け取ると、一価（電子の数が陽子の数より１個多い）の陰イオンであるフッ化物イオンF^-となる。フッ化物イオンの電子配置はネオンNe原子と同じなため、化学的に安定する。

なお、ClとPとNaは第３周期の元素であり、Oは二価の陰イオンになりやすい。

（C）原子から電子を１個取り去るのに必要なエネルギーをイオン化エネルギーという。アルカリ金属であるリチウムLiの価電子の数は１個であり、特にイオン化エネルギーが小さく、容易に陽イオンとなる。

（D）原子が電子を１個受け取るときに放出されるエネルギーを電子親和力という。ハロゲンであるフッ素Fの価電子の数は７個であり、特に電子親和力が大きく、容易に陰イオンとなる。

（E）化学的に安定とは、最外殻が閉殻しているか最外殻電子が８個ある場合である。貴ガスであるネオンNeの最外殻電子は８個であり、電子配置は閉殻と同じく安定している。

【18】 A…1　B…5　C…3　D…2　E…4

〔解説〕炎色反応は次のとおり。カルシウムCa…橙赤色、ナトリウムNa…黄色、銅Cu…青緑色、リチウムLi…赤色、カリウムK…赤紫色。

【19】 A…1　B…3　C…5

〔解説〕A．塩酸HClは１価の強酸であるため、電離度を１とする。従って、水素イオン濃度［H^+］は、$1 \times 0.1 mol/L \times 1 = 1.0 \times 10^{-1} mol/L$。
乗数の数がpHの値をあらわすため、pH１となる。

B．硫酸（りゅう）H_2SO_4は２価の強酸であるため、電離度を１とする。従って、水素イオン濃度［H^+］は、$2 \times 0.005 mol/L \times 1 = 1.0 \times 10^{-2} mol/L$
乗数の数がpHの値をあらわすため、pH２となる。

C．$1.0 \times 10^{-2} mol/L$の塩酸は、乗数の数よりpH２。pHは、水素イオン濃度［H^+］が1/10になると１つ増加することから、10mLに10倍の水を加え100mLにした塩酸のpHは、１つ増加してpH３となる。

【20】 4

〔解説〕水酸化ナトリウムNaOHの分子量は、23＋16＋１＝40。水酸化ナトリウム１mol＝40gとなるため、0.8gは、0.8／40＝0.02molとなる。また、水溶液は200mL（0.2L）であることから、モル濃度は0.02mol／0.2L＝0.1mol/Lとなる。

水酸化ナトリウムは１価の塩基で、電離度は１である。水酸化ナトリウム水溶液中の水酸化物イオン濃度［OH^-］は次のとおり。

$1 \times 0.1 mol/L \times 1 = 1.0 \times 10^{-1} mol/L$

水のイオン積［H^+］［OH^-］$= 1.0 \times 10^{-14} (mol/L)^2$ より、

$$[H^+] \times 1.0 \times 10^{-1} mol/L = 1.0 \times 10^{-14} (mol/L)^2$$

$$[H^+] = \frac{1.0 \times 10^{-14} (mol/L)^2}{1.0 \times 10^{-1} mol/L} = 1.0 \times 10^{-13} mol/L$$

乗数の数がpHの値をあらわすため、pH13となる。

【21】1

〔解説〕中和反応式：$2NaOH + H_2SO_4 \longrightarrow Na_2SO_4 + 2H_2O$

水酸化ナトリウムは１価の塩基、硫酸は２価の酸であり、求める量をx mLとすると、次の等式が成り立つ。

１×0.05mol/L×（40mL／1000mL）＝２×0.10mol/L×（x mL／1000mL）

両辺に1000をかける。　0.05mol/L× 40mL＝0.20mol/L×x mL

$0.20x = 2$

$x = 10$ (mL)

※以下、物質名の後や文章中に記載されている［　］は、物質を見分ける際に特徴となるキーワードを表す。

【22】A…1　B…3　C…5　D…4　E…2

〔解説〕A．一酸化炭素CO［無色・無臭］［水に溶けにくい］［ヘモグロビンと強く結合］［酸素の運搬を妨げる］

B．硫化水素H_2S［腐卵臭のある気体］［有毒］［水溶液は弱い酸性］

C．一酸化窒素NO［無色の気体］［空気中で速やかに酸化され赤褐色の気体］

D．二酸化硫黄SO_2［刺激臭のある有毒な気体］［ヨウ素溶液中に通じるとヨウ素の色が消える］

E．オゾンO_3［特異臭のある有毒な気体］［酸素中で無声放電を行うと生成］［ヨウ化カリウム水溶液中に通じるとヨウ素］

【23】A…5　B…4　C…2　D…3　E…1

〔解説〕A．アセトアルデヒドCH_3CHO［フェーリング液を還元］

B．メタノールCH_3OH［中性の液体］［ナトリウムと反応して水素を発生］

C．酢酸エチル$CH_3COOC_2H_5$［水に溶けにくい］［けん化により加水分解］

D．アセトンCH_3COCH_3［ヨードホルム反応］

E．酢酸CH_3COOH［刺激臭のある無色の液体］［弱酸性］

【24】A…2　B…5　C…1　D…1

〔解説〕毒物及び劇物指定令第２条（劇物）第１項。

A．フェンチオン（MPP）$C_{10}H_{15}O_3PS_2$…２％以下を含有するものは劇物から除外される。

B．ジメチルアミン$(CH_3)_2NH$…50％以下を含有するものは劇物から除外される。

C＆D．ベタナフトール$C_{10}H_7OH$、ホルムアルデヒドHCHO…１％以下を含有するものは劇物から除外される。

【25】A…5　B…1　C…2　D…4

〔解説〕A．四塩化炭素CCl_4［亜鉛又はスズメッキをした鋼鉄製容器］［蒸気は低所に滞留］

B．ロテノン$C_{23}H_{22}O_6$［酸素によって分解］［空気と光線を遮断して貯蔵］

C．シアン化ナトリウム$NaCN$［多量ならばブリキ缶又は鉄ドラム缶］［酸類とは離す］［乾燥した冷所］

D．二硫化炭素CS_2［可燃性、発熱性、自然発火性のものから引き離す］［蒸留水を混ぜておく］

選択肢3は［石油中に貯蔵］［水分の混入、火気を避けて貯蔵］から、カリウムKが考えられる。

【26】A…3　B…4　C…5　D…1

〔解説〕A．硝酸HNO_3［水酸化カルシウム、炭酸ナトリウム等で中和］

B．メチルエチルケトン$C_2H_5COCH_3$［液の表面を泡で覆う］

C．ピクリン酸$C_6H_2(OH)(NO_2)_3$［乾燥しないよう適量の水で散布］［十分に水分を含んだ状態を保つ］［容器は金属製のものを使用しない］

D．クロム酸ナトリウム$Na_2CrO_4 \cdot 10H_2O$［還元剤（硫酸第一鉄等）の水溶液を散布］

選択肢2は［亜硫酸水素ナトリウム水溶液（約10%）］［ガスが大気中に拡散しないよう霧状の水をかけて吸収］から、アクロレイン$CH_2=CHCHO$が考えられる。

【27】A…5　B…4　C…1　D…3

〔解説〕《人体に対する代表的な中毒症状》

A．三酸化二砒素（亜砒酸）［チアノーゼ］［血色素尿］

B．トリクロルホン（DEP）$C_4H_8Cl_3O_4P$［コリンエステラーゼと結合］

選択肢1は［猛烈な神経毒］から、ニコチン$C_{10}H_{14}N_2$が考えられる。

選択肢2は［血液中のカルシウム分を奪取］から、蓚酸$(COOH)_2 \cdot 2H_2O$が考えられる。

選択肢3は［火傷を起こし、その部分は白色］［尿は暗赤色］から、フェノールC_6H_5OHが考えられる。

《中毒時の解毒･治療に用いる薬剤》

C．BAL…三酸化二砒素など砒素や、砒素化合物、水銀の解毒･治療剤。

D．PAMの製剤…トリクロルホンなど有機燐化合物の解毒･治療剤。

選択肢2の亜硝酸ナトリウム製剤は、「シアン化合物の解毒･治療剤」である。

選択肢4のグルコン酸カルシウムは、「低カルシウム血症の治療剤」である。

選択肢5のエデト酸カルシウム二ナトリウムは、「金属中毒の解毒･治療剤」である。

【28】A…1　B…3　C…4　D…5

〔解説〕A．アニリン$C_6H_5NH_2$…燃焼法［火室へ噴霧し焼却］

B．一酸化鉛PbO…固化隔離法［セメントを用いて固化］

C．臭素Br_2…アルカリ法［アルカリ水溶液］［少量ずつ滴下］

D．弗(ふっ)化水素HF…沈殿法［吹き込んで吸収］［沈澱濾過して埋立処分］

選択肢２は［撹拌下のスルファミン酸溶液］から、「亜硝(しょう)酸ナトリウム$NaNO_2$などの亜硝酸塩類」の廃棄法である。

【29】A…3　B…2　C…5　D…4

〔解説〕A．塩化亜鉛$ZnCl_2$［白色の結晶］［潮解性］［硝酸銀を加えると白色の沈殿］

B．アニリン$C_6H_5NH_2$［無色透明な油状の液体］［特有の臭気］［さらし粉を加えると紫色］

C．ホルマリン$HCHO$ aq［催涙性を有する透明な液体］［刺激臭］［硝酸を加え、フクシン亜硫酸溶液を加えると藍紫色］

D．クロム酸カルシウム$CaCrO_4$［淡赤黄色の粉末］［硝酸バリウム又は塩化バリウムを加えると黄色の沈殿］

選択肢１は［淡黄色の光沢のある小葉状あるいは針状の結晶］［シアン化カリウム溶液によって暗赤色］から、ピクリン酸$C_6H_2(OH)(NO_2)_3$が考えられる。

【30】A…3　B…2　C…1　D…4

〔解説〕A．弗化水素酸HF aq［特有の刺激臭］［ロウを塗ったガラス板］［ロウで覆われていない部分のみ反応］

B．フェノールC_6H_5OH［特異な臭気］［空気中で容易に赤変］［過クロール鉄液を加えると紫色］

C．トリクロル酢酸CCl_3COOH［無色の斜方六面形結晶］［潮解性］［水酸化ナトリウム溶液を加えて熱するとクロロホルム臭］

D．硝酸HNO_3［無色の液体］［特有の臭気］［激しい腐食性］［銅屑を加えて熱すると藍色を呈して溶ける］［赤褐色の蒸気］

選択肢５は［油様の液体］［希釈水溶液に塩化バリウムを加えると白色の沈殿］から、硫(りゅう)酸H_2SO_4が考えられる。

【31】A…4　B…1　C…5　D…2

〔解説〕A．一酸化鉛PbO［重い粉末］［黄色から赤色までのもの］

B．硝酸銀$AgNO_3$［無色透明の結晶］［光によって分解して黒変］［強力な酸化剤］

C．水酸化ナトリウム$NaOH$［白色、結晶性の硬い固体］［潮解性］

D．蓚(しゅう)酸$(COOH)_2 \cdot 2H_2O$［２モルの結晶水］［無色、稜柱状の結晶］

【32】A…1　B…2　C…5　D…4

〔解説〕A．パラコート$C_{12}H_{14}Cl_2N_2$［無色の吸湿性結晶］［水に可溶］［除草剤］

B．カズサホス$C_{10}H_{23}O_2PS_2$［硫黄臭のある淡黄色の液体］［野菜等のネコブセンチュウ等の防除］

C．ブロムメチル（臭化メチル）CH_3Br［無色の気体］［クロロホルム様の臭い］［圧縮又は冷却すると液体］［病害虫の燻蒸］

D．塩素Cl_2［窒息性臭気］［黄緑色の気体］

【33】A…4　B…3

〔解説〕ニコチン$C_{10}H_{14}N_2$の純品は無色無臭の油状液体である。空気中では速やかに（A：褐色）に変化する。ニコチンの硫酸酸性水溶液にピクリン酸溶液を加えると、（B：黄色）の結晶が沈殿する。

【34】A…1　B…5

〔解説〕燐化水素PH_3は、（A：無色）の気体で、（B：腐魚臭）を有する。自然発火性を有し、酸素及びハロゲンと激しく化合する。

● 無料追加コンテンツについて ●

スマートフォンアプリを使用して暗記学習ができる「**実地（性状・貯蔵・取扱い方法等）対策 暗記用キーワード一覧表**」をご利用いただけます。一覧表のデータをダウンロードし、下記の対応アプリケーションを活用していただくと、**赤シートを使って覚えたい単語を隠しながら学習する勉強法**を、スマートフォン１台だけで実現することができます。

i-暗記シート -写真で作る問題集-

ファイル数10まで、またはPDFファイル10Pまで無料で利用可能。それ以上の使用・広告表示削除は要課金（120円～）。

● 無料／対応OS：iOS、Android／リリース元：DAISUKE KAWAMURA

iOS

Android

使用方法

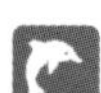

イルカの暗記シート

i-暗記シートを全面的に作り直したアプリ。ライセンス購入（180円～）で更に機能を充実することが可能。

● 無料／対応OS：iOS／リリース元：DAISUKE KAWAMURA

iOS

使用方法

● お問い合わせ・訂正について ●

本書の内容で不明な箇所がありましたら、**必要事項を明記の上**、下記のいずれかの方法でお問い合わせください **（電話でのお問い合わせは受け付けておりません）**。

必要事項（順不同）	• お客様の氏名とふりがな　• 該当ページ数　• 問い合わせ内容 • 書籍タイトル（地域・年度・版）　• FAX番号（FAXでお問い合わせの場合のみ）	
問い合わせ方法	①FAX	03-3837-5740
	②問合せフォーム	HPトップ ＞ MENU ＞ お問い合わせ 右の二次元コードからもご利用いただけます

※回答までに時間がかかる場合があります。あらかじめご了承ください。
※キャリアメールを使用される場合は、返信メールが届くように事前に受信設定をご確認ください。
※**お問い合わせは本書の内容に限ります。**内容を大きく超えるご質問、個人指導にあたるようなご質問、各都道府県の試験の詳細や実施時期等についてはお答えできません。

また、本書の内容に訂正がある場合は、弊社ホームページに掲載いたします。
URL　https://kouronpub.com/book_correction.html
HPトップ ＞ 書籍サポート ＞ 訂正 ＞ 毒物劇物取扱者試験参考書

令和６年版 毒物劇物取扱者試験 問題集 九州＆中国編

■発行所　株式会社 公論出版　〒110-0005 東京都台東区上野 3-1-8
TEL（販売）03-3837-5745　（編集）03-3837-5731

■定　価　1,760 円（税込）　■送　料　300 円（税込）

■発刊日　令和６年２月９日　■ ISBN　978-4-86275-274-1